药与健康

主　编　易　凡　王姿颖
副主编　张　春　张　斌
编　委（按姓氏笔画排序）

王　进	山东大学基础医学院	王向玲	山东大学齐鲁医院
王姿颖	山东大学基础医学院	王晓杰	山东大学基础医学院
见文成	山东大学齐鲁医院	冯　昕	山东大学齐鲁医院
刘　敏	山东大学基础医学院	刘　瑛	山东大学第二医院
汤　荟	华中科技大学同济医学院附属协和医院	许　超	山东大学附属生殖医院
		孙　玉	山东大学基础医学院
孙　蓉	山东大学第二医院	李　敬	山东大学附属生殖医院
李际盛	山东大学齐鲁医院	张　春	华中科技大学同济医学院附属协和医院
张　艳	山东大学基础医学院		
张　斌	山东大学基础医学院	张春红	山东大学第二医院
陈　琳	山东大学基础医学院	范玉琛	山东大学齐鲁医院
易　凡	山东大学基础医学院	金　肆	华中科技大学同济医学院附属梨园医院
郑学星	山东大学公共卫生学院		
娄海燕	山东大学基础医学院	秦莹莹	山东大学附属生殖医院
郭秀丽	山东大学药学院	唐　伟	山东大学基础医学院
扈　煜	山东大学齐鲁医院	董建聪	山东大学基础医学院
管尚慧	山东大学齐鲁医院	魏宇淼	华中科技大学同济医学院附属协和医院

编写秘书　许　超　李　敬

科学出版社
北　京

内 容 简 介

本教材践行专业与科普相结合，遵循“科学、实用、趣味”的原则，以“讲故事，做科普”的形式，将分散的专题系统化，并辅以紧扣主题、活泼易懂的卡通图片，实现专业教材通识化。本教材共设有四篇，即第一篇——“药”有基础，不当“小白”。通过认识药物、药物与人体的相互影响、疫苗、中药等，介绍药物的基本理论知识。第二篇——“药”知利弊，去芜存菁。通过药物与脏器的关系等介绍药物的两面性，明确药物是把双刃剑，在生活中学会辩证地认识药物的治疗作用和不良反应。第三篇——“药”会生活，快乐和谐。从饮食、睡眠、情绪等与日常生活息息相关的多个方面，介绍科学用药对身心健康和建设美好生活的意义。第四篇——药到病除，效如桴鼓。通过对感冒、糖尿病、高血压、过敏、肿瘤等多种生活中常见疾病的药物治疗入手，让学生们了解疾病的发生过程和药物的功效。需特别说明的是，与本教材匹配的通识教育核心课程——“药”你健康，获批国家级线上一流本科课程；线下课程被选为山东大学课程思政示范课程。因此，教材在开阔学生视野、提升综合素质的同时，还将进一步推进特色品牌通识课程在全国范围的推广与拓展。

本教材适用于全国各专业大学生进行健康教育通识课程学习使用，亦可作为自由选课的社会学习者的参考教材。

图书在版编目（CIP）数据

药与健康 / 易凡，王姿颖主编. -- 北京 ：科学出版社，2025. 3.
ISBN 978-7-03-081238-4

Ⅰ. R452

中国国家版本馆 CIP 数据核字第 2025N1Y403 号

责任编辑：胡治国 / 责任校对：宁辉彩
责任印制：张　伟 / 封面设计：陈　敬

科学出版社 出版
北京东黄城根北街 16 号
邮政编码：100717
http://www.sciencep.com

北京富资园科技发展有限公司印刷

科学出版社发行　各地新华书店经销

*

2025 年 3 月第　一　版　开本：787×1092　1/16
2025 年 3 月第一次印刷　印张：14 1/2
字数：436 000

定价：98.00 元

（如有印装质量问题，我社负责调换）

序

常言道，人吃五谷杂粮，孰能无病！自古以来，医药与健康相生相克、相灭相生。由国家杰出青年科学基金获得者、我国著名药理学专家、山东大学齐鲁医学院易凡教授领衔，汇集山东大学和华中科技大学相关领域的知名临床和药学专家合力编写的《药与健康》，向读者系统展示了药物与健康的辩证逻辑关系。

该书的内容与结构编排充分考虑了非医药专业读者的需求，包含的四个篇章分别是：“药”有基础，不当“小白”；“药”知利弊，去芜存菁；“药”会生活，快乐和谐；药到病除，效如桴鼓，非常完美地体现了该书的特色， 即内容由浅入深、层层递进； 语言通俗易懂、灵活生动。该书首先从认识药物讲起，世界上万事万物皆有两面性， “是药三分毒”。药物是一把双刃剑，既能治病，也能致病，中国的医药学源远流长，而人类合理用药起源于人类医学活动的开始并贯穿始终。经过一代又一代医药工作者的不懈努力，人们在合理用药、促进健康、延长寿命等方面取得了显著进步。但同时也必须清醒地认识到，即便在当前全社会大力倡导“全民健康”战略大背景下，仍有相当多的民众缺乏合理用药知识，存在用药行为不规范等问题，甚至给健康带来严重损害。因此，药物与健康一直是社会关注的热点问题之一。我们每一位医学人也都肩负着实现“健康中国”的神圣使命。《药与健康》的出版，正是“健康知识普及行动”的具体体现，让大家通过该书的学习，在了解和掌握有关疾病与健康知识及技能的同时，进一步增强自我主动防病、治病的意识，不断提高健康管理能力。

欣闻该书编写过程中，由易凡教授领衔主讲的同名通识教育课程“‘药’你健康”获得了国家级线上一流本科课程，表示衷心的祝贺！该书作为一流课程的配套教材，会让众多学子进一步澄清认识、更新知识、指导用药，在自我健康管理中受益；同时该书的出版也将更好地满足高等教育践行《“健康中国 2030”规划纲要》中“加大学校健康教育力度”的要求。

我相信该书必将为医学的科学普及和大学通识教育的开展提供一个新范式和新思路。值该书问世之际，欣然接受并略作一序，加以隆重推荐。当然，医药健康涉及之烦琐与复杂，而非书中的几十章所能涵盖。以小见大，见微知著，才是该书的正确打开方式。

中国科学院院士

山东大学齐鲁医学院教授

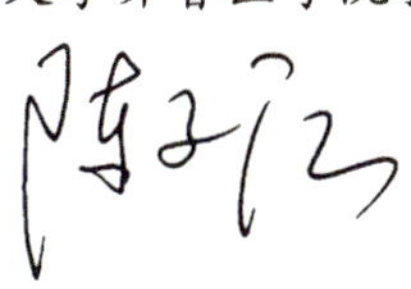

2024 年 12 月

前　　言

党的二十大报告指出，健康是促进人类全面发展的必然要求，是经济社会发展的基础条件，是民族昌盛和国家富强的重要标志，也是广大人民群众的共同追求。疾病是人类健康的公敌，医药在维护健康的过程中扮演着“健康保护神”的角色。然而，对于非医学专业学生而言，多数人并不了解自己的生活习惯是否存在健康隐患，也不知道自己是否已经出现了健康问题，更不清楚该如何正确使用药物。为了培养大学生自我健康管理理念，提高合理用药的专业意识，针对大学生们普遍关注的健康与用药问题，本教材应运而生。

教材总体规划上契合“两性一度”培养目标的要求，从日常生活中广受关注的热点问题入手，引导学习者思考自身存在的可能损害健康的生活习惯及干预策略，熟知药物应用注意事项，掌握安全用药和健康管理知识；培养学生灵活运用所学知识关注、关心、关爱自身和他人身心健康的能力，自觉加入主动保健、积极防病的行列；培养学生以科学思维和辩证观点认识世界的能力；提高学生人文关怀、沟通能力及团队协作能力；培养学生的民族自信心和荣誉感，提高学生爱护自己、尊重他人、救死扶伤等意识；增强学生法治观念和弘扬正能量的社会责任感，共同构建法治社会、和谐社会。

在内容设计上，教材充分考虑应用对象的背景和接受能力，突出“通识性、趣味性、前沿性、实用性、专业性”五大特色。每一篇或从病例导入，或从当前社会普遍关注的焦点问题入手，提出学习的问题，使用通俗的语言、文字普及专业知识，以求言简意赅、深入浅出。插图的巧妙应用是本教材的一大特色，每幅插图皆由编者亲自设计，并由专业美编潜心力作，以求合题合意、优质精美。

本教材撰写团队汇集了山东大学、华中科技大学的数十名基础医学、临床医学和药学的专家，含国家杰出青年科学基金获得者（2 名）、优秀青年科学基金获得者（1 名）、教育部新世纪优秀人才（1 名）、泰山学者（1 名）和青年泰山学者（2 名），所有成员均具有医学、药学博士学位，保证教材的科学性、专业性、时效性。

本教材是国家级线上一流本科课程、山东大学特色品牌通识教育课程、山东大学课程思政示范课程的配套教材，教材的出版将进一步提升线上、线下课程的质量，并将推进健康教育特色品牌通识课程在全国范围的推广与拓展。

易　凡

2024 年 4 月

目　录

第一篇　“药”有基础，不当“小白”

第二篇　“药”知利弊，去芜存菁

第三篇　“药”会生活，快乐和谐

第四篇　药到病除，效如桴鼓

第一篇　“药”有基础，不当“小白”

第一章　药物是什么

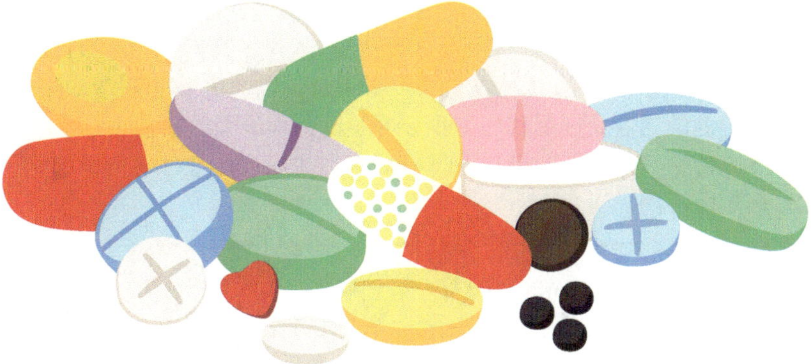

药物是指可以改变和查明机体的功能及病理状态，能够预防、诊断及治疗疾病的物质的总称。世界卫生组织对于药物的定义为“是被应用于、拟应用于改善或探索生理学功能或病理学状态，对接受者有益的任何化学物质或产品”。《中华人民共和国药典》（以下简称《中国药典》）在对于药物定义的基础上进一步明确了药品的含义，是指“用于预防、治疗、诊断人的疾病，有目的地调节人的生理功能并规定有适应证或者功能主治、用法、用量的物质，包括中药材、中药饮片、中成药、化学原料药及其制剂、抗生素、生化药品、放射性药品、血清、疫苗、血液制品和诊断药品等物质”。同时根据《中华人民共和国药品管理法》（以下简称《药品管理法》）规定，传统药（中药材、中药饮片及中成药）和现代药（化学药品等）均是药品。药品可作为药物、原料药、制剂、药材、成药、中药、西药、医药等用语的总称。没有任何物质其本质就是药品，只有当人们为了实现诊断及防治疾病的目的，按照一定方法与数量使用该物质并达到诊断、预防及治疗某种疾病或有目的地调节某些生理功能时，才能称为药品。

第一节　药物的前生今世

人生来就不可避免地会经历生老病死，从人类起源开始，疾病就与人类相伴而行，而人类在对抗疾病、维持健康的不懈追求中逐渐推动着医疗卫生的向前发展。药物是医疗资源的重要组成部分，它的发展伴随人类历史从远古走到现代，帮助无数人战胜疾病。药到病除，几乎是所有人的愿望，但药物从何而来？拨开历史迷雾，让我们看看药物是如何发现的。

我国医药起源较早，人们在长期的生产、生活实践中，已逐渐认识了某些植物、动物、矿物等成分的治疗作用。远古时期人类为了生存，从生活经验中逐渐了解了某些天然物质可以治疗疾病与伤痛，这便是药物的起源。夏禹时代，药酒的诞生标志着汤剂这一剂型的出现。《黄帝内经》的问世进一步增加了对丸剂、散剂、膏剂等剂型的记载，进一步丰富了人类对于药物给药方式的认知。被后世誉为“医圣”的东汉末年著名医学家、建安三神医之一的张仲景，在其编写的传世巨著《伤寒杂病论》中又补充了栓剂、洗剂、软膏剂、糖浆剂等剂型，并记载了可以用动物胶、炼制的蜂蜜和淀粉糊作为黏合剂制成丸剂。公元16世纪，我国明代医药学家李时珍编著的《本草纲目》中，对于药物剂型收载多达40种。这些宝贵的历史资料印证着人类对于药物作用及使用方法的不断探索精神。

在药物发现方面，周代的《诗经》记载药物100余种，如苍耳、车前草、芍药等。《山海经》中收录药物137种，其中动物药76种、植物药54种、矿物药及其他7种。公元前3世纪成书的《五十二病方》现存10 000余字，全书分52题，包括100多种疾病，其中对于药物的记载达到了240余种。公元1～2世纪，《神农本草经》的诞生则奠定了药物应用的基础。作为我国现存最早的一部药学专著，《神农本草经》共记载药物365种，并且根据药物性能和使用目的的不同，将其分为上、中、下三品。其中，上品120种为君，毒性小或无毒的营养、滋补、强壮药品，如人参、大枣、甘草、枸杞等；中品120种为臣，有的有毒，有的无毒，对疾病能起到抑制作用且能补虚弱，如黄芪、黄连、麻黄、五味子等；下品125种为佐使，一般药性强烈，多具毒性，可以降寒热、破积聚，如大戟、甘遂、乌头等。尤为重要的是，《神农本草经》将东汉以前零散的药学知识进行了系统总结，包含了许多具有科学价值的内容，被历代医家所珍视。此外，该书首次提出了“君臣佐使”的方剂理论，运用辨证用药的思想，对用药剂量、时间等都有具体规定，这对中药学起到了重要的奠基作用，一直被后世方剂学所沿用。

扩展阅读 **神农本草经**

《神农本草经》是我国现存最早的药物学专著，又称为《本经》，或《本草经》，它收载了365种药物，包括草、谷、米、果、木、虫、鱼、家畜、金石等。其中，植物药最多，共计252种；动物药为67种；矿物药为46种。《神农本草经》创新性地根据药物的性能与使用目的分为三类：上品、中品和下品。同时，该书确立了君、臣、佐、使的配伍原则，给后世提供了较为系统的安全用药的简要原则。此外，该书对药物的寒、热、温、凉（即四气），酸、咸、甘、苦、辛（五味），以及药物的产地、采收、储存、加工炮制、剂型制备、真伪鉴别等内容也作了论述。《神农本草经》是我国药物发展史中一颗璀璨的明珠。

魏晋南北朝到唐宋时期是我国古代药物的大发展阶段。南北朝时期的医药学家陶景弘将《神农本草经》加以整理补充，汇编成《本草经集注》，收载药物730种，其中新增药物365种。同时，作为同时期的制药名著《雷公炮炙论》则系统梳理了南北朝刘宋时期以前的中药炮制技术和经验，是中国历史上对中药炮制技术的第一次大总结，奠定了炮制学基础，促进了中药炮制学科的诞生。魏晋时期葛洪所著的《肘后备急方》收载药物350种左右，其中植物药200种，动物药70种，矿物药和其他来源药物70余种。公元659年，由唐朝政府组织苏敬等22人集体编修的《新修本草》是在《神农本草经》和《本草经集注》等文献的基础上进一步增补了隋、唐以来的一些新药品种，并重新加以修订改编而成。全书分为药图、图经、本草三部分，54卷，共收载药物850种。《新修本草》是我国第一部国家药典，也是世界上最早的一部由国家颁布的药典，更是世界上首例以图文对照方式编纂的图书。此药典比欧洲纽伦堡药典《科德药方书》还早880多年，其不仅反映了我国唐代药学的成就，还对后期和国外药学发展具有深远的影响。

宋代时期，政府刊印的《开宝本草》进一步丰富了药物种类，收载数量达到了985种。其间颁布的《嘉祐补注神农本草》收载药物1082种；而《经史证类备急本草》收载药物更是达到了1558种。明代李时珍所著的《本草纲目》，集历代本草之大成，内容丰富，传播海内外，成为世界上研究药学和生物学的宝贵参考资料。《本草纲目》共有52卷，1160幅精美插图，约190万字，分为16部、60类，共载有药物1892种；其中新药374种，收集药方达11 096个。该书不仅从中药的历史、形态到功能、方剂等进行了详细论述，而且在植物分类学和生物进化方面也提出新的见解，为我国药物学的发展作出了重大贡献，对世界医药学、植物学、动物学、矿物学、化学的发展产生了深远的影响。

鸦片战争之后，西方医药大量传入，在传统医药之外逐渐形成了西方医药体系：①传教士开办的教会医院和职业医师开办的医院使西药得以传入中国；②外商西药房和药厂设立；③我国工商业者开始经营和制造西药。特别是从清朝同治到光绪年间，洋务运动兴起，西药书籍译著随之兴盛，促进了西药知识在我国的广泛传播。至此，我国出现了中西药并存的局面，并且在中国传统药物的高度发展及西药大量传入的相互作用下，我国药学教育、研究与药学事业的发展进入了一个崭新的时代。

第二节 是药三分毒

世间万物都有两面性，药物也同样。从神农尝百草开始，人类就在不断地寻找能够治疗疾病又完全不存在毒性的药物。然而，至今仍未能发现任何一种物质能够符合这样的设想。事实上，药物与毒物没有绝对的界限，世界上也没有绝对有毒和绝对无毒的物质，任何外源性化学物只要剂量足够，均可成为毒物。正如瑞士帕拉塞尔苏斯（Paracelsus）（文艺复兴时期的化学家、解剖学家、药物化学的创始人和现代化学疗法的教父）所言：“物质本身并非毒物，只有在一定剂量下，才能使一种物质变成毒物。”

药物是人类在与疾病作斗争过程中，用于预防、治疗和诊断疾病的物质，而毒物则是指能对人或动物机体产生有害作用的物质。药物和毒物间只有量的不同，没有质的区别。药物超过一定剂量就可能对机体产生毒害作用；在特定情况下，药物和毒物二者间可相互转化。例如，古人用“毒”来说明药性。《周礼 · 医师》说：“医师聚毒药，以供医事”，文中将毒与药并称，把二者看成是紧密相连的关系。《黄帝内经》中“毒药不分”的例子还有很多，如“必齐毒药攻其中，镵石针艾治其外也”，“毒药攻邪，五谷为养，五果为助，五畜为益，五菜为充”，“毒药无治，短针无取”，“针石之败，毒药所宜，汤液滋味，具言其状”，“刺灸砭石，毒药所主”，“勿使被毒药，无用砭石”，“其于毒药何如？”等，都是把“毒”与“药”等同看待，说明了古人对于药物的慎重态度。三氧化二砷（俗称砒霜）有毒，尽人皆知。然而，在当代医学家的手里，借鉴古人经验，将砒霜用于治疗白血病成为古为今用的一大成果，与古人“化毒为药”的思想完全一致。又如常见的观赏植物夹竹桃，误食会导致心律失常、血压升高等，严重的甚至可能会出现呼吸肌麻痹，从而危及生命；后经研究发现，其含有类似洋地黄的物质（毒毛旋花苷），抑制了钠钾 ATP 酶、增强了心肌的收缩力。现如今，洋地黄类的药物是治疗心力衰竭的重要药物。此外，在抗肿瘤药物中，如顺铂、多柔比星（阿霉素）等都会在杀死肿瘤细胞的同时造成肾脏等身体重要器官的损伤。因此，药物与毒物之间并没有完全清晰的界限，我们要学会运用辩证的思维去看待毒物与药物的关系。

如何合理地用药、掌握正确的使用方法，是药物应用过程中最为关键的环节。因此，深入阐明化学物质对生物体的毒性反应、严重程度、发生频率和毒性作用机制，对药物的毒性作用进行定性和定量评价，对于理解药物与毒物的关系具有重要的指导意义。所以，毒理学作为一门探索外源因素（化学、物理、生物因素）对生物系统有害作用的学科就应运而生。我国毒理学的发展历史悠久，早在“神农尝百草”时就有对食物、药物、毒物的区别描述。而后来的《神农百草经》更是将药物的毒性大小分为上、中、下三品。明代李时珍的《本草纲目》不仅对我们古代药物进行了系统的总结，同时对毒物以及药物的毒性也进行了概述。此后，我国毒理学在民族动荡时期发展较缓慢，直至中华人民共和国成立后，现代毒理学才迎来真正的发展，已经逐步形成了具有较为完整的学科体系。其中，药物毒理学研究的目的主要包括：确定人体使用的安全起始剂量和随后的剂量递增方案；确定潜在毒性靶器官并研究这种毒性的可逆性；确定临床检测的适当指标、识别危险人群；确定接纳和排除受试患者的标准，提供产品毒性的作用机制，为产品标签声明提供足够数据，为支持或终止开发项目提供关键信息。其主要研究内容包括：阐明毒性反应特征、揭示剂量或暴露与毒性反应之间的关系、确定毒性反应靶器官、确定毒性损伤是否恢复、确定毒性反应特异性指标、估计安全范围等。因此，药物毒理学肩负着现有的和新生产的药物对健康影响的安全评价、探究药物对靶器官的毒性作用机制等，为药物与毒物之间划出一条较为清晰的参考线，以方便人们选择药物与药物使用剂量时做出合理正确的判断。

第三节 药物的未来

进入21世纪后，随着基因技术、生物技术的发展，药物研发进入了一个崭新的时代。一方面，在计算机辅助药物筛选与人工智能技术的基础上，小分子药物的筛选与研发形成了更为现代化的思路；另一方面，在传统药物的基础上，医学、生物科学、材料科学等多学科交叉优势下促进了新型药物的发展，生物制剂与细胞治疗技术的诞生也进一步推动了药物研发新势力。

一、小分子药物

新药的发现是一个艰巨而漫长的过程。随着科学技术的发展，新药的寻找向分子、电子水平发展，以受体学说为主导思想、以计算机辅助药物设计与人工智能为主要方法，借助分子生物技术、生物工程技术和现代合成技术，促进了小分子药物研发思路的多元化与精准化。更多的药物作用靶点与先导化合物被发现，到目前为止，人们认识的药物作用靶点已经超过500个，未来将有更多的药物靶点被发现。而在这一过程中，蛋白质组学与结构生物学的研究进一步加速药物作用靶点的发现。同时，基于蛋白质结构，应用计算机技术理性设计药物不仅减少了药物研发的盲目性，同时加速了药物创新的进程。此外，新技术为新药的开发研究提供更有效的手段与方法。在未来小分子药物的研发过程中，除了计算机辅助药物设计技术外，生物芯片技术（包括基因芯片、蛋白质芯片、细胞芯片、组织芯片，以及其他多种生物材料制成的芯片）、组合化学与组合生物合成技术（采用适当的化学方法，在特定的分子母核上加入不同的基团从而产生大量化合物）及高通量药物筛选技术将极大地提高小分子药物发现与研发进程。因此，正确认识和应用新技术，充分发挥多学科交叉优势，并在此基础上研究新问题，建立新的药物研究策略，才能真正发挥高新技术的优势。

二、生物制剂

“生物制剂”在医药行业具体指“免疫生物制剂”，包含用微生物（细菌、立克次体、病毒等）及其代谢产物有效抗原成分、动物毒素、人或动物的血液或组织等加工而成，作为预防、治疗、诊断相应传染病或其他有关疾病的生物制品。与传统的化学药物不同，生物制剂类药物可以根据疾病的病因直接补充所需要的蛋白质、激素、细胞因子等，从而达到治疗的目的。因此，生物制剂的优点主要体现在治疗作用直接，并且可以根据不同患者的病因更容易实现个体化治疗。但是，生物制剂存在药物不稳定等问题，因此，在生产、运输、储藏等过程中需要更高的条件。

生物技术药物作为生物制剂的重要组成部分，在疾病的临床诊断、治疗与预防中发挥着重要的作用。生物技术药物泛指所有以生物质为原料的各种生物活性物质及其人工合成类似物，以及通过现代生物技术制得的药物，主要包括利用生物体、生物组织、细胞及其成分，综合应用化学、生物学和医药学各学科原理和技术方法制得的用于预防、诊断、治疗和康复保健的制品。广义上的生物技术药物包括以动物、植物、微生物和海洋生物为原料制取的各种天然生物活性物质及其人工合成或部分合成的天然物质类似物，也包括应用生物工程技术（基因工程、蛋白质工程、细胞工程、酶工程与发酵工程）制造生产的新生物技术药物。主要包括四大类型：应用重组DNA技术制造的重组多肽、蛋白质类药物和疫苗、单克隆抗体与细胞因子等；以基因物质（DNA或RNA）为基础研制而成的基因治疗剂、基因疫苗、反义药物等；来自动物、植物、微生物和海洋生物的天然产物，包括天然生化药物、微生物药物及海洋药物；合成与部分合成的生物技术药物，即以天然生物技术药物为分子母体，经化学或生物学方法修饰改造合成的生物技术药物等。更为重要的是，随着现代生命科学研究和技术的快速发展，现代生物技术药物的研发也进入了崭新的阶段。人类基因组结构和功能基因组的深入研究促进了药物新靶点的发现，转基因技术的发展创造了结构更加复杂的蛋白质类药物，而生物芯片技术革新了临床疾病诊断的方式，与此同时生物技术药物新剂型也推动了靶向给药与个性化治疗的快速发展。

三、细胞治疗

细胞治疗是指应用人的自体、同种异体、同基因或异种（非人体）的细胞，经体外操作后回输（或植入）人体的治疗方法。近年来，细胞治疗技术走向成熟并向临床应用转化发展，为一些严重和难治性疾病带来了令人瞩目的突破性治疗方案。自 2006 年欧盟批准首个干细胞基因治疗药物 Strimvelis 以及 2017 年美国批准首个 CAR-T 细胞治疗药物 Kymriah 以来，多个细胞治疗产品在国外成功上市，推动了这一领域的研究与产业化快速发展。以 CAR-T 细胞为例，截至 2019 年底，ClinicalTrials 网站（https://www.clinicaltrials.gov）上登记的 CAR-T 细胞治疗临床试验已有 900 多项，其中，美国与中国处于国际领先地位。细胞治疗分为过继性免疫细胞治疗和干细胞移植。根据不同类型免疫细胞的特点，免疫细胞治疗包括嵌合抗原受体 T 细胞（CAR-T 细胞）、T 细胞抗原受体基因工程改造的 T 细胞（TCR-T 细胞）、自然杀伤细胞（NK 细胞）、嵌合抗原受体自然杀伤细胞（CAR-NK 细胞）和肿瘤浸润性淋巴细胞（tumor infiltrating lymphocyte，TIL）等方法，它们所具有的差异化特征可供临床选择与应用。在干细胞移植方面，间充质干细胞（mesenchymal stem cell，MSC）的应用最为成熟。MSC 具备干细胞的特性和多向分化的潜能，可用于组织损伤的修复和治疗心血管疾病、糖尿病、神经系统疾病及自身免疫病等，在抗击新冠疫情中也表现出积极的疗效。因此，全球人口老龄化引发的、在传统医学领域与痊愈无缘的多种慢性和退行性疾病，将有望通过基于干细胞技术的再生疗法得到治疗。毫无疑问，细胞治疗是基础研究和临床医学创新的百宝箱，具有治疗甚至治愈许多慢性疾病及疑难杂症的巨大潜力，将会是颠覆传统、引领未来、造福人类的新技术。

（刘　敏　易　凡）

第二章　药物的审批与监管

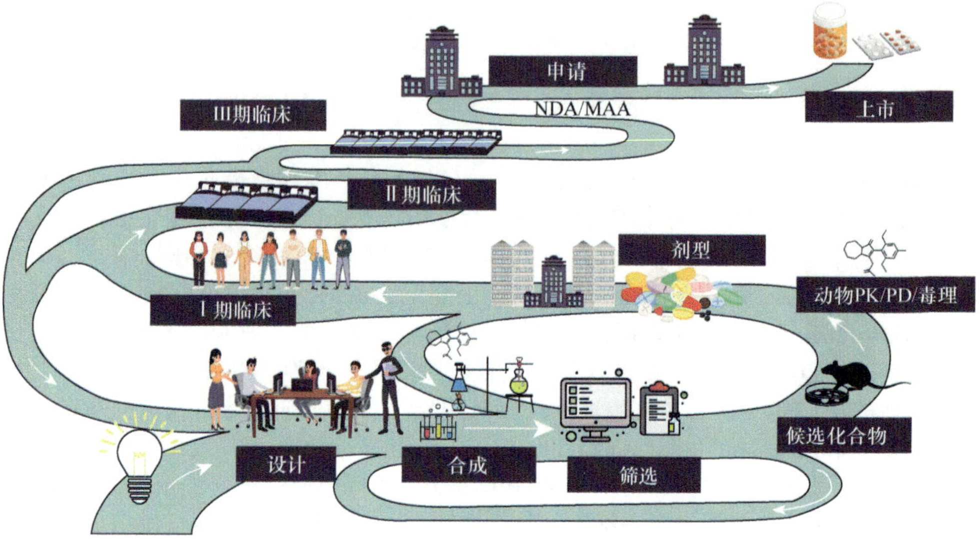

药品是维护人类健康的重要资源，但不良的药品可能对人体造成严重的损害。因此，为了保证公众的用药安全，药品的审批与监管成为不可或缺的环节。药品审批与监管主要包括药物研发阶段的监管、药物上市前的审批、药品上市后的监管等。由于国家政策的支持，我国的生物医药产业正在成为发展最活跃的产业，医药研发进展日新月异，监管政策也在不断完善更新。药物的审批与监管工作不仅在于确保药品质量、安全性和有效性，还在于促进药品的研发和创新。只有在严格的审批与监管体系下，药企才能开展高质量的研发工作，为公众提供更好的药品选择。

第一节　新药的研发与审批流程

现代药物的概念除了传统意义上的小分子化合物（如阿司匹林、青蒿素），还包括抗体、核酸药物、疫苗等。下面以传统的小分子化合物药为例，简要概述新药的研发与审批流程。

一、发现阶段

（一）药物作用靶点的选择与确认

在药物研发的早期，人们对药物作用的靶点了解非常有限，往往只知道药物具有一定的疗效，但不知道其确切作用机制。例如，人们知道阿司匹林（aspirin）具有解热、消炎、止痛、抗血栓甚至抗癌作用，但其药理机制一直不为人们所知。直到 1971 年，英国科学家 John R. Vane 在 *Nature* 期刊发表了相关论文，阐明了阿司匹林的作用机制为抑制前列腺素合成，并因此于 1982 年荣获诺贝尔生理学或医学奖。青霉素是一种广泛用于治疗细菌感染的抗生素，最初由亚历山大·弗莱明（Alexander Fleming）于 1928 年在实验室里发现。弗莱明当时并没有完全阐明青霉素的作用机制。后续科学家们才逐渐发现青霉素能够破坏细菌细胞壁的合成，导致细菌死亡。随着现代生物医学研究的发展以及人类基因图谱的建立，人类对疾病的机制了解更加准确。药物研发注重从分子层面理解疾病的机制，并选择能够干预特定靶点的药物分子进行研究和开发。这种以靶点为导向的药物研发策略被称为“精准医学”，目前被广泛应用于新药研发和治疗方案的制定中。通过精准医学策略，可以更准确地了解疾病的机制，选择更适合的药物靶点，并加速药物研发的进程。

（二）先导化合物的确定

药物化学家可进一步根据发现的靶点选定化合物，被发现的具有一定生物活性的化合物作后续药物研究和开发的起点，即为先导化合物。先导化合物的确定通常有以下几种方式：①高通量筛选（high throughput screening，HTS）。在 HTS 中，通过高通量的机器将数百万个化合物分别与靶点进行反应，筛选出能够与靶点结合并产生一定生物活性的化合物。这些化合物往往需要经过一系列的确认和鉴定，如再次进行筛选、化合物性质测定、活性检测、安全性评估等，以确定它们是否真正具备作为先导化合物的潜力；②模拟分子设计。利用计算机辅助设计的方法，通过分析分子结构、药效团，以及药物与靶点的结合方式，设计具有一定生物活性的分子作为先导化合物；③人工智能及神经网络进行大数据分析并获取先导化合物。利用人工神经网络对大量化合物进行学习和训练，从中筛选出具有一定生物活性的化合物作为先导化合物；④天然产物。通过筛选天然产物库，发现具有一定生物活性的化合物，经过化学修饰或结构改造后作为先导化合物。总之，无论通过哪种方式，先导化合物的选择需要考虑其生物活性、药物代谢动力学性质、不良反应，以及合成可行性等因素，同时需要与疾病靶点相匹配，为后续的药物研发提供坚实的基础。

（三）活性化合物的筛选及候选药物的选定

围绕先导化合物，设计并合成大量新化合物并进一步确定候选药物。候选药物的选定是新药研发过程中至关重要的一步，涉及多个方面的考虑和评估，包括药效、安全性、药代动力学、药物化学性质、制剂研发等。在药物研发初期，研究人员会通过对先导化合物的生物活性和药物化学性质的评估，选择其中表现最好的化合物进行结构优化，以提高其药效和药代动力学性质，进而再进行生物活性评估。通过综合考虑以上各个方面的数据，确定最有希望成为临床前候选药物的化合物。这些化合物将进一步进行临床前评估，包括药代动力学、药效学、毒理学和制剂研发等方面的研究，进行多轮优化后选为候选药物，进入开发。

二、临床前研究

（一）化学、制造和控制

临床前研究的第一步是原料药合成工艺研发，这是一个不断改进和完善的过程。在开始阶段，第一批提供的原料药主要用于毒理学研究。因此，只要药物的合成路线能够实现毒理批量合成，工艺研发部门就会采用。但随着项目的推进，工艺部门会根据需求设计全新的合成路线，开发出合理的生产工艺，以满足从Ⅰ至Ⅲ期临床用药和商业化的需求。同样，制剂部门首先会采用最简单的给药方式完成毒理研究，然后不断进行处方工艺研究，开发出适用于商业化的制剂工艺。

（二）药代动力学分析

药代动力学分析可以通过一系列实验和计算来完成。首先，需要进行体内吸收和分布实验，了解药物在生物体内的分布情况和药物的组织和器官浓度。然后，进行药物代谢和排泄实验，以确定药物在体内的代谢途径和排泄方式。根据实验数据，可以计算出药物的吸收速率常数、消除速率常数、消除半衰期、清除率等参数，这些参数可以用来评估药物在体内的药代学和安全性。

药代动力学分析还可以通过计算机模拟来完成。利用药物的化学结构和体内代谢途径，可以建立药物的药代动力学模型，对药物在体内的行为进行预测和优化。这些计算机模拟方法包括药物动力学模拟、药物-药物相互作用模拟等。

总之，药代动力学的分析对于新药开发的每个阶段都非常重要。药物的药代动力学特性是影响药物疗效和安全性的关键因素，对于制订合理的药物剂量和给药方案，以及评估药物的临床疗效和不良反应都起着至关重要的作用。

（三）动物研究

动物研究主要以安全性药理和毒理学研究为主。①安全性药理：证明该化合物针对特定目标疾病具有生物活性，同时评估药物对疗效以外的作用，如可能的副作用，尤其是对心血管、呼吸、中枢神经系统的影响。②毒理学（toxicology）研究：毒理学研究种类较多，包括急性毒性、亚急性毒性、慢性毒性、生殖毒性、致癌性、致突变性等。

三、临床研究

当一个化合物通过了临床前试验后，需要向药监部门提交新药临床研究申请（investigational new drug，IND），以便可以将该化合物应用于人体试验。包括：①Ⅰ期临床试验。在新药开发过程中，将新药第一次用于人体以研究新药性质的试验，称之为Ⅰ期临床试验。这一阶段的临床试验一般需要征集20～100名正常和健康的志愿者（对肿瘤药物而言通常为肿瘤患者，但人数更少），在严格控制的条件下，给予不同剂量（随着对新药的安全性了解的增加，给药的剂量也逐渐提高，并可以多剂量给药）的药物试验于健康志愿者，需住院进行24h的密切监护，仔细监测药物的血液浓度、排泄性质和任何有益反应或不良反应，以评价药物在人体内的性质。同时，也要通过这一阶段的临床试验获得其吸收、分布、代谢和排泄，以及药效持续时间的数据和资料；通过药物最高剂量和最低剂量的信息，以便确定将来在患者身上使用的合适剂量。由此可见，Ⅰ期临床试验是初步的临床药理学及人体安全性评价试验，目的在于观测人体对新药的耐受程度和药代动力学，为制订给药方案和安全剂量提供依据。②Ⅱ期临床试验。为了证实药品的治疗作用，就必须在真正的患者身上进行临床研究，即Ⅱ期临床试验。Ⅱ期临床试验通常需要征集100～500名相关患者进行试验。其主要目的是获得药物治疗有效性资料。将试验新药给一定数量的患者志愿者，评价药物的药代动力学情况。这是因为药物在患病状态的人体内的作用方式与健康志愿者是不同的，对那些影响肠、胃、肝和肾的药物尤其如此。Ⅱ期临床试验一般通过随机双盲法对照试验（根据具体目的也可以采取其他设计形式），对新药的有效性和安全性作出初步评价，并为设计Ⅲ期临床试验和确定给药剂量方案提供依据。③Ⅲ期临床试验。当一个新药推进到Ⅲ期临床，原料药和制剂工艺研究也推进到了相应的阶段。Ⅲ期临床用药以商业化生产工艺提供临床用药。一般来讲，商业化生产的原料药生产工艺应该考虑以下因素，即产品质量、生产安全性、生产成本、环境影响、生产的稳定性和可持续性。Ⅲ期临床试验通常需要征集1000～5000名临床和住院患者，在医师的严格监控下，进一步获得该药物的有效性资料和鉴定副作用，以及与其他药物的相互作用关系。该阶段试验一般将对试验药物和安慰剂（不含活性物质）或已上市药品的有关参数进行对照和双盲法试验（医师和患者都不知道自己用的是新药、老药或安慰剂），在更大范围的患者志愿者身上进行扩大的多中心临床试验。最后，根据严格统计学数据分析，进一步评价药物的有效性和耐受性（或安全性），决定新药是否优于或不差于市场现有的老药。Ⅲ期临床试验是治疗作用的确证阶段，也是为药品注册申请获得批准提供依据的关键阶段，该阶段是临床研究项目最繁忙和任务最集中的部分，无疑是整个临床试验中最重要的一步。

四、新药申请

完成所有三个阶段的临床试验并分析所有资料及数据，在药物的安全性和有效性得到了有效证明的前提下，新药持有人则可以向药监部门提交新药申请（new drug application，NDA）。新药申请需要提供所有收集到的规范科学的资料。通常一份新药申请材料可多达100 000页，甚至更多。

按照法规，相关药品审批机构应在6个月内审评完新药申请。

五、批准上市

新药申请一旦获得药监部门批准，该新药即可正式上市销售，供医师和患者选择。但是，新药持有人还必须定期向药监部门呈交有关资料，包括该药物的不良反应情况和质量管理记录。

六、Ⅳ期临床研究（药物上市后临床监测）

药物在大范围人群应用后，需要对其疗效和不良反应继续进行监测。药监部门要求根据这一阶段的监测结果来修订药物使用说明书。这一阶段研究还会涉及的一些内容，包括药物配伍使用的研究、药物使用禁忌。如果批准上市的药物在这一阶段被发现之前研究中没有发现的严重不良反应，如显著增加服药人群心血管疾病发生率等情况，药物还会被监管部门强制要求加注警告说明，甚至下架。如某著名公司上市的抗关节炎药物，因增加心血管疾病风险于2004年“主动”撤离市场。

第二节 药品审批与监管的挑战和改革

一、药品审批与监管面临的问题

药品审批与监管是确保人们使用安全有效药品的重要环节，但同时也存在着一些问题和挑战，包括：①时间和成本。药品研发需要大量的时间和成本，而药品审批与监管也需要相当的时间和成本。审批过程过长会导致延误上市，增加研发成本。②审批标准。药品审批的标准可能随时间和地点的变化而有所不同。对于同一种药品，不同国家和地区可能有不同的标准，这会导致药品的研发和审批过程更加复杂和昂贵。③治疗需求和市场。某些疾病可能在全球范围内罕见，但对患者来说却至关重要。这些疾病的药品市场往往比较小，可能无法吸引大型制药公司的研发和投资，导致缺乏治疗选择。④质量控制和合规性。药品的制造和质量控制必须符合严格的标准和规定。⑤监管缺陷。监管机构可能缺乏足够的资源和技术能力来有效监管药品市场。以上问题和挑战需要制药公司、政府监管机构、医疗机构和患者共同努力解决，以确保药品研发、审批与监管的质量和效率。

二、药品审批与监管的改革和创新

为了提高药品审批与监管的质量和效率，可以进行以下改革和创新：①采用先进技术，利用现代技术，如人工智能、大数据等，可以对药品研发和监管过程进行优化和加速，提高审批效率；②加强国际合作，建立国际统一的药品审批标准和流程，减少不必要的重复审批；③简化审批流程，缩短审批时间，降低研发成本，同时确保审批的质量和安全性；④采用创新模式，如“先进批准”“自由使用”等，可以在保证药品安全和有效的前提下，加快药品上市；⑤加强监管机构的技术能力和资源投入，建立更加严格的监管体系，确保药品质量和安全；⑥增强公众参与，提高对药品审批与监管的透明度和公正性，确保公众的权益得到保障；⑦通过鼓励药品创新，加大对罕见病等疾病的治疗研发投入，以满足患者的需求。这些改革和创新可以帮助优化药品审批与监管的流程，提高审批效率，同时保障药品的安全和有效性，从而更好地满足公众的需求。

三、药品审批与监管的未来发展趋势

药品审批与监管的未来发展趋势包括以下几个方面：①个性化治疗。随着医疗技术的不断进步，个性化治疗将成为未来的发展方向。药品审批与监管需要适应这一趋势，制定相应的审批标准和流

程。②数字化审批。随着技术的不断发展，数字化审批将成为未来的趋势，利用大数据和人工智能等技术，可以提高审批的效率和准确性。③全球化审批。随着全球化趋势的加强，未来药品审批与监管需要在全球范围内进行合作和协调，建立更加统一和高效的审批标准和流程。④透明化监管。未来监管机构需要进一步提高监管的透明度，加强对药品生产和销售过程的监管，确保药品的质量和安全。⑤创新审批模式。未来药品审批与监管需要采用更加创新的审批模式，如“快速通道”“自由使用”等，加速药品上市和推广。⑥强化质量控制。未来药品审批和监管需要加强对药品生产和质量控制的监管，确保药品的质量和安全性。

总之，未来药品审批与监管的发展趋势将越来越数字化、个性化和全球化，同时也需要加强对药品质量和安全的监管，以保障公众的健康和安全。

（王晓杰　易　凡）

第三章　教 你 识 药

药品的种类繁多，成分复杂，不良反应和注意事项也很多，如果使用不当，可能会带来严重的健康问题。因此，学会识别和正确使用药品是非常重要的。本章将讲述药品的基本知识，从对比处方药与非处方药及了解特殊药品、明确哪些是假药、劣质药等角度对药品进行分析。

第一节　处方药与非处方药

非处方药（nonprescription drug），在美国称为“可在柜台上买到的药物（over-the-counter drug，OTC）”，是指那些不需要医师处方，消费者可直接从药房或药店购买的药品。由于非处方药，一般具有安全、有效、价廉、方便的特点，可不需医师的处方自行服用。根据《药品管理法》的规定，非处方药分为甲类非处方药和乙类非处方药两种，分别使用红色和绿色的“OTC”标志。甲类非处方药（红色标识）必须在药店出售，并在药师指导下使用；乙类非处方药（绿色标识）具备长期安全使用的记录，因此可以像普通商品一样在超市、杂货店直接出售。无论甲类非处方药还是乙类非处方药，在经过审批之后都可以在大众媒体上发布商业广告。

处方药指的是为了保证用药安全，由国家卫生行政部门规定或审定的，需凭医师或其他有处方权的医疗专业人员开写处方出售，并在医师、药师或其他医疗专业人员监督或指导下方可使用的药品。处方药包括以下几种情况：①已上市的新药，对其活性或不良反应还要进一步观察；②可产生依赖性的某些药物，如吗啡类镇痛药及某些镇静催眠药等；③药物本身毒性较大，如抗癌药物等；④用于治疗某些疾病所需的特殊药品，如心脑血管疾病的药物，须经医师确诊后开出处方并在医师指导下使用。处方药和非处方药不是药品本质的属性，而是管理上的规定。无论是处方药，还是非处方药，都是经过国家药品监督管理部门批准的，其安全性和有效性是有保障的。其中非处方药主要是用于治疗各种消费者容易自我诊断、自我治疗的常见轻微疾病。目前，在实行处方药和非处方药分类管理制度的国家，公开发售的非处方药绝大多数是从原有的处方药转变而来的。从严格意义上讲，某种药物被批准为非处方药，只是获得了非处方药的身份，经相关法规许可放宽其出售和使用的自由度，并不是说这种药品只能作为非处方药使用，也不代表这种药物在任何情况下都无须医师处方便可自由使用。事实上，许多药物既有处方药身份，又有非处方药身份。

OTC 就是绝对安全的吗？答案是否定的。虽然非处方药可以在没有医师处方的情况下购买，但它们仍然具有潜在的风险。有些非处方药可以与其他药物或健康状况相互作用，导致不良反应或健康问题。此外，即使是一些通常被视为安全的非处方药，如果使用不当或过量使用也可能对健康造成损害。例如，阿司匹林是一种非处方药，通常用于缓解轻度疼痛、发热和减轻炎症，但长期或过量使用阿司匹林可能会刺激胃肠道内的黏膜，导致疼痛、溃疡和出血等不良反应。又如盐酸伪麻黄碱是一种非处方药，常用于缓解流感和过敏症状，如鼻塞、打喷嚏和流涕。然而，盐酸伪麻黄碱可以导致一些严重的不良反应，包括心悸、高血压、心律不齐和脑卒中等。再如苯海拉明是一种常见的非处方药，用于缓解过敏症状，如鼻塞、打喷嚏和皮肤瘙痒等，然而，苯海拉明也可能导致嗜睡、晕厥和注意力不集中等不良反应，影响日常生活和工作。

从以上案例可以看出，使用非处方药发生不良反应的原因，主要包括以下几点：①不合理用药。长期、大剂量使用非处方药，可能导致药物在体内蓄积中毒，如长期滥用解热镇痛药物阿司匹林、对乙酰氨基酚（扑热息痛）、布洛芬等，可导致头痛、眩晕、视物模糊、听力障碍、消化道出血、血压下降、脱水、昏迷、药物中毒性肝损伤，甚至危及生命。②忽视禁忌证及注意事项等。患者服药前通常不仔细阅读药品说明书中的内容，随意服药可能造成不能充分地发挥药效，甚至可能引起不良反应。③多药合用。不合理的多药联合使用，可导致药效降低、消失或不良反应增强，引起药源性疾病，如含金属离子的制剂、生物碱、强心苷、酶制剂等与含有大量鞣质的中药制剂合用。④药物中含有毒性中药或辅料成分。如藿香正气水中含生半夏，可引起不良反应，甚至严重的中毒现象，且其含有的乙醇本身就是一种致敏物质。⑤个体差异和特殊人群。少数过敏体质及特异质患者，对药物的反应异于大众，往往低于常用剂量时都可引起不良反应，与药物的质量无关；小儿、老人等特殊人群，对药物的代谢能力降低及敏感性提高，不良反应率高于青壮年；孕产妇服用非处方药也需注意是否对胎儿、婴儿有影响。因此，建议大家在购买及使用非处方药时，应先明确疾病诊断，正确选用有国家统一标识的非处方药，详细阅读标签说明书，了解其适应证、禁忌证、注意事项及不良反应等。

第二节　特殊药品有哪些

特殊药品包括麻醉药品、精神药品、医疗用毒性药品、放射性药品，国家对这 4 类药品实行特殊管理。

一、麻醉药品

麻醉药品、精神药品和其他依赖性药物均属于精神活性物质。这类物质在严格管理下，合理使用时具有一定的临床治疗价值，称为药品；如果为非正常需要而强迫性寻求，该类物质失去临床治疗意义，则称为毒品。麻醉药品大致可分为：①阿片类，包括天然来源的阿片以及从中提取的有效成分；②可卡因类，包括可卡因（古柯碱）等；③大麻类，包括各种大麻的制剂等。

二、精神药品

精神药品是指能够穿透血脑屏障，直接作用于中枢神经系统，使脑内神经传导改变，产生兴奋或抑制的药物。主要分为以下几种。

（一）抗精神病药

抗精神病药指可用于治疗精神分裂症及其他精神障碍的药物。在通常的治疗剂量下并不影响患者的智力和意识，却能有效地控制患者的精神运动、兴奋、幻觉、妄想、敌对情绪、思维障碍和异常行为等精神症状。

（二）抗抑郁药

抗抑郁药为一类治疗重度抑郁症或其他问题如心境恶劣障碍、焦虑症、强迫症、进食障碍、慢性疼痛、神经性疼痛的药物。

（三）心境稳定剂

心境稳定剂又称抗躁狂药，是指对于躁狂发作具有治疗作用，并对躁狂或抑郁发作具有预防复发的作用，且不会引起躁狂与抑郁相互转相或导致快速循环发作的药物。

（四）抗焦虑药物

抗焦虑药物是指人体使用后，在不明显或不严重影响中枢神经系统其他功能的前提下，选择性地消除焦虑症状的一类药物。常用抗焦虑药包括苯二氮䓬类、非苯二氮䓬和抗抑郁药等。

三、医疗用毒性药品

医疗用毒性药品是指毒性剧烈、治疗剂量与中毒剂量相近，使用不当会致人中毒或死亡的药品。毒性药品的包装容器上必须印有毒药标志。在运输毒性药品的过程中，应当采取有效措施，防止发生事故。

四、常见的放射性药品

放射性药品是指用于临床诊断或者治疗的放射性核素制剂或者其标记药物。放射性药品与其他药品的不同之处在于，放射性药品含有的放射性核素能放射出射线。因此，凡在分子内或制剂内含有放射性核素的药品都称为放射性药品。常见的放射性药品包括：①碘-131，用于治疗甲状腺癌和甲状腺功能亢进症；②氟-18，用于正电子发射体层成像（positron emission tomography，PET）；③钴-60，用于肿瘤治疗和工业辐照；④锝-99m（锝-99 的激发态同质异能素），用于医学影像学（如骨骼扫描、心脏扫描、肺扫描等）；⑤铯-137，用于放射性治疗、辐射灭菌、工业辐照等。

第三节 看懂药品说明书

药品说明书是由国家药品监督管理局核准，指导医师和患者选择、使用药品的重要参考，也是保障用药安全的重要依据，是具有医学和法律意义的文书。在服药前不看或者看不懂药品说明书，会给安全用药带来隐患。阅读药品说明书时请注意以下几点。

一、药品名称

当我们看到药品说明书时，就像拿到药品的“身份证”，首先要看药品名称，包括通用名（中文汉字、拼音、英文）、商品名和化学名。接下来是药品结构式，结构式决定了药物的一切内在性质。药品通用名是不同的厂家都必须使用的药品名称，也就是说，市场上同一个通用名的药品，会有多个厂家生产。例如，阿奇霉素片国家批准的生产厂家就有 96 个，注射用阿奇霉素有 126 个生产厂家，但它们的商品名各不相同。生活中我们购买非处方药，只看商品名很容易造成重复用药，这就需要仔细对比药品的化学名称和结构式，具有同一化学名称和结构的药品就像“克隆”一样，决定了药品具有同样的药效、药理和毒理作用。同类药品具有类似的通用名称，如抗菌药物头孢菌素类，有头孢唑啉、头孢呋辛、头孢噻肟、头孢曲松、头孢吡肟和头孢洛林等，仔细对比结构式，会发现它们拥有一个基本相同的结构，只是在支链上有所不同，注意“同宗同族”的药品要谨慎服用，避免增加不良反应和耐药性。此外，我们还可通过药品的通用名发现药品属性的特点，如以“他汀”为后缀的药物（如洛伐他汀、辛伐他汀、普伐他汀、阿托伐他汀等）属于他汀类药物家族，具有降血脂的作用，但又各有差异。

二、批准文号

药品的批准文号是药品的“身份证号”，具有唯一性，可以在药品监督管理局的网站上核实，没有批准文号或文号不符，均可视为假药进行投诉。

三、药物的用法用量

不同的药物每天什么时间服药最合适呢？可能在饭前、饭后或饭时服用。饭前是指用餐前 30 min，饭后是指用餐后 15～30 min，饭时服用是指用餐的同时服。遵照药物的体内过程规律服药，有利于药物的吸收和减少不良反应。药物的用量，应根据年龄不同而区别。说明书上的用量多为成人剂量，60 岁以上老年人通常用量较成人剂量少，小儿用药量应按体表面积计算。每一包装的药品都会写规格，如硝苯地平控释片，规格是 30 mg×7 片，其中 30 mg 是每片的剂量，7 片是这盒药中的数量；当医师注明每次服用 30 mg，就说明每次应该服用 1 片硝苯地平控释片。另外，有的药品并非整片服用，如酒石酸美托洛尔片，规格是 25 mg×20 片。如果医嘱为每次 12.5 mg，一日 2 次，其中 12.5 mg 就是 25 mg 的 1/2，即一次服用半片，一日服用 2 次（早晚各服一次）。在用药剂量上，患者应首先看清药品的单位，不管是 mg、g 还是 μg，只要包装单位和医嘱单位上保持一致，通过换算两者的数量倍数，可得出该服用的片数即可。当药品为溶液剂型，要用重量单位计算用量时，应区别两者之间的关系。

四、适应证和禁忌证

在日常生活中，很多患者在服用药物前往往只关注服药剂量，没有注意适应证和禁忌证，殊不知药物适应证与禁忌证对药品来讲是至关重要的，不遵照说明书用药可能会出现不良后果，严重时甚至会危及生命。

（一）适应证

适应证是指药品所对应治疗的疾病。在一些中成药的说明书中常用“功能与主治”表示。患者服药一定要在适应证范围内，尤其是非处方药物，应严格按照说明书中适应证服用，避免错服、误服，造成不良后果。

（二）禁忌证

阅读药品说明书时应注意其中有关“慎用”“禁用”“忌用”的描述。可别小看这个一字之差，里面的含义大有不同。

1. “禁用” 是对用药最严厉的警告。“禁用”就是绝对不能使用，因为由此引起的后果可能非常严重。例如，对青霉素有过敏反应的人，要禁止使用青霉素类药物；18 岁以下患者禁用喹诺酮类药物；哺乳期妇女禁用红霉素，因为此药乳汁中浓度较高，会对乳儿的肝脏造成损害。

2. “慎用” 是提醒患者服用该药时要小心谨慎，在服用之后，必须细心观察患者有无不良反应出现。如有不良反应，必须立即停止服用；如果没有不良反应，则可以密切观察继续服用。慎用是告诉患者，有些人可能对此种药品容易产生不良反应，并不是说不能使用。例如，高血压患者慎用感冒药，很多感冒药中都含有伪麻黄碱，这种药品收缩血管会引起血压的升高，所以高血压患者在使用感冒药时应监测血压。

3. “忌用” 是指不适宜使用或应避免使用该药。提醒某些患者，服用此类药品可能会出现明显的不良反应和不良后果。但有的忌用药品如病情急需，可在医师指导下选择药理作用类似、不良反应较小的药品代替；如果非使用该药不可，应联合使用其他能对抗其副作用的药品，尽可能做到安全。在家庭用药时，凡遇到忌用药品最好不用。

总之，药品说明书所承载的主要是药品生产者对医师和患者的告知内容，是指导安全、合理使用药品的工具，用药之前一定要仔细认真阅读，掌握适应证，重视说明书中的禁忌证和注意事项。

五、不良反应

药品不良反应是指合格药品在正常用法用量下出现的与用药目的无关或意外的有害反应。根据不良反应的发生频率，可划分为：≥10%为很常见；≥1%且＜10%为常见；≥0.1%且＜1%为少见；≥0.01%且＜0.1%为罕见；＜0.01%为极罕见。

针对说明书中指出的不良反应，患者需要知道以下几方面。

1. 对一些具有可耐受不良反应的药品，患者应有心理准备。例如，硝酸酯类药物使用后由于血管扩张，易引起头痛、面部潮红等症状；血管紧张素转化酶抑制药类抗高血压药会出现干咳症状；钙通道阻滞药类抗高血压药由于扩张远端血管，许多患者会出现下肢轻度水肿。药品不良反应的常见表现包括神经系统的头晕、嗜睡；消化系统的口干、恶心、轻微呕吐、腹部不适；循环系统的心悸、心率减缓等。这些不良反应比较轻微，如果患者可以耐受，用药一段时间后机体会适应，症状会自然减轻，或配以能减轻不良反应的药物继续用药；如果患者无法耐受，应立即停药，一般停药后不需任何处理，不良反应就会消失。

2. 对一些不良反应较多、注意事项比较复杂的药品，患者应该了解选用此药的理由和详细的使用方法。如心内科常用的抗心律失常药物胺碘酮，其不良反应涉及各大系统，除了心血管系统外，特别应注意的是甲状腺功能和肺部疾病；由于临床对此药的再认识、再评价和使用方法的不断优化，如能严格按照最新的科学治疗方案服用，则可以将不良反应降到最低。

3. 患者应当了解必要的药品不良反应知识，减少恐惧感。药物的不良反应主要包括肝肾损害、过敏反应、特异质反应等。①肝肾损害：药物进入体内的主要代谢途径为肝和肾，因此肝、肾受到威胁的可能性最大，但人体的肝、肾具有自我调节能力，特别是肝细胞的再生能力很强，短期内使用对肝、肾有一定影响的药品，造成的损害一般都是可逆的。若经实验室检查确定存在肝、肾功能不全时，应请医师进行处理。②过敏反应：过敏反应多表现为各型皮疹、荨麻疹和皮肤瘙痒，轻微者停药后即见缓解，如持续不消失，可以适当服用抗过敏药。最严重的皮肤过敏反应是剥脱性皮炎，表现为病损的皮肤呈斑片状脱落，一旦出现了这种可疑的表现，应立即就诊。③特异质反应：特异质反应属于比较突然而难防的不良反应。例如，呋喃唑酮只用一次小剂量，就会使具有特异质的患者立即发生溶血性贫血，表现为巩膜和皮肤变黄、尿液呈现酱油色、红细胞和血红蛋白受到破坏。一旦出现这种情况，应立即停药，尽快请医师给予处理，并且终身禁用此类药物。

（王晓杰　易　凡）

第四章　药物与机体的对话

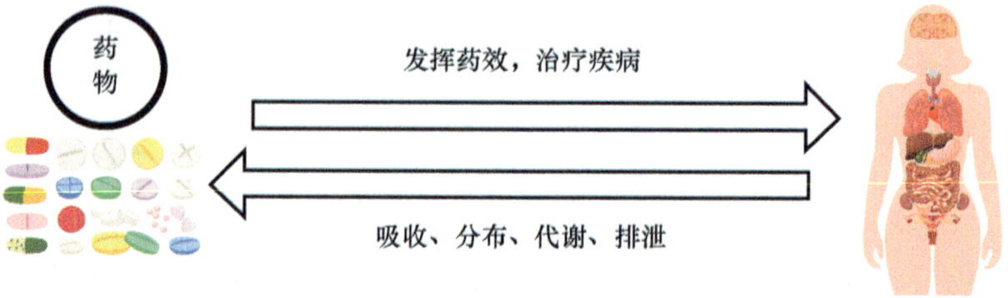

药物进入机体后，对机体产生治疗作用或不良反应；反过来，机体对药物进行处置，包括吸收、分布、代谢和排泄 4 个过程。二者相互作用后，完成药物在机体内的旅程，实现治疗疾病的目的。

第一节　药物对机体的利与弊

药物对机体的作用具有两重性，用药后一方面发挥治疗作用，这是有利的一面，通过改善人体的生理功能或终止病理过程，达到治疗疾病的目的；另一方面会产生不良反应，这是不利的一面，可能造成人体生理功能紊乱或正常结构改变。

一、药物的治疗效应

药物的治疗效应是指药物对机体组织发挥有利作用，从而治疗疾病。根据治疗的针对性，药物治疗可分为对因治疗和对症治疗。

（一）对因治疗

对因治疗对应中医上的“治本”，即针对病因的治疗。如使用青霉素杀灭致病的细菌治疗化脓性扁桃体炎；使用氟马西尼治疗地西泮（俗称安定，一种镇静催眠药）过量中毒等。

（二）对症治疗

对症治疗对应中医上的“治标”，即改善症状的治疗。如服用镇咳药治疗支气管炎发作引起的咳嗽、服用利尿药减轻下肢水肿等，只能缓解或改善症状，并不能消除病因。

小贴士　**对因治疗与对症治疗**

对因治疗和对症治疗都非常重要。对因治疗可解除病因，而对症治疗可防止疾病继续发展和恶化，特别是针对危及患者生命的严重症状或病因不清时，对症治疗就尤为重要。如发生过敏性休克，应立即皮下或静脉注射肾上腺素进行抢救，若抢救不及时会有生命危险。

二、药物不良反应

俗话说“是药三分毒”，药物不良反应是指药物在正常用法用量下发生的对人体有害的反应，是对出现的各种不良反应的总称。根据药物不良反应发生的轻重程度或表型的不同，通常将其分为如下类别。

（一）副作用

服用治疗量药物后出现的与治疗无关的反应，称为副作用。这种不良反应不可避免，一般较轻微，具有可预测、可恢复等特点。如口服硫酸阿托品片治疗腹痛时会出现口干现象，该现象停药后很快就会消失。

（二）毒性反应

在用药剂量较大或用药时间过长情况下，机体组织器官发生器质性损伤为主的严重不良反应，称为毒性反应。如服用异烟肼、利福平等药物治疗结核病时会出现肝损伤。

（三）过敏反应

有些药物进入机体后可作为抗原或半抗原刺激机体产生免疫反应，引起生理功能障碍或组织损伤，称为过敏反应。如注射青霉素引起过敏反应，严重者会出现过敏性休克。较轻的过敏反应常见药热、药疹等症状。

（四）光敏反应

机体服用某些药物后暴露于阳光下会产生皮肤超敏反应，称为光敏反应，主要包括光毒性和光过敏性反应。光毒性常见表现有过度晒伤样反应，类似日光性皮炎，出现水肿性红斑，严重者出现水疱，有刺痛感和灼热感等；光过敏性反应常见表现为湿疹样反应，出现红斑、丘疹、水疱或渗出等。

（五）基因毒性

药物直接影响基因可发生致畸、致癌、致突变作用。致畸作用即药物影响胚胎正常发育而发生畸胎。如 20 世纪 60 年代，在欧洲一些国家广泛应用沙利度胺（反应停）控制孕妇的早期妊娠反应，结果发现用过此药的孕妇分娩出四肢短小的海豹畸胎儿。因此，妊娠最初 3 个月内一定要谨慎用药。

（六）药物依赖性

长期反复应用某些精神药品或麻醉药品后，造成患者心理上或生理上，或两者兼有的对药物的依赖状态，表现出强迫性的要连续用药的行为或反应。根据依赖性的性质和危害人体健康的程度，分为躯体依赖性和精神依赖性两大类。

1. 躯体依赖性　也称为生理依赖性，是反复用药造成身体的一种适应状态。一旦停药，会出现一系列生理功能紊乱，即戒断综合征，如打呵欠、流泪流涕、恶心呕吐、肌肉疼痛等。

2. 精神依赖性　也称为心理依赖性，是多次用药后使人体产生愉快满足、欣快感，在精神上渴望连续用药，以达到满足和舒适感。停药一般不产生戒断综合征。

此外，还有一些其他常见药物不良反应，如后遗效应、停药反应、继发反应、特异质反应等。后遗效应是指停药后血药浓度已经降至最低有效浓度以下时仍残存的生物效应，如睡前服用巴比妥类催眠药后，次晨起床后出现乏力、困倦等现象；停药反应是指长期服用药物后，机体对药物产生了适应性，此时突然停药或减量过快，可能导致机体调节功能失调而出现功能紊乱、病情加重的现象，也被称为撤药反应，如长期应用酒石酸美托洛尔片治疗高血压，突然停药可能会出现血压升高、心率增快等反应，一般要逐渐停用；继发反应是指应用药物治疗疾病，因药物的治疗作用而引起的不良反应，如应用广谱抗生素治疗感染性疾病，大量的敏感菌被杀灭，但非敏感菌（如真菌、厌氧菌）大量繁殖，导致二重感染（如假膜性小肠结肠炎）；特异质反应是指有遗传性药物代谢或药物反应变异的个体，服用某些药物后引起的遗传性异常反应，如先天性缺乏葡萄糖-6-磷酸脱氢酶（glucose-6-phosphate dehydrogenase，G-6-PD）的个体服用抗疟药伯氨喹后，易发生溶血性贫血。

小贴士　　典型的药物不良反应详解

几乎所有的药物对机体都会产生不利的或不需要的作用，就是我们所说的药物不良反应。在日常交谈中，人们会使用“副作用”或“毒副作用”等名词来表述药物不良反应，容易理解但不完全准确。

较严重的药物不良反应如毒性反应，主要发生在中枢神经、消化、血液、循环、免疫系统，以及肝、肾、肺、心脏等器官。在需要较长时间或较大剂量用药治疗疾病时，必须关注毒性反应的发生，及时检测相关指标，必要时应减量或停药改用其他药物。例如，他汀类降血脂药主要通过肝脏代谢，长期服用可能造成肝功能的损害，故需要定期检查转氨酶、胆红素等肝功能指标，根据指标的变化情况确定是否需要调整剂量或停药。

过敏反应，通常发生于过敏体质患者，其发生与用药剂量和药物已知作用性质无关，故具有不可预知的特点。应用相关药物时，医师和药师通过询问患者是否有过敏史，特别是药物过敏史来避免过敏反应的发生。

光敏反应，发生于少数过敏体质患者。例如，氟喹诺酮类药（俗称沙星类），较易发生光毒性，严重程度排序为克林沙星＞司帕沙星＞氟罗沙星＞洛美沙星＞环丙沙星＞依诺沙星＞诺氟沙星＞氧氟沙星＞左氧氟沙星。有光敏反应史的患者要慎用，且在用药期间采取防晒措施，避免过度阳光暴露。

三、药物的作用机制

药物进入人体内，如何对机体发挥作用就是我们所说的作用机制。大多数药物的作用是通过药物分子与机体生物大分子之间的相互作用，引起机体的生理或生化功能改变，从而发挥治疗疾病的作用。机体内的这些生物大分子被称为药物靶点，主要包括受体、酶、离子通道、转运蛋白、结构与功能蛋白、基因等，这样的药物作用机制被称为特异性作用机制。另外，还有一些药物是通过化学、物理特性发挥作用，这样的药物作用机制被称为非特异性作用机制。

（一）药物的特异性作用机制

1. 药物作用于受体　受体是一类存在于细胞膜、细胞质或细胞核的功能蛋白质，与药物结合后介导细胞信号传递，产生生理反应或药理效应。作用于受体的药物可分为受体激动药与受体拮抗药。

（1）激动药：激动药与受体结合后可产生生物学效应，根据产生效应的强弱分为完全激动药和部分激动药。完全激动药具有高亲和力和高内在活性的特点，可产生最大效应；部分激动药具有较高亲和力和弱内在活性的特点，产生较弱的效应。如镇痛药吗啡是阿片受体的完全激动药，镇痛作用强大，而喷他佐辛是阿片受体的部分激动药，镇痛作用较弱。

（2）拮抗药：拮抗药与受体结合后不产生生物学效应，但阻止受体与激动药的结合而阻断激动药介导的作用，包括竞争性拮抗药和非竞争性拮抗药两类。竞争性拮抗药与激动药竞争同一受体，该竞争作用具有可逆性，通过提高激动药的浓度可逐渐移去拮抗药的作用，该类药物通常作用时间较短；非竞争性拮抗药与激动药结合到受体蛋白的不同位点，其拮抗作用不是竞争性的，该类药物通常作用时间较长。如酚妥拉明是竞争性 α 受体拮抗药，酚苄明是非竞争性 α 受体拮抗药，临床上用于治疗外周血管痉挛性疾病时，前者为短效药物，而后者作用强而持久。

2. 药物影响酶的活性　生物体内存在种类繁多的酶，它们是由机体细胞产生的具有催化作用的蛋白质，能够参与机体的生理或病理反应，可作为重要的药物作用靶点。药物可通过抑制或激活酶的活性产生药理效应。

药物对酶的影响包括：①多数药物是酶抑制剂，如解热镇痛药阿司匹林抑制环氧合酶产生解热、镇痛和抗炎作用；抗高血压药卡托普利抑制血管紧张素转化酶产生降压作用等。②少数药物是酶激活剂，通过激活酶的活性产生药理效应，如链激酶与血浆纤溶酶原结合成复合物，催化纤溶酶原转变为纤溶酶，发挥溶解血栓的作用。③药物复活酶的活性，如碘解磷定能够使有机磷酸酯类抑制的胆碱酯酶恢复活性，发挥中毒解救作用。④药物本身就是酶，如胃蛋白酶、胰蛋白酶等。

3. 药物影响细胞膜离子通道 细胞膜上有多种类型的离子通道。机体内各种无机离子如 Na^+、Ca^{2+}、K^+、Cl^-等需要通过离子通道在细胞内和细胞外之间进行跨膜转运，调节细胞功能。有些药物可以直接或间接作用于离子通道，通过影响离子转运发挥药理效应。例如，抗心律失常药普鲁卡因胺通过阻滞钠离子通道降低心肌细胞的自律性来纠正心律失常；钙通道阻滞药硝苯地平通过抑制钙离子通道、扩张血管而发挥降低血压作用。

4. 药物影响转运蛋白 细胞膜上存在的转运蛋白可以将营养物质如葡萄糖和氨基酸、离子、神经递质、药物等转入或转出细胞，调节细胞内稳态。有些药物可以影响转运蛋白的功能，调节上述物质的细胞内浓度发挥治疗作用。例如，强心苷通过抑制心肌细胞膜上的转运蛋白（Na^+-K^+-ATP 酶），增强心肌收缩力，纠正心力衰竭的症状。

5. 药物影响功能蛋白或结构蛋白 随着结构生物学的不断深入研究，细胞内更多的蛋白结构和功能被揭示出来，部分蛋白成为药物作用的靶点。例如，紫杉醇作用于肿瘤细胞内的微管蛋白抑制细胞增殖而治疗癌症；依维莫司抑制肿瘤细胞内哺乳动物雷帕霉素靶蛋白（mammalian target of rapamycin，mTOR）发挥抗肿瘤和抑制血管的双重作用，用于某些肿瘤的治疗。

6. 药物影响基因功能 细胞核内的遗传物质 DNA 或 RNA 也可作为药物靶点，已发现一些药物通过作用于 DNA 或 RNA 发挥药理作用。例如，肿瘤化疗药物环磷酰胺与 DNA 共价结合，使 DNA 烷基化，干扰细胞的有丝分裂；蒽醌类药物多柔比星能插入到 DNA 的双股链之间，影响 DNA 合成，发挥抗肿瘤作用。但这些药物的特异性作用较差，影响肿瘤细胞的同时也作用于正常人体细胞，带来较严重的不良反应。如何提高其作用特异性是目前药物研究的重点。

7. 药物影响免疫功能 机体免疫系统中任何环节的功能障碍都会导致免疫反应的异常和疾病的发生，如变态反应、自身免疫病、免疫缺陷病或肿瘤等。药物可通过作用于免疫系统来增强或者抑制免疫功能，达到治疗疾病的目的，主要有免疫抑制药和免疫增强药。例如，免疫抑制药环孢素通过抑制机体免疫功能而用于器官移植的排斥反应；免疫增强药左旋咪唑通过增强机体免疫功能而用于免疫缺陷病的治疗。还有的药物具有免疫调节作用，其对免疫系统的作用与剂量高低有关，如环磷酰胺高剂量时抑制免疫功能，低剂量时则增强免疫功能。

（二）药物的非特异性作用机制

1. 调节渗透压 如甘露醇通过调节血液渗透压发挥脱水作用。

2. 脂溶作用 如全身麻醉药利用脂溶作用积累于富含脂质的神经细胞膜，影响细胞膜的功能，产生全身麻醉作用。

3. 化学性作用 如抗酸药氢氧化铝通过中和胃酸治疗消化性溃疡。

4. 络合作用 如二巯丙醇通过络合砷等重金属离子而解救砷中毒。

5. 吸附作用 如活性炭通过吸附作用治疗腹泻。

第二节 机体如何处置药物

药物通过口服或注射等不同途径进入机体，首先要被机体吸收入血，随着血液循环到达全身各组织器官，当分布到作用部位时发挥药理作用。大多数药物发挥作用后被肝脏代谢灭活，再通过肾脏排泄排出体外，这个过程称为药物的体内过程，即药物的吸收、分布、代谢和排泄 4 个过程。药物的“体内之旅”要跨越多个生物膜，被称为药物的跨膜转运。

一、药物的跨膜转运

药物分子有脂溶性和水溶性之分。一般来说，脂溶性的药物可以脂溶扩散的方式较容易通过生物膜转运，吸收入血并分布到全身各组织。水溶性的药物如果分子量较小和分子直径较小，则可通过细胞膜的膜孔穿过细胞膜，这种转运方式称为水溶扩散。大分子的药物如蛋白质类或多肽类药物可以胞饮或胞吐的方式进出细胞。目前使用的药物以脂溶性居多，在体内跨膜转运的主要方式是脂溶扩散。

扩展阅读　　药物的跨膜转运方式

药物的跨膜转运方式主要包括被动转运、主动转运和膜动转运。被动转运包括脂溶扩散、水溶扩散和易化扩散，这种方式不需要消耗能量，药物由高浓度侧向低浓度侧顺向跨膜转运；主动转运则是药物由低浓度侧向高浓度侧逆向跨膜转运，需要消耗能量，需要载体的协助；膜动转运则是大分子药物的跨膜转运方式，由细胞膜内陷包裹药物入胞或出胞。

二、药物的吸收

药物由给药部位进入血液循环的过程称为吸收。药物的理化性质、剂型、给药途径，以及吸收部位的血流量等因素会影响药物吸收的快慢和多少，从而影响起效时间和疗效。

（一）药物的理化性质

除了静脉注射或静脉滴注等血管内给药的方式外，其他给药途径中药物均要经过跨膜转运而吸收入血。影响药物跨膜转运的因素主要有药物的脂溶性、解离度和分子量等。

1. 脂溶性　脂溶性药物很容易通过脂溶扩散的被动转运方式而吸收。多数水溶性药物不容易通过被动转运吸收，如果有相应的转运蛋白则可通过主动转运机制吸收。

2. 解离度　非解离型的药物脂溶性较高，容易吸收；解离型的药物则不易被吸收。如弱酸性药物在胃酸环境下易被吸收，而弱碱性药物则在碱性肠液环境下易吸收。

3. 分子量　分子量小、分子直径小于膜孔的水溶性药物可通过水溶扩散的被动转运方式而吸收。分子量大的药物不论脂溶性或水溶性，吸收均可能受限。

（二）给药途径

最常见的药物吸收途径分为消化道内吸收和消化道外吸收。不同给药途径的药物吸收速率不同，一般规律为气雾吸入＞肌内注射＞皮下注射＞口服＞直肠给药＞皮肤给药。

1. 消化道内吸收

（1）口服吸收：这是最常用、最安全的给药途径，吸收部位在胃肠道。主要受药物的理化性质、胃内 pH、胃排空速度、胃肠内容物等因素的影响。其中，有些药物口服后首次通过肠壁或肝脏时被酶代谢，使进入体循环的有效药量减少，称为首过消除。如治疗心绞痛的硝酸甘油，为了避免首过消除，通常采用舌下含服的方式服药，可迅速缓解心绞痛发作。

（2）舌下给药吸收：优点是舌下血流丰富，故吸收较快；药物经舌下静脉直接进入体循环，可避免首过消除。缺点是吸收面积小，吸收量少，所以不是常规给药途径。

（3）直肠给药吸收：药物经肛管静脉和直肠下静脉吸收后进入下腔静脉，故可防止药物对上消化道的刺激，部分避免首过消除。

2. 消化道外吸收　消化道外吸收包括注射部位的吸收、呼吸道吸收、皮肤黏膜吸收，以及鼻黏膜吸收等途径。

三、药物的分布

药物吸收后随血流到达全身各组织器官的过程称为分布。药物在体内各组织器官的分布通常是不均匀的，药量也是动态变化的。一般来说，药物在组织器官内分布的浓度越高，对该组织器官的作用也就越强。为什么药物吸收进入血液流经全身时，会不均匀地分布到各个组织器官？主要的影响因素如下。

（一）药物与血浆蛋白结合率

人体血液中有多种血浆蛋白，药物进入血液后能够与血浆蛋白结合，呈现游离型和结合型两种状态，并处于动态平衡。游离型药物可通过生物膜分布到组织器官发挥作用，而结合型药物分子量增大，不易通过生物膜，不能发挥药理作用。由于血浆蛋白的量有限，故药物在血液中与血浆蛋白的结合具有饱和性。两种药物同时服用后存在竞争，且某些疾病状态下血浆蛋白含量降低，导致结合型药物减少，游离型药物增多，而发生不良反应。

（二）药物通过细胞膜屏障

机体内存在多种细胞膜屏障，主要有血脑屏障、胎盘屏障、血眼屏障等。这 3 种屏障分别是保护脑组织、胎儿、眼睛免受外来物质的损害，能阻止大分子、水溶性或解离型的药物通过。而脂溶性高的药物能以脂溶扩散的方式透过细胞膜屏障进入脑组织、胎儿及眼睛等部位。反过来说，脑部疾病或眼部疾病的治疗药物需要通过屏障才能到达靶器官，一般需要较高的脂溶性。

（三）药物的解离度

有机弱酸性或弱碱性药物在不同酸碱度的体液中解离程度不同，则影响在组织器官或细胞内外的分布。

（四）药物与组织的亲和力

有些药物与某些组织器官有高度亲和力，则更多地分布到该组织器官，可以利用这种特性选择药物治疗疾病。例如，碘对甲状腺组织有高度亲和力，故应用放射性碘治疗甲状腺功能亢进。

（五）器官血流量

药物在肝、肾、肺、脑等高血流量的器官分布快且含量较多，而在皮肤、肌肉、脂肪等低血流量的器官分布慢且含量少。有些脂溶性很高的药物如硫喷妥钠，静脉注射后快速大量进入脑组织发挥麻醉作用，之后再分布到血流量少的脂肪组织，故药物起效快、维持时间短，该现象被称为药物的再分布。

四、药物的代谢

药物在机体内发生生物转化的过程称为代谢。药物代谢后会发生不同的变化，多数药物被灭活，少数药物被活化，少数药物转化为毒性代谢物等。主要代谢器官是肝脏，而小肠、肾、肺及脑组织等也具有一定的代谢能力。

药物代谢反应均需要酶的催化才能进行，这些酶被称为药物代谢酶，其中单加氧酶（又称混合功能氧化酶）系统，即肝微粒体细胞色素 P450 酶系统，简称“肝微粒体酶（CYP450 酶）”，能促进数百种药物的代谢，又被称为“肝药酶”。肝药酶的活性受到很多因素的影响，导致药物代谢的速度和程度改变，使体内血药浓度升高或降低，毒性增加或减少。某些药物可诱导肝药酶活性升高，该现象称为酶诱导，这些药物称为酶诱导剂。相反，某些药物可抑制肝药酶活性，该现象称为酶抑制，这些药物称为酶抑制剂。当两种药物合用时，其中一种药物是酶诱导剂或酶抑制剂，则会影响另一种药物的体内代谢，使其血药浓度发生变化，从而影响疗效或毒性。例如，抗癫痫药物苯巴比妥是肝药酶诱导剂，它与抗凝血药华法林合用时，会加速华法林的代谢，使其抗凝效果降低，无法达到治疗目标。

扩展阅读 **药物代谢酶**

药物代谢酶种类很多，从大类上分为Ⅰ相代谢酶和Ⅱ相代谢酶。Ⅰ相代谢酶包括CYP450酶、微粒体黄素单氧化酶、前列腺素合成酶、环氧化物水解酶等，促进药物分子发生氧化、还原或水解反应。Ⅱ相代谢酶包括UDP-葡糖醛酸转移酶、磺基转移酶、甲基转移酶、乙酰转移酶等，促进药物分子发生结合反应，转变为极性分子，有利于排出体外。

五、药物的排泄

药物及其代谢物被机体排出体外的过程称为排泄。主要排泄器官为肾脏，其他还有胆汁、乳汁、汗液、唾液及泪液等也可将少量药物排出体外。

（一）肾脏排泄

我们服用的药物中，有的药物经过肝脏代谢后的代谢产物经肾脏排泄；有的药物在体内不代谢，以原型药物经肾脏排泄。药物经肾脏排泄主要有肾小球滤过、肾小管分泌、肾小管重吸收3个环节。

1. 肾小球滤过 分子量较小的原型药物或游离型药物，可通过肾小球滤过进入肾小管管腔内；与血浆蛋白结合的结合型药物，分子量较大，则不能通过肾小球滤过。

2. 肾小管分泌 有机酸类药物与有机碱类药物可通过肾小管上皮细胞的有机酸与有机碱分泌系统直接分泌进入肾小管管腔。

3. 肾小管重吸收 进入肾小管管腔的药物并不是全部都随尿液排出体外，有的药物还可以经过肾小管上皮细胞重吸收回到体内。在肾小管的重吸收有主动重吸收和被动重吸收两种方式。营养物质如葡萄糖、氨基酸、维生素等通过转运蛋白主动重吸收；非解离型、脂溶性药物以简单扩散的形式被动重吸收。尿液pH可影响弱酸或弱碱药物的解离，通过调节pH增加药物排泄可用于中毒解救。例如，苯巴比妥为弱酸性药物，碱化尿液后增加解离，重吸收减少，排泄增加而解毒。

（二）其他排泄途径

除了肾脏排泄外，某些药物经肝脏代谢为水溶性代谢产物可自胆汁排泄，即药物由胆汁排入十二指肠，再经粪便排出体外。有的药物排入十二指肠后再经肠黏膜上皮细胞吸收，经门静脉、肝脏重新进入体循环，该过程称为肝肠循环，可导致药物作用时间明显延长。还有部分药物可经胃肠道壁自血浆扩散排入胃肠腔内，如地高辛、红霉素等。脂溶性药物还可通过乳汁排泄。少数药物也可通过唾液、汗液、泪液、皮肤等途径排出体外。

六、药动学参数

药物的吸收、分布、代谢、排泄这四大体内过程均可采用某些参数来进行定量描述，这些参数被称为药动学参数，如半衰期、表观分布容积、生物利用度、清除率等，在药品说明书中可以找到这些参数，根据数值就可以了解药物的吸收快慢和多少、体内分布是否广泛、代谢和排泄情况等。

（郭秀丽）

第五章　服药的学问

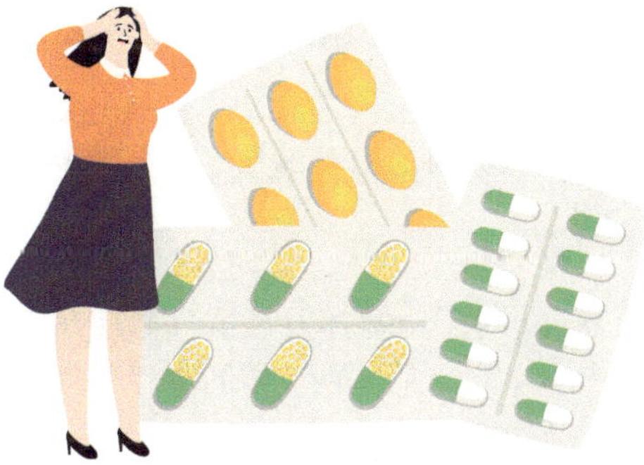

药物进入机体内发挥疗效会受到很多因素的影响，如药物的剂量和剂型、给药途径、给药间隔和疗程、反复用药和联合用药等；患者的年龄、性别、遗传因素、病理状态和心理因素等。另外，临床上常同时应用两种或两种以上的药物，这些药物之间会互相影响作用的发挥和不良反应的产生。我们需要充分了解这些因素，才能更好地使用药物治疗疾病，达到最佳疗效和最低不良反应。

第一节　药中有学问，因药而异

一、药物剂量

药物剂量的大小与药物效应和不良反应密切相关。随着剂量的加大，药效逐渐增强，同时药物不良反应也逐渐增加或严重。有的药物剂量不同，药物的作用性质也不同。例如，镇静催眠药，小剂量出现镇静作用，增加剂量可依次出现催眠、麻醉作用；超剂量使用可能会出现严重中枢抑制甚至导致死亡。

二、药物剂型

药物进入临床应用前都需要经过研究选择与其相适宜的剂型，通过不同途径给药来发挥理想的药效。同一药物的不同剂型对药效的发挥可能会有影响，如片剂、胶囊剂、口服液等口服给药剂型，因药物崩解、溶解速率不同，吸收快慢和程度各异。注射剂与口服制剂相比，普遍起效较快。一些新的制剂如缓释剂、控释剂、透皮贴剂、靶向药物制剂等的出现，可以使药物更快或更长时间地发挥疗效。一方面减少给药次数，另一方面使药物定向分布于患病部位，增强疗效和降低不良反应，更方便患者用药和治疗疾病。

三、给药途径

根据药物的剂型或者疾病治疗的需求，选择不同给药途径来用药，才能更好地发挥药物的治疗作用。同一种药物因给药途径的不同导致吸收和分布的不同，甚至出现作用性质的改变，如硫酸镁口服给药发挥泻下作用，注射给药发挥降压和抗惊厥作用。常用的给药途径如下。

（一）消化道给药

消化道给药包括口服、口腔给药、直肠给药等。口服是大多数药物最常用的给药方法，方便、安全是其主要优点，缺点是药物可能受到胃肠内容物的影响而减慢吸收，或者发生首过消除减少吸收等。

（二）注射给药

注射给药包括肌内注射、皮下注射、静脉注射、静脉滴注及椎管内给药等。注射给药可使药物经注射部位的血管快速吸收入血，吸收较完全，起效快，能快速缓解疾病。但不如口服给药方便，也要注意给药安全性问题，特别是静脉注射的给药速度、配伍禁忌等都有严格的规定。

（三）呼吸道给药

呼吸道给药主要是吸入给药方式，对于一些挥发性或气雾性药物，可通过肺泡扩散进入血液或微小液滴附着在支气管黏膜发挥作用，如沙丁胺醇气雾剂治疗支气管哮喘急性发作。缺点是有些药物对呼吸道有刺激性。

（四）皮肤黏膜用药

某些外用药物涂抹于皮肤、黏膜处发挥局部作用，如外用搽剂或滴鼻剂等。也有些药物制成贴膜剂，通过透皮吸收进入血液发挥全身作用，如芬太尼透皮贴剂贴在躯干或上臂，发挥镇痛作用。

小贴士 **消化道给药的多种途径**

口腔给药如口腔速崩片、口腔分散片、咀嚼片等可通过口腔黏膜下丰富的毛细血管吸收，药物起效速度较快，还可避免首过消除和对胃肠道的刺激，如硝酸甘油片舌下含服快速缓解心绞痛急性发作。直肠给药是将药栓或药液导入直肠内由直肠黏膜血管吸收，也可避免胃肠道刺激或首过消除。

四、给药时间

不同药物的给药时间可根据药物的性质、疾病的性质或机体的昼夜节律等来确定。有的药物对胃肠黏膜有刺激性，一般选择餐后服用；无刺激性的药物可以餐前服用，加快吸收。催眠药可睡前服用，降糖药胰岛素应在餐前注射给药。糖皮质激素类药物一般在清晨服用。

五、给药间隔和疗程

给药间隔可参考药物的半衰期来确定。如果药物的半衰期为4～6h，可每4h给药1次，每天用药3次。对于半衰期很短的药物如青霉素（半衰期约为30min），考虑其对人体具有安全性，可采用大剂量长间隔给药的方法。半衰期很长的药物，给药间隔通常小于半衰期，如每天给药1次。给药间隔确定的原则是尽量保证体内药物浓度更长时间地处于有效浓度范围内。

疗程的确定通常要根据疾病的情况。对一般疾病而言，症状消失即可停药，而对于慢性疾病及感染性疾病而言，应按规定进行持续用药。在长期用药或反复用药时，机体对药物的敏感性会发生变化，出现耐受性、药物依赖性等。

耐受性是指连续用药过程中，有些药物的药效逐渐减弱，须加大剂量才能显效。大多药物在停药一段时间后机体对药物的敏感性能够恢复。另外，机体内的病原微生物或肿瘤细胞在长期与药物接触后也会产生耐受性，被称为耐药性。

第二节　你我皆不同，因人而异

一、年龄与性别因素

（一）年龄

主要是婴幼儿和老年人用药时会出现对药物反应的高敏感性。婴幼儿的血脑屏障未发育完全，大脑处于生长发育期，对中枢抑制药特别敏感，甚至影响到智力发育；肝肾功能未发育完全，药物的代谢和排泄较慢，易发生药物不良反应，如应用氯霉素易发生灰婴综合征。老年人对药物的生物转化和排泄能力减弱，经肝灭活的药物半衰期会明显延长。所以婴幼儿和老年人的用药剂量需要特别调整。

（二）性别

女性与男性相比，脂肪比率高，体液总量比率低，会影响药物在体内的分布。特别是女性处于不同生理期，包括月经、妊娠、分娩、哺乳期等，会影响药物的作用。如妊娠前 3 个月，需禁用抗代谢药、激素等可能导致胎儿畸形的药物；哺乳期也要注意，有些药物可从乳汁排出而影响婴儿。

二、心理因素

患者的心理因素如精神状态、依从性等均会影响药物的疗效。心理因素可直接影响机体的多种功能，如情绪激动时分泌更多的肾上腺素而引起血压升高，会影响抗高血压药的疗效。心理因素还可影响免疫系统的功能，影响疾病的康复。最典型的例子就是临床研究的对照组，使用安慰剂时有一定的效果，特别是对于精神系统疾病如抑郁症、阿尔茨海默病的症状在治疗初期有明显的改善，甚至肿瘤患者接受安慰剂后也会使病情得到短期的缓解。

三、生理因素

生理状态下，机体存在的多种生物节律都会影响药物的疗效，包括睡眠-觉醒、体温、血压、心率、递质和激素分泌等。有些激素存在昼夜节律，如肾上腺皮质激素的分泌节律是晨高夜低；胰岛素浓度午后高峰、凌晨低谷；单胺类递质 5-羟色胺（5-HT）含量昼高于夜；血糖昼低夜高。根据昼夜节律用药可提高疗效和降低不良反应，如糖皮质激素每日早晨服用 1 次，可减轻对垂体前叶的抑制作用。

四、病理因素

病理情况下，多种疾病状态可影响药物发挥作用，包括肝脏疾病、肾脏疾病、心脏疾病、胃肠疾病、营养不良、电解质紊乱等。

（一）肝脏疾病

如肝硬化、肝腹水等肝功能不全的疾病导致机体对药物的代谢减慢，会使经过肝脏代谢失活的药物作用加强；相反，对需要经过肝脏代谢活化的药物（如可的松），则作用减弱。某些不经肝脏代谢的药物在肝功能不全时可不受影响。

（二）肾脏疾病

肾功能不全的患者使用经肾脏排泄的药物会出现排出减慢、半衰期延长，而导致蓄积中毒。如肾功能不全患者使用氨基糖苷类抗生素，若不调整剂量将造成药物在体内蓄积，引起听力减退甚至耳聋。

（三）心脏疾病

慢性心功能不全时会影响肝血流和血液循环速度，导致药物分布容积减小、消除速率减慢等。如心力衰竭患者服用普萘洛尔会影响其代谢速率，明显延长半衰期。因此，有心脏疾病的患者在服用快速被肝脏代谢的药物时，应咨询医师调整用药间隔，减少药物蓄积。

（四）胃肠疾病

胃肠疾病患者服用药物时，可能会影响药物的吸收。胃排空时间的变化也会影响药物在小肠的吸收速率和程度。如腹泻时会使药物吸收减少，而便秘使药物吸收增加。

（五）营养不良

营养不良的患者，血浆蛋白含量会下降，药物与血浆蛋白的结合减少，导致血中游离药物浓度增加，引起药效增加或不良反应增加。

（六）电解质紊乱

各种离子是细胞内外的电解质，当电解质紊乱时，有些离子在细胞内、外液的浓度发生改变，而影响药物的效应。例如，细胞内缺 K^+时，使用地高辛等强心苷类药物治疗心力衰竭则易产生心律失常。心肌细胞内 Ca^{2+}浓度下降时，将减弱地高辛加强心肌收缩力的作用；相反，心肌细胞内 Ca^{2+}浓度升高时，将增加该类药物的心脏毒性。

五、遗传因素

机体的遗传因素会导致患者对某些药物的反应敏感性不同，称为个体差异。近年来，发展了药物遗传学或遗传药理学，来研究遗传因素对药物反应的影响。遗传因素的差异包括种属差异、种族差异和个体差异。造成这些差异的主要原因是机体内与药物作用相关的靶点、转运蛋白或代谢酶等的基因发生了改变，出现了基因多态性。

（一）种族差异

人群中不同种族之间对药物的反应也存在着差异。有些药物代谢酶在不同种族间的表达水平有较大差别，如乙酰转移酶的活性在多数中国人和日本人体内较高，而在白种人体内较低。因此，在服用经乙酰转移酶代谢的药物时，需要根据酶活性的高低来确定用药剂量，否则易导致疗效不佳或毒性较强的用药结果。

（二）个体差异

不同机体对药物表现的个体差异有量反应差异和质反应差异。在量反应差异中，有些个体对药物反应非常敏感，所需剂量应低于常用量，表现为高敏感性；相反，有些个体对药物反应不敏感，需要使用高于常用量的药量才能出现药物效应，表现为低敏感性或耐受性。在质反应差异中，某些过敏体质的患者服用药物后会出现过敏反应，又称为变态反应。这种反应与药物剂量无关，也无法预知，如青霉素易引起过敏反应，在使用前需询问过敏史，并进行皮试。

（三）特异体质

有些个体用药后出现与多数人不同的异常反应，此类个体称为特异体质，主要是由某些基因缺失导致。例如，有些机体内红细胞先天性缺乏葡萄糖-6-磷酸脱氢酶，在服用伯氨喹、磺胺类等有氧化作用的药物后，可使还原型谷胱甘肽缺乏，造成血红蛋白被氧化，发生溶血反应。

第三节　怎样服药更合理

既然有许多因素会影响药物在机体内的作用，那么在服药时就需要考虑各种因素对药物作用的影响，制定合理的用药方案，从而获得理想的药物治疗效果。

一、合理用药的基本原则

（一）明确诊断，合理选药

在明确诊断疾病的基础上合理选药，可以避免用药不当、用药错误或者药物掩盖病情导致误诊等情况的发生。例如，对某些急症患者的高热或剧痛等症状可适当降温或镇痛，但不可使症状消失，以免掩盖病情而导致医师无法正确诊断。

（二）严格掌握药物适应证和禁忌证

对药物的适应证和禁忌证要充分了解，避免出现无适应证用药、超适应证或有禁忌证用药等情况的发生。例如，患者有严重高血压，此时若选用伪麻黄碱治疗变应性鼻炎，可能导致患者出现高血压危象。

（三）选择药物剂型和给药途径

根据病情的轻重缓急、药物特性等选择药物的剂型和给药途径。如果病情严重，急需药物迅速起效，则应选择注射剂型进行注射给药；而某些慢性疼痛患者，则可选择缓释片剂，口服给药即可。

（四）确定药物的剂量和疗程

用药剂量和疗程的确定也要根据病情而定，治疗期间也要根据病情变化调整剂量和疗程。如糖皮质激素类药物有大剂量冲击疗法和常用量维持治疗等不同疗法，使用的剂量和疗程有很大区别。

（五）科学合理地联合应用药物

需采用两种及以上药物联合治疗时，要考虑合用药物的配伍和相互作用；选择合理的联合用药，避免不合理的联合用药。

二、合理地联合应用药物

联合用药的意义在于提高药物的疗效，减少药物的某些副作用，或者延缓机体耐受性或病原体耐药性的产生。临床上联合应用药物时，要充分了解联合用药后产生的药物相互作用，采用合理的联合用药方案，提高药物疗效，减少不良反应的发生。尽量避免无目的、不合理地联合用药，否则不仅不能提高疗效，还能引起各种药物不良反应。

药物相互作用是指两种或两种以上的药物同时应用或先后应用会引起药物作用和效应发生变化的现象。体内药物相互作用主要包括药效学方面和药动学方面的相互作用。

（一）药效学的相互作用

药效学的相互作用是指一种药物增强或减弱与其合用的另一种药物的药理学效应，而对血药浓度无明显影响。药效学方面的相互作用主要有协同作用和拮抗作用两种。

1. 协同作用　是指两药合用后原有的效应增强，按照机制又分为相加作用、增强作用和增敏作用。这些都属于合理的联合用药。①相加作用：是指两药合用的效应是其单用效应的代数和（1+1=2）。例如，采用两种不同作用环节的抗高血压药［如利尿降压药氢氯噻嗪与血管紧张素转化酶（ACE）抑制药依那普利］合用，增强降压效果。②增强作用：是指两药合用的效应大于单用效应的代数和（1+1＞2）。例如，磺胺类药物与甲氧苄啶合用，抗菌效果明显增强。③增敏作用：是指一种药使组织或受体对另一种药物的敏感性增强。例如，可卡因可抑制交感神经末梢对去甲肾上腺素的再摄取，而增强去甲肾上腺素的作用。

2. 拮抗作用 是指原有的效应减弱，分为相减作用和抵消作用。相减作用是指两药合用的效应小于单用的作用，抵消作用是指两药合用后效应消失，如某受体激动药与拮抗药合用后药理效应消失。另外，有的情况下，药物发生药效学相互作用后只是毒性相加，如两种有耳毒性的药物（呋塞米与氨基糖苷类）合用后耳毒性明显增加。这些均属于不合理的联合用药，一定要避免发生。

（二）药动学的相互作用

药动学的药物相互作用是指一种药物使与其合用的另一种药物发生药动学方面的改变，而使后者的血浆药物浓度升高或降低。药动学方面的相互作用体现在吸收、分布、代谢与排泄 4 个环节上发生药物相互作用，影响药物到达作用靶位的浓度，从而使作用强度加强或减弱。选择两种药物合用时，要分析药动学方面的相互作用，确保合用后作用强度加强、毒性作用减弱或至少不变。

1. 药物相互影响吸收 胃肠道途径给药后，药物经胃肠道吸收，易受 pH、胃肠道运动、肠吸收功能以及离子等的影响。某些药物通过改变这些因素来影响与其合用药物的吸收。

2. 药物相互影响分布 联合应用的药物相互影响体内分布的方式主要表现为两种。一种是相互竞争血浆蛋白结合部位，改变游离型药物的比例；另一种是一种药物改变另一种药物在某些组织的分布量，从而影响其消除。

3. 药物相互影响代谢 大多数药物在体内经过肝微粒体酶催化而代谢灭活，也有部分药物经肝脏代谢而活化。肝微粒体酶也被称为肝药酶，该酶活性高时对药物的代谢能力强，活性低时对药物的代谢能力弱。肝药酶的酶活力可受到某些药物的影响，主要包括酶诱导和酶抑制两种情况。①酶诱导作用：是指有些药物能增加肝药酶的活性。当两种药物合用时，一种药物通过酶诱导作用加速另一种药物的代谢，使其血药浓度下降、作用时间缩短。例如，某患者在口服抗凝血药双香豆素期间合用了苯巴比妥，后者诱导肝药酶活性，使血液中双香豆素的浓度下降，抗凝作用明显减弱，此时须加大双香豆素的用量才能维持其治疗效果。②酶抑制作用：是指有些药物能抑制肝药酶的活性。当两种药物合用时，一种药物通过酶抑制作用减弱另一种药物的代谢，使其血药浓度升高、作用时间延长。例如，酶抑制剂氯霉素与双香豆素合用，减弱双香豆素的代谢，明显加强双香豆素的抗凝血作用，同时增加出血发生率。

4. 药物相互影响排泄 肾脏排泄是大多数药物从体内排泄的主要途径，包含肾小球滤过、肾小管分泌和肾小管重吸收。两种药物合用时，可通过这 3 个途径而相互影响排泄。①肾小球滤过：结合型药物不能通过肾小球滤过，多数游离型药物可以通过肾小球进入肾小管。两种药物合用时，若一种药物能降低另一种药物的血浆蛋白结合率而增加游离型浓度，则可使其更多地通过肾小球滤过。②肾小管分泌：有些药物可借助肾小管上皮细胞的转运蛋白分泌到肾小管管腔中，实现肾脏排泄。肾小管分泌药物的转运蛋白有酸性药物载体与碱性药物载体两大类。因此，两种酸性药物或碱性药物合用时，可因相互竞争载体而发生竞争性抑制，导致其中一种药物自肾小管分泌减少，血药浓度增加。③肾小管重吸收：有主动重吸收和被动重吸收两种形式，以被动重吸收为主。决定药物被动转运的主要因素是药物的脂溶性。有机弱电解质的药物在肾小管液中会发生解离，而解离型药物分子的脂溶性小，不易经肾小管被动重吸收，易被排出体外。两种药物合用时，一种药物影响了尿液 pH 则能影响另一种药物的解离，从而影响其排泄。

三、遗传药理学与合理用药

机体的遗传因素会通过影响药动学与药效学两方面来影响药物反应，导致药物反应的个体差异。遗传药理学就是研究机体遗传变异引起的药物反应性个体差异的一门药理学与遗传学相结合的边缘学科。近年来，随着对基因多态性的研究，揭示了药物作用靶点、代谢酶和转运蛋白等存在基因多态性现象，导致不同的基因型和药物反应表型的出现。

（一）药动学的遗传差异

药动学的遗传差异主要体现在药物代谢酶和转运蛋白的基因多态性。已发现药物代谢中的多种Ⅰ相代谢酶和Ⅱ相代谢酶会发生基因多态性。例如，Ⅰ相的细胞色素 P450（cytochrome P450，CYP450）酶超家族中参与药物代谢的 CYP3A4、CYP2D6、CYP2C9、CYP1A2、CYP2A6 和 CYP2C19 等；Ⅱ相的 *N*-乙酰基转移酶、组胺甲基转移酶、硫嘌呤甲基转移酶等。基因多态性的发生导致酶活性发生变化，从而影响药物在体内的代谢。

抗结核药异烟肼是通过 *N*-乙酰基转移酶代谢为乙酰化异烟肼而灭活。不同人体内 *N*-乙酰基转移酶的活性差别较大，对异烟肼的代谢快慢就差别很大。按照对异烟肼灭活的快慢，人群分为快代谢者、慢代谢者、中间代谢者等。慢代谢者主要是由于 *N*-乙酰基转移酶的遗传缺陷导致代谢较慢。慢代谢者应用异烟肼需要减量，否则因代谢慢造成体内蓄积而导致毒性反应发生，出现周围神经炎等神经损害。

（二）药效学的遗传差异

药效学的遗传差异主要体现在药物靶点的基因多态性，如受体、靶酶等。药物靶点发生基因多态性可能导致药物与受体的亲和力降低、靶酶活性改变，从而影响药物的作用和疗效。例如，β_2 肾上腺素受体发生 Arg16Gly 多态性，导致 β_2 受体激动药如沙丁胺醇治疗哮喘的疗效降低。血管紧张素转化酶基因第 16 号内含子会出现 287 碱基的插入/缺失多态性，如果是缺失纯合子基因型，该酶的活性增高，导致血管紧张素转化酶抑制药如依那普利的降压作用明显减弱。

（三）遗传因素与个体化用药

针对机体的遗传因素进行个体化（精准）药物治疗，可根据遗传差异精准选择药物和合理调整药物剂量来提高合理用药水平。

四、时辰药理学与合理用药

药物的作用会受到机体生物节律的影响，所以根据人体生物节律合理选择用药时间，有利于提高药物疗效，降低不良反应。时辰药理学是研究药物与生物的内源性周期节律变化关系的一门学科，包括时辰药效学和时辰药动学。

（一）时辰药效学和时辰药动学

时辰药效学是研究机体对药物效应呈现的周期性节律变化规律，研究重点是药物的有效性或毒性。例如，机体内胆固醇合成的昼夜节律是夜间合成增多，因此夜间给予降血脂药阿托伐他汀钙，降低胆固醇作用更强，应推荐睡前服药。

时辰药动学是研究药物体内过程的节律变化，研究重点是药物代谢酶、胃肠运动、心排血量、各种体液分泌的生物节律，根据昼夜节律考虑用药方法，提高疗效，减少不良反应。例如，很多药物是经过肝脏代谢灭活或活化，而肝药酶活性具有昼高夜低的节律，所以日间服药和晚上服药可因药物代谢快慢不同而导致血药浓度的差异。

（二）药物作用昼夜节律机制与合理用药

1. 机体的昼夜节律与合理用药 机体的血压、激素分泌、组织敏感性、肝脏代谢、肾脏排泄等均存在昼夜节律，所以应用药物时要考虑这些节律的规律。

人体的血压每日会形成“两峰一谷”的规律，即在每日清晨醒后的几小时内血压会有较大幅度的升高，是第一个高峰，之后开始下降，在16～18时再逐渐升到第二个高峰，不过会比第一个高峰水平低一些，此后逐渐趋于平稳，至凌晨2～3时会降至全天的最低点。对高血压患者来说，清晨这段时间较易发生心血管意外，因此抗高血压药在清晨或上午应用效果较好。

人体的激素分泌也有昼夜节律，糖皮质激素的分泌呈现晨高夜低的节律特征。应用糖皮质激素治疗疾病时，清晨8时1次给予全天剂量比1天多次给药效果好，不良反应少。

人体的呼吸道对组胺反应的敏感性有昼夜节律，通常在凌晨0～2时敏感性最高，哮喘患者易在凌晨发作。因此，抗哮喘药在睡前应用可有效控制哮喘的急性发作。皮肤对组胺或变应原的敏感性19～23时最高，因此，组胺H_1受体阻断药赛庚啶抗过敏治疗在清晨7时给药疗效可持续16 h左右，而19时给药只能维持6～8 h。

2. 疾病的昼夜节律与合理用药 疾病发生时，人体的很多病理现象呈现昼夜节律，如肺部的通气功能、心绞痛和心肌梗死的发作、糖尿病患者的血糖和尿糖变化、肿瘤对药物的敏感性等。

哮喘患者的肺部通气功能明显下降，并呈现夜晚或清晨气道阻力增加的节律性变化，从而诱发哮喘。同时，有些平喘药物的药动学和药效学也存在一定的昼夜节律差异，因此，掌握了节律性特征，根据节律来确定用药时间和剂量，可以获得更好的疗效。例如，β_2受体激动药特布他林清晨8时口服5 mg，20时口服10 mg，该药的血药浓度可在昼夜保持相对恒定，有效控制哮喘发作。

心绞痛和心肌梗死的发作也有昼夜节律，通常上午较严重。因此，应用硝苯地平每日剂量80 mg，可完全控制6～12时的心肌缺血，而对21～24时的心肌缺血保护作用则不如前者。服用小剂量阿司匹林可明显抑制6～9时的心肌梗死发作高峰，而对其他时段的抑制作用不如前者。

糖尿病患者的空腹血糖有昼夜节律，早晨会出现一个高峰。同时，糖尿病患者的致糖尿病因子在早晨也出现一个峰值。尽管胰岛素的降血糖作用也有昼夜节律，上午（峰值时间为10时）的作用较强，但糖尿病患者早晨用药仍然需要较高剂量的胰岛素。

不同类型的肿瘤对化疗药物有一定的时间敏感性，如果用药符合时间规律，则相同剂量的药物可以杀灭更多的肿瘤细胞。例如，动物实验发现用多柔比星治疗肿瘤，每日12时给药后小鼠的存活期较夜间给药明显延长，且夜间给药小鼠的存活期甚至不如不给药的对照组。另外，机体组织对药物毒性的耐受程度也有时间差异性。如果掌握了此类规律，科学地设计给药时间、剂量等方案，不仅能够提高疗效，同时也可以降低毒性，为临床肿瘤的化疗提供更合理的药物治疗方案。

（郭秀丽）

第六章 “药”做打算，未病先防——疫苗

当我们以第一声啼哭宣告来到人间时，就接受了人生的第一次接种——乙肝疫苗和卡介苗的注射，接踵而至的脊髓灰质炎、百白破、麻腮风等疫苗，让我们在 1 周岁内就完成了 20 针次的疫苗接种。当然，注射疫苗并非只有小孩子才需要，成年人也需要。在人类与疾病斗争的历史长河中，疫苗的出现有里程碑式的意义，它开启了预防疾病的新纪元，筑起了身体的防护之盾，挽救了无数人的生命。那么，何为疫苗？为何要接种疫苗？疫苗如何发挥作用？接种疫苗有风险吗？

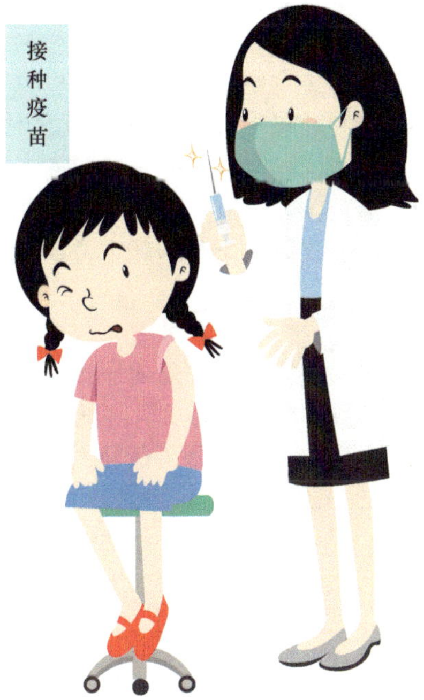

第一节 疫苗的发展史

世界卫生组织（World Health Organization，WHO）将疫苗定义为含有免疫原性物质，能诱导机体产生特异性、主动和保护宿主免疫，可预防传染性疾病的一类异源性药学产品，包括预防和治疗性疫苗。《中国药典》的定义为以病原微生物或其组成成分、代谢产物为起始材料，采用生物技术制备而成，用于预防、治疗人类相应疾病的生物制品。

疫苗接种方法最早用于预防天花。天花是由天花病毒引起的一种烈性传染病，在人类历史上肆虐了约 3000 年，剥夺了 3 亿人的生命。我国早在公元 10 世纪（唐、宋时期）就采用“种痘”（人痘法）法预防天花。1549 年（明代）出版的《痘疹世医心法》与 1643 年（明代）出版的《寓意草》对种痘有了较清晰准确的文字记录。1742 年（清代）出版的《医宗金鉴・幼科种痘心法要旨》对种痘法进行了总结，有痘衣法、痘浆法、旱苗法、水苗法 4 种，这早于土耳其和印度的文字记载。此方法经俄国等地西传欧洲，影响了世界。

扩展阅读　　古人的种痘法

把天花患者的衣服或涂有天花脓疱浆的衣服给小孩穿，称为痘衣法；用棉花蘸天花患者的新鲜痘浆，塞入受种者的鼻孔，称为痘浆法；把天花痂皮阳干研成粉末，吹入鼻孔中，称为旱苗法；把天花痘痂研为粉末，用水或人乳调匀，将所调痘苗包裹在内，捏成枣核样，塞入鼻孔内，称为水苗法。

18 世纪 60 年代后期，英国医师爱德华・詹纳观察到接触牛痘病牛的挤奶女工感染牛痘，只出现轻微症状，未患天花。詹纳把挤奶女工手上感染的牛痘浆接种给一个 8 岁男孩，种痘部位出现牛痘，结痂留下瘢痕，再次接种烈性天花后未发生感染，证实种牛痘可预防天花。1798 年开始，改用牛痘接种法代替人痘法预防天花。1979 年 10 月 25 日，WHO 宣布天花被彻底消灭，成为第一个被人类消灭的传染病，疫苗的接种功不可没。

天花疫苗的发明和应用是人类战胜天花的“制胜武器”，也为后来疫苗的发展带来深远影响。

几百年来，随着基础研究和技术的发展变革，疫苗经历了一、二、三代的升级演化。

一、第一代疫苗

第一代疫苗包括减毒活疫苗、灭活疫苗及组织脏器苗。

（一）减毒活疫苗

当某种高传染性、高致病性病原体（病毒或细菌）出现以后，在自然界中发现了与其高度同源但致病力极低甚至不致病的病毒或细菌；或通过实验室不断扩增繁殖并筛选出那些因自身突变导致致病力显著下降的病毒或细菌，从而制成减毒活疫苗。1880 年，法国著名微生物学家路易·巴斯德在研究鸡霍乱病时发现，该病的病原体鸡霍乱弧菌在暴露于氧气环境中培养几天后毒力降低，将这种减毒菌接种到鸡身上后，鸡不但不致病，还获得了对霍乱弧菌的免疫力，从而发明了首个细菌减毒活疫苗。提到“糖丸”，会勾起很多人的儿时记忆。这种甜甜的药丸包裹的是口服脊髓灰质炎疫苗，由我国病毒学家顾方舟研制，也是一种减毒活疫苗。

（二）灭活疫苗

灭活疫苗是指先对病原体进行培养，然后通过加热、照射或化学试剂将其灭活。灭活疫苗可理解为病原体的“尸体”，不含遗传物质，或遗传物质已被破坏，所以注射到人体内不会造成感染。但蛋白质外壳等成分可诱导人体产生特异性免疫应答，从而使人产生相应疾病的免疫力。路易·巴斯德的另一项杰出成就就是发明狂犬病疫苗。狂犬病是一种古老的传染病，病死率极高。1880 年底，巴斯德团队用干燥后的患狂犬病的兔子脊髓制备了狂犬病灭活疫苗，并在狗身上实验成功。1885 年，男孩梅斯特被一条疯狗严重咬伤，在 10d 内先后接种了 12 次灭活疫苗，最终幸运地活下来。这是巴斯德研制的狂犬病灭活疫苗第一次在人类身上应用。我国曾长期使用的血源性乙肝疫苗、流行性感冒病毒裂解疫苗也都是灭活疫苗。

二、第二代疫苗

第二代疫苗的主要代表是亚单位疫苗，也叫组分疫苗，使用病原体的部分有效成分代替完整病原体。有效抗原成分较明确，除直接从病原体中分离，现多采用基因工程技术制备，将病原体抗原基因插入到表达载体后，在细菌、酵母、哺乳动物细胞等原核或真核细胞内进行蛋白表达，然后再收集、纯化得到疫苗。其首要成果是 1986 年美国默克制药公司罗伊·瓦杰洛斯团队研制成功的乙肝疫苗，由重组酵母或哺乳动物细胞表达的乙肝病毒表面抗原经纯化等工艺制得。在我国上市的重组亚单位疫苗包括重组乙肝疫苗、戊肝疫苗、人乳头瘤病毒（human papilloma virus，HPV）疫苗等。

三、第三代疫苗

第三代疫苗主要包括重组病毒载体疫苗和核酸疫苗。

（一）重组病毒载体疫苗

重组病毒载体疫苗：将病毒负责翻译免疫原蛋白或亚单位的基因片段插入至某种我们熟知的无致病性或者致病性极微弱的病毒（如腺病毒）上，利用载体病毒携带基因片段进入人体细胞，大量合成可诱导免疫应答的蛋白质或亚单位。重组病毒载体疫苗免疫针次少，保护效果好，既综合了减毒活疫苗和亚单位疫苗的优势，又避免了各自的短板。但是，重组病毒载体疫苗需克服预存免疫的影响。抗原基因“搭乘”病毒载体进入人体时，若机体曾感染过载体病毒，免疫系统就会将矛头指向载体病毒，忽视其所携带的关键抗原基因，使疫苗效果降低。

（二）核酸疫苗

核酸疫苗包括 DNA 疫苗和信使 RNA（mRNA）疫苗两种。将编码某种抗原蛋白的病毒基因片段（DNA 或 RNA）直接导入动物体细胞内，并通过宿主细胞的蛋白质合成系统产生抗原蛋白，诱导宿主产生对该抗原蛋白的免疫应答，以达到预防和治疗疾病的目的。mRNA 疫苗在应对新型冠状病毒感染时发挥了重要作用。2020 年，辉瑞和莫德纳公司研发的两款 mRNA 疫苗 BNT162b2 和 mRNA-1273 获批紧急使用，有效率分别为 95%和 94.1%。2022 年 9 月，我国首款 mRNA 新型冠状病毒疫苗也在印尼获批使用。许多病毒性疾病，包括流行性感冒（简称流感）、狂犬病相关的核酸疫苗正在研究中。

第二节　疫苗的作用原理

一、为何要接种疫苗

一是为了保护个体。人类文明发展史是一部人类与疾病的斗争史。疫苗与病原体之间的博弈也从未停止。人体免疫系统好比人体内的“护卫队”，在遇到病原体（如细菌、病毒等）之前，通过接种疫苗进行“军事演练”以了解敌人的特征，训练出专门针对某种致病源的“特种部队”，从而抵御真正的病原入侵。二是为了保护群体。“群体免疫”是指在人群中当大多数人对某种传染病产生免疫力时，在社会层面形成一道免疫保护屏障。疫苗接种就是通过保护易感人群来阻止传染病在群体肆意传播，预防和控制传染病，实现良好的公共卫生环境。

二、疫苗的成分

疫苗的所有成分都发挥着重要作用以确保疫苗安全有效。这些成分包括：①抗原，能激活和诱导免疫应答的病原体中特异性物质，训练我们的身体识别对应的病原体，以便未来遇到时加以对抗；②佐剂，有助于增强机体对抗原的免疫反应；③防腐剂，可确保维持疫苗的效力，避免疫苗在使用前被外来微生物污染；④稳定剂，可在储存和运输过程中保护疫苗中的抗原成分保持原有的免疫原性。标签上列出的疫苗成分可能令人觉得陌生，但疫苗中使用的许多成分都天然存在于人体、环境和食物中。疫苗中的所有成分，以及疫苗本身，都经过全面检验和监测，以确保其安全性、稳定性及有效性。

三、疫苗发挥作用的方式

疫苗通过与身体的天然防御系统合作来建立保护，从而降低患病风险。接种疫苗后，免疫系统会做出应答，能够：①识别入侵的病毒或细菌。②产生抗体，即免疫系统为抵抗疾病而自然产生的蛋白质。③记忆有关疾病以及对抗方式，即产生记忆 T 细胞和记忆 B 细胞。当人体再次接触同种抗原时，这两种细胞迅速增殖分化，产生效应 T 细胞和效应 B 细胞（浆细胞）清除抗原。浆细胞能产生抗体，与抗原结合发挥作用；效应 T 细胞能与被抗原入侵的宿主细胞（即靶细胞）密切接触，使靶细胞裂解死亡，达到清除病原体的作用。疫苗最大的作用是，在不让机体生病的前提下，让机体产生抗病能力。因此，接种疫苗是一种既安全又聪明的方法，在体内引起免疫应答却不会致病。我们的免疫系统有“记忆”功能，一旦接触到一剂或多剂疫苗，通常会在数年、数十年甚至一生中保持对疾病的抵御能力，这就是疫苗如此有效的原因。疫苗不是为了在生病后进行治疗，而是要预先防止我们生病。

小贴士

人体获得抗体有3种主要途径：一是出生时从母体获得，但维持时间较短，一般6~8个月消退。二是因患病获得，但患病本身的风险就很大。三是接种疫苗获得。接种疫苗可刺激机体产生相应的抗体，从而获得疫苗所针对疾病的免疫力。与前两者相比，接种疫苗所获抗体更持久，也更安全。

第三节　常见疫苗及应用

一、每年一更新的疫苗——流感疫苗

“流感”似乎是每年冬春季的高频词汇。流行性感冒，简称流感，在1918年、1957年、1968年和2009年，人类经历过流感大流行。其中，1918年的流感疫情最严重，约5000万至1亿人死亡，远超当时第一次世界大战的死亡人数（约1700万）。现在，每年全球估计有10亿病例，其中300万~500万例为重症病例，导致29万~65万例流感相关呼吸道疾病死亡。流感一直是全球公共卫生的重大挑战之一，其临床表现以高热、乏力、头痛、咳嗽、全身肌肉酸痛等全身症状为主，呼吸道症状较轻。流感病毒主要经飞沫传播和密切接触传播；在人群密集且密闭或通风不良的房间内，还可能经气溶胶传播。患者和隐性感染者是主要传染源，人群对流感病毒普遍易感。

（一）流感病毒的病原特征

流感由流感病毒感染引起，几乎每年都会卷土重来，且每一次的病毒都不一样，变异和跨种传播是它们偷袭人类的“法宝”。流感病毒为何如此“善变”呢？主要由流感病毒的病原学特征决定。

流感病毒是单股、负链RNA病毒，其囊膜上有两种非常重要的糖蛋白，即血凝素（hemagglutinin，HA）和神经氨酸酶（neuraminidase，NA）。HA是流感病毒的主要表面蛋白，也是引起中和抗体的主要抗原，是常用的流感疫苗靶点。根据病毒核蛋白和基质蛋白，流感病毒可分为甲、乙、丙、丁（或A、B、C、D）4型。甲型流感病毒已有18种HA亚型和11种NA亚型，乙型流感病毒分为Victoria和Yamagata系。

扩展阅读　　**中和抗体**

免疫系统在经受病毒刺激后会产生相应的抗体，有些抗体可以和病毒颗粒特异性结合，阻止病毒感染细胞，以此把病毒“中和”掉了，这些抗体就称为“中和抗体”。

（二）流感病毒的变异

由于RNA病毒对复制过程中产生的变异缺乏修复机制，因此，在结构上容易发生变异。此外，流感病毒变异与其抗原性变异有关，主要有抗原漂移和抗原转变两种。

扩展阅读　　**抗原漂移与抗原转变**

抗原漂移：是指变异幅度小或连续变异，属于“量变”，即亚型内变异。通常由病毒基因点突变和人群免疫力选择引起，一般造成小规模的疾病流行。新旧毒株间存在交叉免疫，针对旧毒株的免疫反应对新毒株一般仍然有效。

抗原转变：是指病毒株上的一种或两种表面抗原结构发生变异，形成新的流感病毒亚型，变异幅度较大，属于“质变”。由于人群缺少对新变异毒株的免疫力，所以会引起流感大流行。

目前，引起流感季节性流行的病毒是甲型流感病毒中的 H1N1、H3N2 亚型及乙型流感病毒中的 Victoria 和 Yamagata 系。甲型流感病毒变异最为频繁，由于其包膜糖蛋白 HA 和 NA 的抗原特征，因此发生周期性变化的能力显著，每隔十几年就会发生一个抗原性大变异，对人类造成潜在威胁。在感染人类的甲型流感病毒中，已报道了 3 种主要的 HA 亚型（H1、H2 和 H3）及 2 种 NA 亚型（N1 和 N2）。乙型流感病毒抗原变化的倾向较小，只有 HA 抗原漂移的报道。

（三）流感疫苗的应用现状

疫苗接种是预防和控制流感的最有效措施，WHO 建议每年接种流感疫苗。但由于流感病毒常发生变异，造成疫苗株的抗原性与流行毒株不匹配，从而导致不能有效预防季节性和大流行性流感。WHO 每年预测并发布两次（北半球和南半球）下一流行季节的流感疫苗信息。据报道，全球范围内季节性流感疫苗效力仅为 10%～60%。但每年接种流感疫苗可显著降低接种者患流感和发生严重并发症的风险。

我国现已批准上市的流感疫苗有三价灭活流感疫苗（trivalent inactivated influenza vaccine，IIV3）和四价灭活流感疫苗（quadrivalent inactivated influenza vaccine，IIV4），以及三价减毒活流感疫苗（trivalent live attenuated influenza vaccine，LAIV3）。IIV3 包括裂解疫苗和亚单位疫苗，由于其只包含流感病毒与致病性相关的 HA 和 NA 抗原，因此安全性良好，可用于≥6 月龄人群接种；LAIV3 为冻干制剂，用于 3～17 岁人群；IIV4 为裂解疫苗，可用于≥6 月龄人群接种，包括 0.25 ml 和 0.5 ml 两种剂型。0.25 ml 剂型含每种组分 HA 7.5 μg，适用于 6～35 月龄婴幼儿；0.5 ml 剂型含每种组分 HA 15 μg，适用于≥36 月龄以上人群。对可接种不同类型、不同厂家疫苗产品的人群，可自愿接种任何一种流感疫苗，无优先推荐。

（四）接种流感疫苗的禁忌证

对疫苗中所含任何成分（包括辅料、甲醛、裂解剂及抗生素）过敏者或有过任何一种流感疫苗接种严重过敏史者，禁止接种。患有急性疾病、严重慢性疾病或慢性疾病的急性发作期，以及发热患者，应痊愈或者病情稳定控制后接种。既往接种流感疫苗后 6 周内出现吉兰-巴雷综合征的患者，建议由医师评估后考虑是否接种。

以下人群禁止接种 LAIV：①因使用药物、HIV 感染等任何原因造成免疫功能低下者；②长期使用含阿司匹林或水杨酸成分药物治疗的儿童及青少年；③2～4 岁患有哮喘的儿童；④孕妇；⑤有吉兰-巴雷综合征病史者；⑥接种前 48 h 使用过奥司他韦、扎那米韦等抗病毒药物者，或接种前 5d 使用过帕拉米韦，或接种前 17d 使用过巴洛沙韦者。

《中华人民共和国药典》（2015 版和 2020 版）均未将鸡蛋过敏者作为接种禁忌。有学者对鸡蛋过敏者进行接种 IIV 或 LAIV 的研究，未发生严重过敏反应。美国免疫实践咨询委员会自 2016 年开始建议对鸡蛋过敏者亦可接种流感疫苗。因此，对鸡蛋过敏者也可接种流感疫苗。

二、一针难求的疫苗——人乳头瘤病毒疫苗

宫颈癌是女性第二大常见的恶性肿瘤，近年来逐渐被大众熟知。2020 年全球宫颈癌新发病例 604 127 例，其中 341 831 例死亡，占女性癌症死亡总数的 7.7%。且近年来发病有年轻化趋势。人乳头瘤病毒（human papilloma virus，HPV）所引起的持续感染是女性宫颈癌的主要原因，在宫颈癌组织中 HPV 检出率高达 99%。因此，HPV 感染是宫颈癌和宫颈上皮内瘤变（cervical intraepithelial neoplasia，CIN）的必要条件。HPV 主要通过性传播、密切接触传播和母婴垂直传播。男性生殖器感染率虽高于女性，但病毒持续存在的可能性小，因此通常不致癌，而女性因宫颈和阴道结构利于病毒生存，是主要受害者。

（一）HPV 的病原特征

HPV 是一类无包膜、环状、双链 DNA 病毒。成熟的病毒颗粒直径约 55 nm。HPV 的复制过程依赖于角质细胞的分化过程，但由于无法在体外实现上皮细胞的分化，现在还不能成功体外培养 HPV。

HPV 亚型较多，根据致病力高低分为低危型和高危型，低危型包括 HPV-1、2、3、4、6、7、10、11、13、32、34、40、42、43 等；高危型包括 HPV-16、18、31、33、35、39、52、58、59 等。低危型 HPV 有的会导致良性病变，即疣，如尖锐湿疣、扁平疣等，不致死；而高危型 HPV 的感染是宫颈癌发生的必要条件和首要因素，是导致宫颈癌的明确致病因子。此外，HPV 感染还会导致肛门癌、口咽癌、青少年喉乳头状瘤病、阴茎癌、鲍温病等。

（二）HPV 疫苗的应用现状

宫颈癌是目前全球唯一一个可治愈和预防的恶性肿瘤。HPV 疫苗是世界上首个有预防癌症效果的疫苗，也是目前全世界唯一可有效预防宫颈癌的疫苗。与筛查相比，HPV 疫苗不仅可提供长期的保护作用，且成本效益最高。由于 HPV 无法体外培养，HPV 疫苗并未用真正的病毒，而是用 1991 年伊恩·弗雷泽和周健合作发明的病毒样颗粒（virus-like particle，VLP）生产的。VLP 有与完整病毒相同的抗原表位，可诱导强烈的免疫反应，进而保护疫苗受种者不被疫苗所包含的 HPV 类型病毒感染，发挥保护作用。现有的 HPV 疫苗有二价、四价、九价 3 种类型。全球预防性 HPV 疫苗见表 1-6-1，我国目前执行二价、四价和九价疫苗的免疫策略，HPV 疫苗主要依赖于进口，也有两款自研的二价 HPV 疫苗获批上市。在美国，二价疫苗 Cervarix 已退出市场，目前执行的是四价和九价疫苗的免疫策略。

表 1-6-1 全球已上市的预防性 HPV 疫苗

疫苗种类	产品	研发公司	全球上市时间	我国上市时间	预防型别	预防疾病	全球获批适用人群	我国获批适用人群
二价 HPV 疫苗	馨可宁（Cecolin）	厦门万泰（中国）	—	2019 年	16、18 型	宫颈癌及相关癌前病变	—	9～45 周岁女性
	沃泽惠（Walrinvax）	沃森泽润（中国）	—	2022 年	16、18 型	宫颈癌及相关癌前病变	—	9～30 周岁女性
	希瑞适（Cervarix）	葛兰素史克（英国）	2007 年	2016 年	16、18 型	宫颈癌及相关癌前病变	9～45 周岁女性	9～45 周岁女性
四价 HPV 疫苗	佳达修（Gardasil）	默沙东（美国）	2006 年	2017 年	6、11、16、18 型	宫颈癌及相关癌前病变、生殖器疣、不典型病变、生殖器感染	9～45 周岁女性；9～26 周岁男性	9～45 周岁女性
九价 HPV 疫苗	佳达修 9（Gardasil-9）	默沙东（美国）	2014 年	2018 年	6、11、16、18、31、33、45、52、58 型	宫颈癌及相关癌前病变、外阴癌、阴道癌、肛门癌、生殖器疣	9～45 周岁女性；9～15 周岁男性	9～45 周岁女性

小贴士

什么是 HPV 疫苗的“价”？疫苗的“价”是指疫苗包含 HPV 病毒抗原的种类，“价”越高代表其能预防的 HPV 亚型越多，对受种者的保护作用越强。

（三）男性需要接种HPV疫苗吗？

有人可能会认为男性没有子宫，所以不需要接种HPV疫苗，这是错误的。发现宫颈癌成因的哈拉尔德·楚尔·豪森表示："男性不会患宫颈癌，但他们是HPV病毒因子的主要传播者。为男性接种HPV疫苗，首先可保护他们的伴侣，其次因HPV病毒也会导致其他癌症，接种也可保护自身。"男性感染HPV可能导致肛门癌、阴茎癌、口咽癌和不育。但目前我国暂不向男性开放HPV疫苗。

（四）HPV疫苗"早接种"和"价次高"哪个更重要

很多人认为九价疫苗比二价、四价疫苗能预防的HPV种类更多，保护效果更好，因而坚持去预约九价疫苗。但由于我国九价疫苗依赖进口，且随着宫颈癌防治的宣传力度加大，越来越多的女性自愿接种HPV疫苗，出现疫苗供不应求的现状。其实，比起"价高"，更关键的在于"早打"。WHO将HPV疫苗接种作为宫颈癌一级预防的主要手段，推荐9～14岁未发生性行为的女孩作为首要接种对象。研究显示，年龄越小接种效果越好。2021年10月，世界权威医学期刊《新英格兰医学杂志》发表了一份研究。该研究对瑞典约167.3万名10～30岁女性进行了长达11年的跟踪调查发现，接种HPV疫苗的女性宫颈癌发病风险显著降低了63%，如果在17岁之前接种疫苗，发病率下降幅度高达88%。因此，"早接种"比"价次高"更重要。2021年11月，国际顶尖医学期刊《柳叶刀》发表的一项结果显示：①最基础的二价疫苗，若在16～18岁接种，预防宫颈癌的有效率为34%，预防重度宫颈上皮内瘤变的有效率为39%；如果在12～13岁时接种，这两个指标分别高达87%和97%。②即便是九价的HPV疫苗，如果是30岁之后接种，虽仍会有效果，但有效率远不如在年轻时接种二价HPV疫苗。总之，接种HPV疫苗，能显著降低宫颈癌发病率，且越早接种越好。

（五）感染HPV就会得宫颈癌吗？

事实上，大约超过80%的女性一生中都感染过HPV，但往往无任何症状。大多数HPV感染是一过性的，我们的身体可自行清除病毒，约80%的HPV感染在1年内消退，90%以上在2年内清除。只有高危型HPV持续感染，慢慢侵蚀正常的宫颈，最终才可能演变为癌前病变，甚至癌症。这个演变过程需要8～12年时间。在此期间，只要掌握准确的筛查方法，并及时出手干预，就有足够的时间让我们检查监测，达到预防宫颈癌的目的。

有了性生活或已感染HPV不代表接种疫苗就无效了，此时接种疫苗依然可降低其他型别HPV的感染和发病风险。实际上，即使接种了HPV疫苗，也不能保证绝对不得宫颈癌，因为目前的疫苗都未包含所有可能导致宫颈癌的病毒基因型。所以即使接种过疫苗，也不能掉以轻心，按时进行宫颈癌筛查。对于年龄较大无法接种疫苗的女性，这一点更为重要。

小　结

《黄帝内经》有言："上医治未病，中医治欲病，下医治已病。"最高明的医术应在疾患到来之前加以预防。这句话强调了疾病预防的重要性，疫苗也被广泛认为是"最具时间和成本效益的医疗干预之一"。很多传染病因接种疫苗而被消灭或危害得以大幅度降低，如天花、脊髓灰质炎、牛瘟等。从最开始人类面对传染病的恐惧和束手无策，到如今拥有丰富的基础知识和技术储备与之对抗，疫苗这一工具使我们在应对重点的、潜在的和新发的传染病时能更好地做到知己知彼，未雨绸缪。

（郑学星）

第七章　中药的魅力

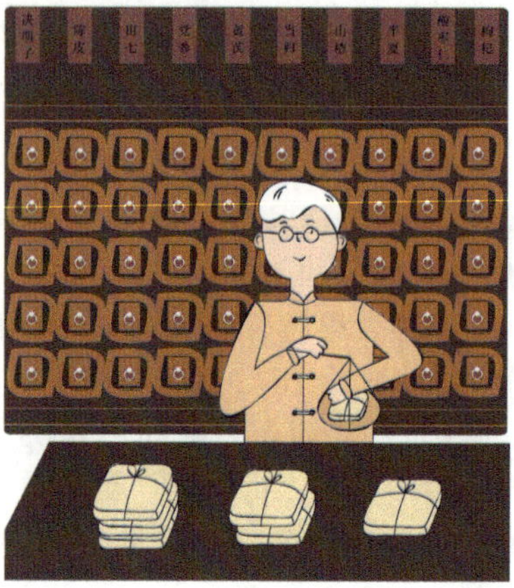

我国古代传说中神农发明了农业，在他寻找果腹的植物以及能够播种的种子时遍尝百草，发现了草木的药性，同时神农还用红褐色的鞭子鞭打百草以测知其寒热之性的不同。神农将他的发现无私地教给民众，挽救了很多人的生命，后世为了纪念并歌颂他的贡献，敬奉他为“药王神”。而被神农遍尝的百草就成为如今的中药，正因发现了中药，才使得中华血脉生生不息，下面就让我们一起领悟中药的魅力。

中药是我们民族的瑰宝，自远古时代至今，中药的发展源远流长，首先让我们一起了解一下中药的发展历程。

第一节　中药源流发展——民族瑰宝

前面我们已经了解了“神农尝百草”的故事，实际上“尝百草”不仅仅是神农的个人行为，而是我们所有先民的集体行为。在远古时代，社会的生产力非常低下，能吃饱就成了人类生存最基本最重要的前提，而受限于当时的生产生活条件，动物来源的食物少之又少，原始先民只能不断在植物中寻找新的能供食用的种类。就这样，在不断探索的过程中，免不了误食一些植物导致中毒或引起身体不适，如呕吐、腹泻、晕厥甚至死亡。在不断经验积累中，先民们慢慢地知道哪些植物能食用，哪些不能，而通过不断实践又发现那些不能食用的植物反而可以利用它们的“毒性”治疗身体的疾病，正所谓“以毒攻毒”，如便秘时可以服用那些令人腹泻的植物。而这，就是中药的起源，所以中药的“药”字是草字头。

我国最早的药学相关的文字记载可追溯至公元前 1000 多年，《诗经》记载有诸多中药借以抒怀作者的情感，如枸杞、桑椹等。而我国最早的药学专著首推成书于东汉的《神农本草经》，全书共 3 卷，载药 365 种，是汉代以前药学知识的总结与凝练。至唐代，经济社会的繁荣、交通的发达，促进了药学的进步，这期间颁布了由政府批准编撰的《新修本草》（又名《唐本草》），其增加了彩色药图，是我国有记载的最早的彩色药物图谱，同时由于《唐本草》是由政府组织编撰的，因此是我国乃至世界最早公开颁布的药典，比欧洲《纽伦堡药典》（公元 1542 年）还要早 800 余年，这是值得我们每一位国人骄傲的伟大成就。

至宋代，用药数目较前有大幅增加，更加重视道地药材和其质量规格；对于中药的制剂也出台了相应的文献规范，《太平惠民和剂局方》就是其中重要的文献参考。到了明代，医药学家李时珍在古代本草学整理总结的基础上广搜博采，历时 27 年编撰成了《本草纲目》，其按药物的自然属性、生态条件为分类依据，分为 16 纲、60 类，是中古时期最完备的分类系统，17 世纪便远播海外，是我国科技史上辉煌的成果。明代后期，《白猿经》中记载新鲜乌头榨汁、日晒、熏蒸后出现“结冰”，其中的“冰”即乌头碱的结晶，比欧洲 19 世纪初叶从鸦片中提炼出世界第一种生物碱——吗啡的时间还要早。继李时珍后，清代医学家赵学敏编撰《本草纲目拾遗》，对《本草纲目》内容进行了补充。

可以说，我国的药学发展自汉代到清朝，历代相承、日渐繁盛，中药学的发展庇护了我们祖先的健康，为中华文明的传承不息奠定了基础。但是到了近代，鸦片战争爆发后的百年间，中药学的发展受阻，甚至险些被人为消灭。直到新中国成立，党和政府十分重视中医药学的继承与发展，培养了一大批中医药学人才、进行了大量现代的中药研究、取得了许多可喜的进展。其中，屠呦呦率领团队集体攻关，发现并提取了传统抗疟疾中药青蒿中的青蒿素，因此获得了诺贝尔生理学或医学奖、国家最高科学技术奖。

总之，我国中药学发展源远流长，见证了中华民族悠久的历史，也时刻护卫着人们的健康。习近平总书记指出：“中医药学是中国古代科学的瑰宝，也是打开中华文明宝库的钥匙”，我们应该继承、总结前人的知识“守正”，更要用现代手段阐明中医药学的原理“创新”，任重而道远。

历史悠久的中药护卫着一代又一代人的健康，在面临全球各种突发性的公共卫生事件频繁发生的情况下，中药更是发挥了重要的作用，让我们一起来回顾一下。

第二节 中药参与抗疫——中国方案

习近平总书记在河南南阳（张仲景祖籍）医圣祠考察时指出：“过去，中华民族几千年都是靠中医药治病救人。特别是经过抗击新冠肺炎疫情、非典等重大传染病之后，我们对中医药的作用有了更深的认识。”千百年来，中医药对防治传染病积累了非常丰富的经验，早在《黄帝内经》中就提出“五疫之至，皆相染易，无问大小，病状相似”。据《中国疫病史鉴》载，从西汉到清末，中国至少发生过 321 次大型瘟疫，其中不乏十分严重的情况，而在一次又一次与各种瘟疫展开生死决斗的过程中，国人不仅完成了一次次的救治，同时取得了各类经验成果，在现今疫情防控与疾病治疗中都发挥了重要的作用。如在新冠病毒感染防治中，我国一直坚持中西医并重、中西药并用，效果显著。事实证明，中医药在改善发热、咳嗽、乏力等症状，以及减少病情恶化等方面，都取得了显著的效果，再一次向世界展示了中医药的特色与优势。

那么为什么现代医学棘手的病毒，中医药却能展现出独到的优势呢？因为中华民族的繁衍史就是同瘟疫博弈的历史，历史上总共发生过 300 多次大的瘟疫，在防疫治疫的过程中，都有中医药的参与；在这过程中，我们的祖先总结了很多切实可行的理论、形成了很多卓有成效的中药方子，代表性的著作包括《瘟疫论》《温热论》《温病条辨》等，这些都是我们伟大祖先与疫情斗争的经验与智慧的总结，所以，从祖先留给我们的中医经典中寻找抗击新型冠状病毒感染疫情的办法才是明智之举。中国科学院院士仝小林曾经说：“中医药以前是、现在是、未来仍然会是人类对抗传染病的重要武器。”

以上我们了解了在新型冠状病毒感染疫情中中药发挥的作用，除了传染性疾病外，中药在其他疾病中有无作用呢？答案是肯定的，下面就让我们共同来探索中药的独特优势。

第三节 中医优势病种——力专效宏

为了更好地弘扬中医药文化，为大众的健康保驾护航，有关部门总结了百余种中医优势病种。这些病种涵盖了内、外、妇、儿、骨等各个学科和专业，在中医辨证论治的基础上内服、外用药物，都取得了极好的疗效，以下列举几种疾病，展现中药的魅力。

肿瘤的发病率逐年升高，而化疗是肿瘤治疗中重要的方式，化疗药物中常常选用的顺铂、多柔比星（阿霉素）、表柔比星等往往具有不同程度的心脏毒性，长期使用会导致心功能不全、心室肥大，甚至心力衰竭。针对化疗导致的心脏疾病，中医在辨证的基础上遣方用药治疗，如辨证为心阳虚的患者给予参附汤治疗，辨证为气阴两虚的患者给予参麦汤治疗……事实证明，相比于西药，中药对肿瘤化疗导致的心脏疾病有更好的疗效、更少的副作用。

膝关节骨性关节炎是骨科常见的慢性退行性疾病，膝关节疼痛、肿胀、活动受限，进而发展为关节畸形是膝关节骨性关节炎的突出症状，其已成为危害中老年人生活质量的重要问题。现代医学的治疗方法繁多，内科治疗方案包括口服非甾体抗炎药以及口服或注射透明质酸类制剂等，如果病情持续恶化则采用以膝关节置换为主的外科治疗方案，可以说，现代医学没有一种能阻止膝关节骨性关节炎进展的内科治疗方案。相较之下，中药对其治疗有其独特优势。早在《黄帝内经》中就记载了关于此病的论述：“风寒湿三气杂至，合而为痹也”，这里的“痹”指的就是骨性关节炎，治疗则以针药并用。代表性方剂如独活寄生汤、二妙丸、三妙丸、四妙丸等；有效穴位如位于股前外侧，髌底上 2 寸，股外侧肌与股直肌肌腱之间的梁丘穴等。中药内服与穴位外治均可起到止痛舒筋、祛邪除痹之良效。

“每个月总有几天”似乎已经成了痛经的代名词，原发性痛经是妇科常见的疾病，多见于青少年女性，其中的“原发性”指生殖器官没有器质性病变，是区别于“继发性”而言的，原发性痛经占到了痛经的 90%以上。现代医学对原发性痛经的治疗没有特效药物，治疗多采用非甾体抗炎药镇痛对症治疗，但这种“治标不治本”的治疗无法解决根本问题。这时中医药就凸显出了绝对优势，中医对本病有着丰富的理论体系和临床经验，在区分疼痛性质的同时根据不同证型采用理气化瘀，或温经散寒或补益气血等不同治疗方法。若小腹刺痛，疼痛抗拒按揉，经血紫暗有血块，可选用行气活血的柴胡疏肝散加少腹逐瘀汤治疗；若腹痛抗拒按揉，小腹寒凉感，可选用温经散寒的温经汤治疗；若腹部隐隐作痛，疼痛不剧烈，时痛时止，腹部喜按揉，可选用补益气血的八珍汤。根据以上辨证论治，坚持服用几个周期的中药就能彻底与痛经说拜拜。

中药在“治未病”方面更是具有独到的优势。早在《黄帝内经》中就记载有：“圣人不治已病治未病，不治已乱治未乱……夫病已成而后药之，乱已成而后治之，譬犹渴而穿井，斗而铸锥，不亦晚乎”，其中的“未病”，本是指人机体的功能紊乱或失调且尚未出现疾病的亚健康状态。

中医“未病”的外延则很广，包括健康未病态、前病未病态、潜病未病态和传变未病态等。所以，中医“治未病”的理论内涵包括未病先防、欲病救萌、既病防变、愈后防复 4 个方面，即在疾病未形成时调理身体阻止疾病发生、已发生疾病时早诊早治防止疾病进步传变、在疾病向好或痊愈后防止疾病复发。举个例子，我们有的时候因为学习、工作的压力可能会多梦、烦躁甚至心慌，去医院检查各项指标都正常，这时西医没有很好的办法，只能短期地对症治疗，往往难以根治；而这种亚健康状态恰属于中医的“未病”，中医依据治未病理论，通过辨证施治，精准组方潜药，实现个体化诊疗。

以上我们通过几个例子认识了中医药在优势病种上的治疗特色，即中药在重大疾病治疗中发挥的协同作用、在慢性疾病防治中发挥的独特作用、在“治未病”方面发挥的主导作用。

感冒清热颗粒、风寒感冒颗粒、风热感冒颗粒……这些中成药你是不是似曾相识，但是又分不清怎么用，现在就让我们一起来了解一下它们。

第四节 中药成方制剂——简效便廉

中药成方制剂是在中医药理论指导下，以中药饮片为原料，经药政部门批准处方和制法，有特有名称并标明功能主治、用法用量和规格，能够大量生产的药品，习称中成药。提到中成药相信很多人并不陌生，如六味地黄丸、金匮肾气丸、大山楂丸、风热感冒颗粒、风寒感冒颗粒等都属于中成药。中成药简效便廉、主治功效明确，大多经过简单辨病和辨证即可使用，这使得我们治病选药变得更加便捷。但是，对于这么多的中成药，如何进行选择使用、选用的中成药是否对症、能否解除我们的疾病，下面将和大家一起领略中药成方制剂的魅力。

一、辨证使用中成药

辨证论治是中医药的一大特色，辨证用药是保证中成药安全使用的根本原则。首先介绍一个案例，帮助大家理解中药成方制剂辨证使用的重要性。

扩展阅读 **案例一则**

小王最近受凉感冒，流清鼻涕、打喷嚏、怕冷，但不发热、不咳嗽，到医院化验血常规正常，然而服用3天清开灵后，没有显著效果，并且出现全身乏力、食欲缺乏等表现。他感到很困惑，为什么清开灵“失灵”了呢？

带着这个问题，我们来学习如何合理、有效地使用中成药。首先，应遵循中医药治疗疾病辨证论治的原则，根据不同病证表现，辨证使用中成药。而不是按照服用西药的方式，看说明书吃中成药。

中医药在治疗疾病方面会出现同一种疾病因病因不同，可有不同治法，如感冒，若因感受风寒而出现的鼻塞、流清涕、咳嗽有痰、恶风怕寒、周身酸痛等寒象表现，辨证属于风寒感冒，应给予散寒解表发汗的风寒感冒颗粒；若伴有发热、咽痛等热象时，可给予感冒清热颗粒。若因感受风热而出现的发热重、微恶风；有汗，咽喉红肿疼痛，咳嗽痰黏、色黄；鼻塞黄涕、苔薄白微黄等热象表现。辨证属于风热感冒，治宜疏散风热、清热解毒，宜用银翘解毒片或者清开灵等。

综上所述，我们就能理解小王感冒后越吃药越厉害的原因了，根据小王的症状表现可判断他属于风寒感冒，宜用风寒感冒颗粒，而他误用清开灵清热解毒的药，致使寒象越来越明显，症状加重。

二、遵医嘱服用中成药

由于疾病的发生和发展往往错综复杂，除了辨证应用中成药以外，还需要遵守医嘱用药。服用中成药应该严格遵守医师说明的用法、用量、服用时间、用药禁忌，以及联合用药的注意事项。很多人认为中成药大多数是天然药材制成，没有毒性及副作用，可以加量使用或者自行联合化学药物服用。其实上述做法是不正确的，因为我们都知道“是药三分毒”的道理。如果盲目地加量服用中成药，可能导致药物剂量过大，使身体不耐受而出现不良反应。若中成药和中成药联用或者中成药和化学药物联用，也可能会出现不良反应。因此，服用中成药前要提前告知医师所服用药物，避免不良现象发生。特别是在中成药与化学药品联用时，尽量将药物间隔至少 30min 服用；在中成药与中成药联用时避免“十八反”“十九畏”，不能同类药物叠加使用。若为过敏体质或者有药物过敏史，应观察自己服药后的反应，如有不适，及时处理。

三、中成药服用方法有讲究

小贴士 **十八反和十九畏**

十八反

甘草反甘遂、京大戟、海藻、芫花；

乌头反贝母、瓜蒌、半夏、白蔹、白及；

藜芦反人参、沙参、丹参、玄参、细辛、芍药。

十九畏

硫黄畏朴硝，水银畏砒霜，狼毒畏密陀僧，

巴豆畏牵牛，丁香畏郁金，川乌、草乌畏犀角，

牙硝畏三棱，官桂畏赤石脂，人参畏五灵脂。

中成药有蜜丸、水丸、冲剂、片剂、糖浆、口服液等多种剂型，不同需求可以选择不同剂型，携带和服用都方便。首先，介绍不同剂型的服用方法。一般内服中成药都需要用温开水送服，大蜜丸应先嚼烂或搓成小丸后分次服用，不能整粒吞服。为了保护胃黏膜，服用中成药可以多次、小量服用，或用牛奶、米粥、蜂蜜调服。其次，服用不同作用的药物可以选择不同药引。老百姓都知道中药汤剂需要药引，其实中成药也一样，使用药引可以引药直达病所，提高疗效。例如，跌打损伤或者肢体疼痛服用具有温经通络、活血祛瘀作用的再造丸、小活络丸、跌打丸散等可用温热黄酒送服；若受凉后腹痛、呕吐，应用姜汤送服温胃散寒、和胃止呕的附子理中丸；补肾的中成药，如金匮肾气丸、六味地黄丸、五子衍宗丸等，宜以淡盐汤送服。最后，服用中成药时也要根据病情选择合适的服药时间。一般中成药多是早、晚空腹各服一次，如金匮肾气丸、六味地黄丸、大补阴丸等具有补肝肾、填精益髓作用的中成药，应饭前空腹服；健脾消食、止咳平喘的中成药，如健胃消食片、大山楂丸、补中益气丸、橘红止咳颗粒、二母宁嗽丸等应饭后服；枣仁安神口服液、柏子养心丸等安眠类中成药可睡前 30min 服用；杀肠道寄生虫的中成药如肥儿丸等，需要清晨空腹服。

四、中成药的用药禁忌

中成药一般由天然药物制成，有效成分比较复杂，如生物碱、皂苷、挥发油等。既然中成药是药，其多数可能会有不同程度的不良反应，要严格遵守药品说明中的用药禁忌。如服用中成药的饮食禁忌，就是我们通常所说的忌口。服用中成药一般不能吃生冷、油腻及刺激性食物，服用止咳化痰的中成药忌食牛羊肉、鸡肉和海鲜等食物，服用健脾和胃的药物忌食油腻、黏性难消化的食物等。特别提醒的是，孕妇在使用中成药时需格外谨慎，一些破血、祛瘀、滑利的中成药，孕妇是禁用的；还有一些具有行气、补益的中成药，应根据医师的医嘱酌情服用。

看到“药”字，我们会想到苦味、难吃，看到“食”字，我们会想到美味、好吃。那么，当“药”遇上“食”会碰撞出怎样的火花呢？下面就让我们一探究竟。

第五节 中药日常养生——药食同源

药食同源，顾名思义是指许多食物既是食物也是药物，吃对了能够防治疾病，又叫药食两用、食疗，这是中医治病和养生的一个很重要的组成部分。随着人们对健康的关注，中医药的地位不断提升，中医药药食同源的理论也备受瞩目，成为人们关注的热点。人们通常利用性质平和、来源广

泛、价格便宜、无毒安全的食物代替药物，也就是食疗的方法，期望达到未病预防、有病可控制、轻症则痊愈、重病能改善症状，减轻痛苦。可见，药食同源具有调和气血、平衡阴阳的特点，达到防治疾病、益寿延年和养生保健等目的。下面将从药食同源发展历程开始，同大家一起了解中药在日常养生中的魅力。

首先，中医自古以来就有药食同源的说法。从大家熟知的神农尝百草开始，人类开始对认识食物和寻找药物进行记录，侧面反映了药物的发现源于人类的生活实践。后来经过历代不断发展，到唐代孙思邈在《千金要方》中记载了大量食疗、食补的方子，并且唐代孟诜的《食疗本草》是世界上现存最早的食疗专著，共同推动了药食同源的发展；至明代李时珍的《本草纲目》总结了历代对药食同源的实践经验，并提出了自己独特的理论，于是，人们开始利用药食同源理论调出各种食疗配方。可见，药食同源的发展历程，也是中医养生文化不断发展和完善的历史。

其次，必须明确药物与食物的界限。《神农本草经》将药物分为三品，以药物对人体的作用强弱来区分。其中，上品"主养命以应天"，能够养生防病，且大多可作为强身保健、延年益寿之用，大多数无毒，如人参、灵芝、黄芪、枸杞等，可以久服；中品"主养性以应人"，能够治病，而且可以选择其中的药物作为补益及食疗之用，有毒无毒斟酌使用，如茯苓、当归、薄荷等；下品"主治病以应地"，大多有毒，能够祛邪治病，力量峻猛，如大黄、乌头、甘遂、巴豆等，通常不能作为食疗服用。可见，食物和药物有其界限。总体来讲，"上品"的药可以作为食物使用，且能强身健体。"中品"的药物应辨人使用、辨证应用，根据人不同体质和不同疾病来选药服用，因人而异。"下品"的药物因竣烈或者有毒，一般不作为食物食用。

再次，食疗养生也要遵循辨证论治。食疗的养生理论是在中医药学理论体系指导下形成的。中医认为，食物同药物一样具有寒热温凉的特性，食物不同特性对人体和人的疾病有不同的作用。因此，在采用食疗养生过程中，应本着"寒者热之，热者寒之"的原则。也就是说寒性的疾病要食用热性的食物，热性的疾病要服用寒性的食物。可见，食疗是利用药物或者食物的不同属性，调节脏腑的功能，纠正机体的偏颇状态。综上所述，在食疗中要依据中医药的基本理论，因人、因病、因时、因地之不同，而进行辨证施治。

最后，简单介绍几味药食同源中药的妙用，希望帮助大家吃出养生防病的新高度。

第一味中药生姜，生姜是家庭常用调味品，《中药学》中描述其具有解表散寒、温中止呕、温肺止咳、解毒的功效。如果感受风寒邪气而感冒或者夏季被空调冷风吹到，熬一杯生姜水喝下去暖暖的可以驱散寒气；生姜能够温胃止呕，若浑身怕冷、呕吐，可以含在嘴里一片生姜，能够缓解症状；在内关穴或者神阙穴用胶带贴上一片生姜，能预防晕车晕船。生姜很安全，老人、孩子及孕妇都可以使用。

第二味中药大枣，中医认为大枣具有健脾补气、润肺、养血安神的功效，气血不足、脾虚失眠等疾病可以食用。研究表明，红枣具有美容养颜、缓解疲劳、抗过敏和减少心脑血管疾病发生等药用价值。但是，如果脾胃不好，消化不良的人，不宜食用大枣。

第三味中药山楂，中医认为其具有健脾开胃、消食化滞、活血化瘀的作用，对消化不良、胸膈满闷、疝气、血瘀、闭经等症有很好的疗效。研究表明，其具有降血脂、降血压、抗心律不齐等作用。特别提醒，孕妇、儿童、脾胃亏虚者、糖尿病患者和胃溃疡者不宜食用。山楂可以有多种妙用方法，如山楂和冰糖熬汤起到消食、化瘀的作用；山楂、红糖、益母草熬膏，能够活血化瘀，用于妇女产后腹痛、恶露不尽等；山楂、乌梅、甘草、陈皮、冰糖制成酸梅汤，能够清热止渴、消暑降火。

第四味中药薏米，其营养价值很高，被誉为"世界禾本科植物之王"和"生命健康之禾"。中医认为，其具有健脾利湿、清热排脓、利水消肿、止泻的功效，常用来治疗水肿、湿痹拘挛、肺痈、肠痈等病。薏米与红豆相配可以减肥，还能美容，对痤疮、粉刺、雀斑、蝴蝶斑等皮肤问题有效。但是，薏米具有滑利之性，有诱发流产的可能，因此孕妇慎用。薏米性凉，脾胃虚寒的人不宜食用，以免损伤脾胃之气。

药食同源除了以上介绍的中药外，还有很多，如荷叶、决明子、枸杞、桑椹、陈皮等。在生活中，大家可以根据自身情况，选择适合自己的食疗方法。再次强调，食疗也要辨证使用，不能跟风盲从或者盲目听信宣传，以免产生不良反应。

小　　结

习近平总书记指出："中医药学包含着中华民族几千年的健康养生理念及其实践经验，是中华文明的一个瑰宝。"中药这一民族瑰宝的魅力在于中药治未病宏观防治体系的前瞻性，在于中药治疗优势病种的力专效宏，在于成方制剂治疗疾病的简效便廉，在于药食同源的日常防治疾病和健康养生之道。中医药作为中华民族传统文化的杰出代表，早已融入中国人的血脉、融入百姓的饮食起居，为中华民族的繁衍昌盛作出了不可磨灭的贡献。我们应该对中医药有更深的认识，把中医药这一祖先留给我们的宝贵财富继承好、发展好、利用好。

（孙　蓉）

第二篇 “药”知利弊，去芜存菁

第一章 “肝”愿为你，药护健康
——药物与肝脏

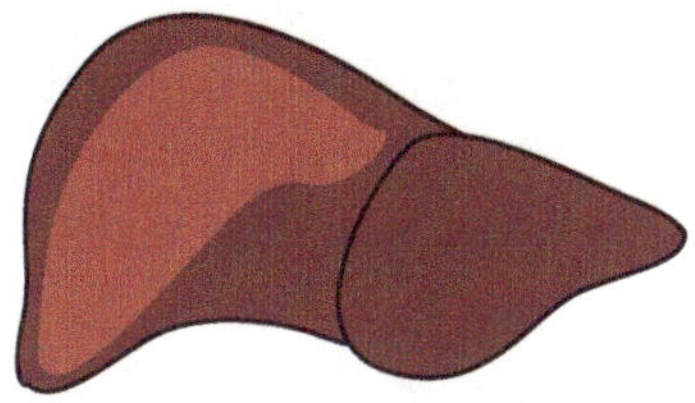

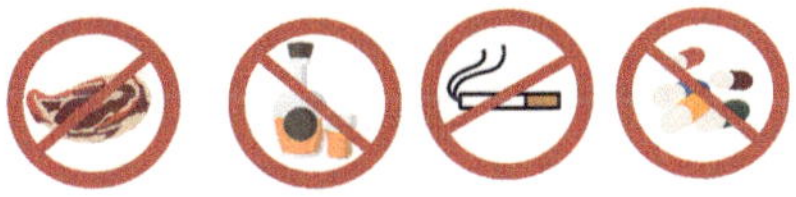

“药”的繁体字写作“藥”，属于形声兼会意字，上半部分的“艹”用作形旁，表示植物；下半部分是“乐”字的繁体“樂”，表声也表义，即有使人快乐的含义。由此得知，“药”的本义是指可以医治疾病、消除病痛，从而使人快乐的植物。“神农尝百草”的传说可谓中国“医药”的起源，纵览古今，中西医结合、中西药联用，以及“药治百病”“药到病除”，“药”绝大部分都以正面形象出现，然而随着人们辩证意识的提高，“是药三分毒”的观念也深入人心，越来越多的人意识到“药”是一把双刃剑。

相信即使是非医学专业人员，也听说过乙型肝炎、脂肪肝、肝硬化等肝脏疾病。但您了解过“药物性肝病”吗？肝脏作为人体的“加工站”和“废物处理站”，具有强大的解毒功能，机体绝大多数的代谢废物、有毒有害物质、药物等都需要经过肝脏代谢。但是，肝脏也是药物损伤的主要靶器官，即“目标器官”，无论中药还是西药，用药都应遵循“适时、适量、因人而异”的原则，发挥最大的治疗效果。但需要指出的是，有些药物本身具有两面性，无论剂量用法如何，在发挥治疗作用的同时，往往会伴有肝损伤。因此，“药”知利弊、去芜存菁，是医师和患者共同追求的目标。

肝脏是人体最大的消化腺，我们都知道肝脏是人体不可或缺的重要器官。那么，肝脏的结构与功能到底是什么样子的？让我们首先来认识一下肝脏。

第一节 肝脏的结构和功能

首先，我们需要对肝脏形成一个初步的认识，肝脏位于右上腹位置——称为“肝区”，呈“楔形”。肝脏位置与体型相关，在不同的体表参考线上，上下边界不同。匀称体型者的正常肝脏，如在右锁骨中线上，上界为第 5 肋间，下界在右季肋下缘；如在右腋中线上，上界为第 7 肋间，下界在第 10 肋骨水平；如在右肩胛线上，上界为第 10 肋间。瘦长体型者的正常肝脏，上下界可能会低 1 个肋间隙。矮胖体型者的正常肝脏，上下界可能会高 1 个肋间隙（图 2-1-1）。成年人肝脏重量

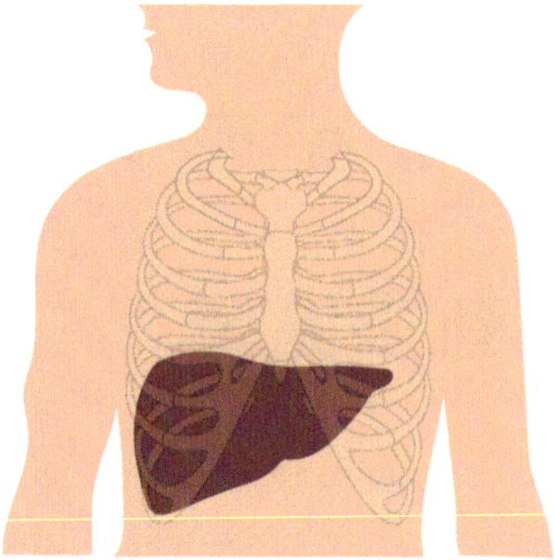
图 2-1-1 肝脏的解剖位置示意图

在 1500g 左右，占体重的 1/50～1/40，是人体最大的腺体及实质器官。肝脏血供丰富，受肝门静脉和肝动脉双重供血，活体肝脏呈棕红色。正常肝脏质地柔软，触之如“口唇”；肝炎或脂肪肝时，肝脏质地韧，触之如“鼻尖”；肝硬化、肝癌时，肝脏质地硬，触之如“额头”。

肝脏是人体最重要的代谢和解毒器官，常听老百姓把自己疼爱的小宝宝，叫作“心肝宝贝”，就足以看出人们对肝脏的重视。一般来讲，肝脏的功能主要包括以下 6 种。

（一）代谢功能

1. 糖代谢 饮食中的淀粉和糖类消化后变成葡萄糖经肠道吸收，肝脏将它合成肝糖原贮存起来；当机体需要时，肝细胞又能把肝糖原分解为葡萄糖供机体利用。

2. 蛋白质代谢 肝脏是人体白蛋白唯一的合成器官，γ 球蛋白以外的球蛋白、酶蛋白及血浆蛋白的生成、维持及调节都需要肝脏参与，氨基酸代谢如脱氨基反应、尿素合成及氨的处理均在肝脏内进行。

3. 脂肪代谢 脂肪的合成和释放、脂肪酸分解、酮体生成与氧化、胆固醇与磷脂的合成、脂蛋白合成和运输等均在肝脏内进行。

4. 维生素代谢 许多维生素如维生素 A、维生素 B、维生素 C、维生素 D 和维生素 K 的合成与储存均与肝脏密切相关，肝脏明显受损时会出现维生素代谢异常。

5. 激素代谢 肝脏参与激素的灭活，当肝功能长期损害时可出现性激素失调。

（二）胆汁生成和排泄

胆红素的摄取、结合和排泄，以及胆汁酸的生成和排泄都由肝脏承担。肝细胞分泌的胆汁，经胆管输送到胆囊，胆囊浓缩后排放入小肠，帮助脂肪的消化和吸收。

（三）解毒作用

人体代谢过程（包括药物代谢及分解）中产生的一些有害物质，以及外来的毒物、毒素，均在肝脏解毒。

（四）免疫功能

肝脏是人体最大的网状内皮细胞吞噬系统，能吞噬、隔离和消除入侵和内生的各种抗原。

（五）凝血功能

几乎所有的凝血因子都由肝脏生成，肝脏在人体凝血和抗凝两个系统的动态平衡中起着重要的调节作用。

（六）其他

肝脏参与人体血容量的调节、热量的产生，以及水和电解质的调节。

肝脏具有强大的再生代偿能力，大家都知道希腊神话中“普罗米修斯”的故事。天神普罗米修斯盗火种赠予人类，宙斯派恶鹰每天啄食其肝脏，但普罗米修斯的肝脏都会再生、复原，受罚长达 3 万年，直到有人类解救。这个故事也从侧面反映了肝脏强大的储备及再生能力。现代医学证实，在肝功能尚可的人群中，切除近 2/3 甚至 3/4 的肝脏，肝脏也可再生。然而，即使再强大的代偿功能，也是有限度的，并且肝脏的代偿功能需要在肝功能正常的基础上才能最大限度地发挥，因此我们在日常生活中应该也必须重视对肝脏的保护。

肝脏作为人体的"加工站"和"废物处理站"，在药物代谢过程中发挥什么作用呢？让我们一起学习药物在肝脏中的代谢过程。

第二节 药物在肝脏中的代谢过程

药物在体内的过程主要分 4 个阶段，即吸收、分布、代谢和排泄。代谢是指药物吸收后在体内经酶或其他作用发生一系列的化学反应，导致药物化学结构上的转变，又称生物转化。

肝脏含有多而丰富的药物代谢酶，如细胞色素 P450 单加氧酶系、含黄素单加氧酶系、环氧化物水解酶系、结合酶系和脱氢酶系等，在药物（或外源性毒物）的代谢和处置中起着十分重要的作用，大多数药物和毒物在肝内经生物转化作用而排出体外。肝脏的病理状态可以影响药物在体内的代谢过程，从而影响药物的疗效和不良反应。大部分药物代谢后被"灭活"，即"药理作用降低或完全消失"；而另一方面，少部分药物代谢后被"活化"，即"产生药理作用或毒性"。药物代谢过程中的某些产物，可以造成肝损伤。

药物在肝内所进行的生物转化过程，可分为两个阶段：①氧化、还原和水解反应（第一相反应）；②结合作用（第二相反应）。药物经过第一相的氧化、还原等作用，变为极性和水溶性较高而活性低的代谢物，再经过第二相的结合作用，增加其水溶性，使代谢物通过胆汁或尿液排到体外。但有些药物，在 P450 药酶作用下，会转化为对肝细胞有肝毒性的代谢物。

相信大家对肝脏已经有了初步的认识，接下来让我们从不同角度了解多种病因导致的肝脏疾病。

第三节 常见肝脏疾病有哪些

就中医学观点而言，"肝者，将军之官，谋虑出焉"，在肝、心、脾、肺、肾五脏中，肝脏被赋予"将军"的地位，足以说明其在人体中的重要作用。中医讲究"望、闻、问、切"，也就是"观气色、听声音、问症状、摸脉象"，同时强调情绪对五脏的影响，"怒伤肝、思伤脾、喜伤心、忧伤肺、恐伤肾"。由此我们不难推测，过度的愤怒会影响肝脏功能，因此我们应该学会调节自身情绪，保持良好心态。相对而言，西医接诊时除常规问诊外，体格检查遵循"视、触、叩、听"原则。

肝脏疾病早期若不及时控制，随着时间变化，常见进展趋势为肝功能异常（尚未进展至肝炎阶段）、肝炎、肝纤维化、肝硬化、肝癌，甚至发生肝衰竭、死亡。因不良生活习惯，如熬夜、酗酒、饮食不当会导致肝功能异常，早期的肝功能异常可逆，通过坚持健康的生活方式或辅以相关药物治疗，肝功能可恢复正常。

（一）肝炎

从病因学角度，肝炎大致可分为病毒性肝炎、酒精性肝炎、脂肪性肝炎、药物性肝炎和自身免疫性肝炎等。在我国，肝炎最常见的病因是乙型肝炎病毒感染，其次为丙型肝炎病毒感染。近年来，我国非酒精性脂肪肝发病率逐年上升，需要引起重视。

（二）肝硬化

肝硬化是各种慢性肝病进展至以肝脏慢性炎症、弥漫纤维化、假小叶形成、再生结节和肝内外血管增殖为特征的病理阶段。病因复杂多样，最主要的包括乙型和丙型肝炎病毒感染、酒精性肝病、脂肪性肝病、以布-加综合征为代表的循环障碍、以肝豆状核变性为代表的遗传与代谢病。肝硬化按并发症严重程度，可分为代偿期和失代偿期。肝硬化早期无明显症状，若进展至失代偿期，主要以肝功能严重减退及门静脉高压为主要特征。

肝功能严重减退，主要症状包括乏力、食欲缺乏（纳差）、恶心、呕吐、腹胀、消瘦、皮肤及巩膜（俗称“眼白”）黄染、出血及贫血等。因激素灭活功能受损，临床可发现“肝病面容（色素沉着、面色黑黄、晦暗无光）”和“蜘蛛痣、肝掌”等体征。

小贴士　　**什么是蜘蛛痣、肝掌**

蜘蛛痣是皮肤小动脉末端分支扩张所形成的血管痣，由一支中央小动脉及许多向外辐射的细血管组成，形状似蜘蛛，因此称为蜘蛛痣，按压中心点，蜘蛛痣可消失，去除压迫后血液再次充盈。

肝掌是指在手掌大拇指和小指根部的大小鱼际处皮肤出现片状充血，或是红色斑点、斑块，加压后变成苍白色。二者的产生均与雌激素过多相关。肝硬化时患者雌激素灭活能力减弱，可引起小动脉、毛细血管扩张，导致蜘蛛痣、肝掌等体征出现。

门静脉高压，主要临床表现为侧支循环形成（食管-胃底静脉曲张常见）、脾功能亢进及腹水；查体可发现腹壁曲张静脉“海蛇头”形成，脾大，腹部移动性浊音叩诊阳性等。肝硬化失代偿期发展到晚期，会导致一系列并发症的发生，如消化道出血（可表现为呕血或黑便）、肝性脑病、感染、肝肾综合征、肝肺综合征、肝癌等，需及时对症处理、挽救生命。

（三）肝癌

肝癌可分为原发性肝癌与继发性肝癌。原发性肝癌是指起源于肝细胞或肝内胆管上皮的恶性肿瘤，包括肝细胞癌、肝内胆管癌及二者混合型，其中肝细胞癌占90%。

在我国，肝癌的病因主要以乙型肝炎病毒感染为主，西方国家以丙型肝炎病毒感染为主。有肝癌家族史的乙型肝炎患者是肝癌的高危人群，肝癌发病率相对较高，需要注意定期体检筛查。由于肝癌早期没有典型症状，所以很难做到早期发现，大部分患者只有在有明显症状时才会就诊，这时候肝癌已经进入中晚期，失去了早期处理的机会。对于肝癌的治疗，早发现、早诊断、早治疗至关重要，因此高危人群必须定期复查。

肝癌的临床表现主要包括右上腹（肝区）胀痛、钝痛及黄疸（皮肤、巩膜等黄染）、进行性消瘦和营养不良等。因部分肝癌可在肝硬化基础上发生，肝癌患者还可表现为肝硬化的症状。

（四）肝衰竭

肝衰竭是多种因素引起的严重肝损害，导致肝脏合成解毒、代谢和生物转化功能严重障碍或失代偿，出现以黄疸（皮肤、巩膜等黄染）、凝血功能障碍、肝肾综合征、肝性脑病、腹水等为主要表现的一组临床症候群。肝衰竭发病急骤，病死率高，发病后1个月内的病死率在40%～50%以上。根据基础疾病和发病过程，肝衰竭可分为急性肝衰竭、亚急性肝衰竭、慢加急性（亚急性）肝衰竭和慢性肝衰竭。

小贴士　　**什么是黄疸**

黄疸是由于胆红素代谢障碍而引起血清胆红素浓度升高所致，临床表现为巩膜、黏膜、皮肤及其他组织黄染，是肝病常见的症状与体征。根据有无黄疸可分为假性黄疸和真性黄疸；根据是否肉眼可见分为隐性黄疸和显性黄疸；根据胆红素性质分为结合胆红素升高为主的和非结合胆红素升高为主的黄疸；根据病因分为溶血性黄疸、胆汁淤积性黄疸、肝细胞性黄疸和先天性非溶血性黄疸。

人们越来越意识到无论诊断疾病或治疗都需要采血化验，对于肝病来说，抽血化验需要查什么呢？下面让我们一起了解肝损伤的常见标志物。

第四节 肝损伤相关标志物

临床上判断肝损伤的主要检测指标均可由采血获得，我们简称肝功能检查。不同医院的肝功能指标略有些不同，但最主要的肝功能指标基本大同小异。因此，我们列出了肝功能常见检测指标的临床意义，供大家参考。

1. 丙氨酸转氨酶（alanine aminotransferase，ALT），又称谷丙转氨酶，主要分布在肝脏，其次是骨骼肌、肾脏、心肌等组织中，非肝细胞特异性含有。

2. 天冬氨酸转氨酶（aspartate aminotransferase，AST），又称谷草转氨酶，主要分布在心肌，其次在肝脏、骨骼肌、肾脏组织中。

上述两种酶统称为氨基转移酶，简称转氨酶，主要存在于肝细胞内部，血清中含量很低。但肝细胞受损时，细胞膜通透性增加，细胞中的酶及其他物质漏出到细胞外，从而可以在血浆中检测到，因此，转氨酶升高是肝细胞损伤的重要标志物。

3. γ-谷氨酰转移酶（γ-glutamyltransferase，GGT），又称γ-谷氨酰转肽酶，在肾脏、肝脏和胰腺含量丰富，血清中GGT主要来自肝胆系统。

4. 碱性磷酸酶（alkaline phosphatase，ALP）主要分布在肝脏、骨骼、肾、小肠及胎盘中，血清中大部分来源于肝脏与骨骼。

5. 胆红素（bilirubin）主要来源于血液循环中衰老的红细胞，可分为非结合胆红素（unconjugated bilirubin，UCB）及结合胆红素（conjugated bilirubin，CB），主要通过胆道系统排泄。

γ-谷氨酰转移酶、碱性磷酸酶和结合胆红素在胆汁淤积时排泄受阻，进而明显升高，是胆道梗阻的重要血清标志物。其中γ-谷氨酰转移酶又称为酒精酶，酗酒也会导致该酶升高；碱性磷酸酶也可见于生理性升高，如生长中的儿童、妊娠后期妇女、骨折愈合过程中其均有不同程度升高。

6. 凝血酶原时间活动度（prothrombin time activity，PTA）反映肝脏凝血因子合成及肝脏储备功能的重要指标。

7. 国际标准化比值（international normalized ratio，INR）是患者凝血酶原时间与正常对照凝血酶原时间之比的ISI次方（国际敏感度指数）。

8. 血氨（blood ammonia）是蛋白质代谢的产物，肝脏是唯一能解除氨毒性的器官，氨在肝脏内转化，进而排泄或循环利用。

在严重肝病如肝衰竭等疾病中，除转氨酶和总胆红素明显升高外，往往还可以看到凝血功能严重受损（如PTA≤40%，INR≥1.5）、血氨升高等指标异常。其中，血氨是评估有无肝性脑病的重要指标，PTA和（或）INR是判断肝衰竭严重程度的重要指标。

提到治病，我们最先想到的大多是药物治疗，肝病患者常用的药物有哪些呢？你知道有哪几类药物被称为“保肝药”吗？

第五节 肝病的常用药物

提起肝脏保护性用药，我们一般统称为“保肝药”。然而，肝脏疾病的病因复杂，不同发病机制的用药原则存在很大差异，“保肝药”的提法并不专业。一般来讲，“保肝药”可分为解毒保肝药物、促肝细胞再生类药物、降酶护肝药物、利胆药物、中草药及其提取物与基础代谢类药物6

种类型。

治疗不同病因的肝病时，必须以对因治疗为主，辅以对症治疗。如慢性乙型肝炎患者，需使用抗乙肝病毒药物，根据病情选择不同的“保肝药”辅助治疗；酒精性肝病患者首先必须戒酒；药物性肝损伤患者，必须停止可疑的肝损伤药物，再使用“保肝药”；自身免疫性肝炎患者，需要根据实际情况使用激素和（或）免疫抑制药；原发性胆汁性胆管炎患者，首选熊脱氧胆酸治疗。

（一）解毒保肝药物

氧化应激是肝损伤的主要机制之一，其中活性氧自由基是重要的致病因子，因此，抗氧化应激药物在一定程度上对肝脏具有保护作用。代表性药物主要包括还原型谷胱甘肽、硫普罗宁、*N*-乙酰半胱氨酸和葡醛内酯等。还原型谷胱甘肽可参与能量和糖代谢，还可作为抗氧化剂与体内的自由基发生反应，清除自由基，抑制细胞膜脂质过氧化。硫普罗宁为一种新型含游离巯基的甘氨酸衍生物，具有解毒作用。*N*-乙酰半胱氨酸是还原型谷胱甘肽的前体，有较强的抗氧化作用。

（二）促肝细胞再生类药物

促肝细胞生长素、多烯磷脂酰胆碱类药物可修复受损肝细胞，发挥促进肝细胞再生作用。促肝细胞生长素是多肽类物质，可通过增强受损肝细胞 DNA 的合成过程，促进肝细胞的再生。人体细胞膜及细胞器基本生物膜结构为磷脂双分子层，多烯磷脂酰胆碱与内源性磷脂化学结构一致，因此具有修复、稳定和保护生物膜结构，还可提高抗氧化酶活性，减少活性氧自由基的损伤，保护肝脏细胞。

（三）降酶护肝药物

双环醇和联苯双酯为降酶护肝代表药物，这里所说的“酶”主要是指谷丙转氨酶和谷草转氨酶。双环醇为联苯结构衍生物，具有抗炎和抗氧化作用，也可稳定细胞膜，改善机体免疫功能，在乙型肝炎、丙型肝炎、脂肪肝、肝纤维化治疗中均有较多应用。联苯双酯可降低血清谷丙转氨酶水平，有抗氧化、稳定和保护肝细胞生物膜、调节机体免疫功能等作用，但其有停药反跳的可能，需要综合分析利弊后使用。

（四）利胆药物

熊脱氧胆酸和 *S*-腺苷蛋氨酸是利胆药物的代表，具有促进胆汁排泄的作用。熊脱氧胆酸可促进胆汁酸排泄、抑制重吸收，还具有稳定细胞膜、保护线粒体等作用，目前作为原发性胆汁性胆管炎的一线用药，在妊娠期妇女中也可酌情使用。*S*-腺苷蛋氨酸可以促进谷胱甘肽的产生，发挥抗氧化作用，也可增加胆酸的可溶性，促进胆汁排泄。

（五）中草药及其提取物

虽然目前大部分中草药的作用机制仍不明确，但不可否认其在肝病治疗中发挥着重要作用。在“保肝药”中，甘草酸制剂、水飞蓟宾和苦参素等为典型药物。甘草酸制剂包括复方甘草酸苷、复方甘草酸单铵、甘草酸二胺和异甘草酸镁等，通过抗炎作用减轻肝脏炎症，可用于药物性肝损伤、自身免疫性肝病、酒精性肝病、肝硬化、肝衰竭等疾病。作为水飞蓟素的主要活性成分水飞蓟宾生物活性较高，有良好的膜稳定和保护肝细胞酶系统的作用，可用于慢性乙型肝炎、酒精性肝炎、药物性肝炎、自身免疫性肝炎等。

（六）基础代谢类药物

基础代谢类药物主要包括门冬氨酸鸟氨酸、水溶性维生素（如维生素 C、复合维生素 B）、辅酶 A、辅酶 Q10、肌苷、前列地尔等，通过影响肝细胞的能量代谢过程，发挥保护肝细胞的作用。

以门冬氨酸鸟氨酸为例，门冬氨酸、鸟氨酸均可参与氨的解毒过程，促进肝细胞能量和蛋白质合成，使受损伤的肝细胞恢复功能，可用于治疗肝性脑病。

（七）抗病毒药物

病毒性肝炎按病因又可分为甲型、乙型、丙型、丁型、戊型肝炎病毒感染。以乙型肝炎为例，可应用核苷（酸）类似物如替诺福韦和恩替卡韦等进行抗病毒治疗；对于表面抗原定量小于1500 U/ml 的患者，考虑为“有希望达到乙肝临床治愈”的优势人群，可推荐聚乙二醇干扰素联合核苷酸类似物抗病毒治疗，但总体有效率在30%左右。

（八）激素

糖皮质激素可以发挥抗炎和免疫抑制作用，在自身免疫性肝病中应用较多。其他肝病患者免疫状态变化复杂，若不恰当使用反而导致肝病加重，同时可能导致感染机会增加、胃肠道症状、高血糖、电解质紊乱等不良反应发生。

（九）其他类型药物

肝脏与胃肠道同为消化系统，在功能上也相互影响，胆汁及代谢物质经胆道由肝脏流向肠道，肠道中的营养物质与非营养物质又通过门静脉进入肝脏，二者关系密切，该“双向通路”也被总结为“肠-肝轴”。其中肠道菌群在肝脏疾病发病中发挥重要作用，因此，改善肠道微生态的药物在肝病治疗中的作用也逐渐受到重视。

都说药物是把“双刃剑”，既可“治病救人”，又可“致病害人”，导致肝衰竭等严重不良后果出现。服药时你会关注药物说明书中的哪些方面呢？哪些药物在使用过程中需要特别注意呢？

第六节　常见的肝毒性药物

如果需要服用某种药物时，你会关注什么呢？是关注药物说明书上的适应证、药物成分、用法用量，还是易被忽视的不良反应与禁忌证。无论药物不良反应、禁忌证是什么、有多少，其对肝脏的损伤程度及肝肾功能不全者慎用或禁用大多都会被强调。毕竟“是药三分毒”，而肝脏作为药物代谢的主要脏器，又是药物作用的“靶器官”，任何用药均有引起肝损伤的可能，称为“药物性肝损伤”。下列所述药物为日常生活中较为常见的引起肝损伤的药物，因此在日常生活的使用中需要警惕，不能盲目服用。

1. 解热镇痛药　如阿司匹林、对乙酰氨基酚、双氯芬酸、布洛芬、吲哚美辛等。因其镇痛效果好、购买方便、相对安全，可谓是家喻户晓、家家必备的药物，常用作感冒药、退热药、镇痛药，但使用时必须注意适应证及剂量，不能随意服用，以免造成肝损伤。

2. 抗生素类　抗生素也是家庭药箱中处处可见的药物，但其若使用不当也有引起肝损伤的可能。

3. 麻醉药　如氟烷。

4. 精神疾病治疗药物　如奥氮平、氯丙嗪等。

5. 抗癫痫药　如苯妥英钠、卡马西平、丙戊酸等。

6. 抗结核药　如利福平、异烟肼、吡嗪酰胺等。

7. 抗肿瘤药　如甲氨蝶呤、环磷酰胺等。

8. 降血脂药　如他汀类的阿托伐他汀、辛伐他汀等。

9. 中草药 近年来，中草药引起的药物性肝损伤发病率呈上升趋势，主要见于土三七、何首乌、大黄、补骨脂、雷公藤等。大部分中草药结构、治疗机制仍不明确，有统计数据表明中草药导致的肝损伤占药物性肝损伤的 20%，为第二位病因。《中国药典》（2020 年版）将部分具有潜在肝毒性的中草药进行了分级，包括低毒性、中毒性、剧毒性药物，因此，其使用必须在专业权威医师指导下、遵医嘱服药，自行开药、服药、盲目尝试偏方，药物性肝损伤风险极高。

10. 其他 如保健品、减肥药等。随着全民健康意识的提高，保健品的使用也越来越普及。一方面，保健品确实可以为人体提供一定营养；另一方面，由于不合格保健品的存在及多种保健品合用等情况，肝脏负担增加，较易导致药物性肝损伤。

扩展阅读 **药物性肝损伤案例三则**

案例 1：27 岁的李先生，由于持续发热、头痛、鼻塞、咽痛，自行购买数种治疗感冒的药物服用。服用多日后，因发热症状没有缓解，自己调整药物用量，1 周后发热症状得到缓解，但出现了黄疸和瘙痒等症状，考虑为感冒药服用不当导致对乙酰氨基酚单日服用剂量过多，进而诱发急性肝损伤。

案例 2：30 岁的刘女士，听说何首乌有养发的作用后就根据网上的药方熬药吃。1 周后未见明显效果，又自行加量，第 4 周时，突然出现恶心、呕吐、黄疸等症状。到医院采血检查，转氨酶高达 3000 U/L，总胆红素也高达 600 mmol/L，凝血功能极差，考虑为何首乌服用不当引起的急性肝衰竭，死亡率极高。

案例 3：56 岁的张先生，免疫力较弱，因此自行服用了一款保健品，吃了 1 周后不见什么效果，自己加大剂量，从原来的每日 2 颗吃到每日 10 颗。2 周后，陈先生出现黄疸、恶心、呕吐，到医院就诊，高度怀疑张先生因过量服用保健品导致药物性肝损伤。

疾病的早期都会有一定的征象，早发现、早诊断和早治疗是治疗疾病的主要措施，因此，我们需要全面了解药物性肝病的预警征象，进而及时应对与预防。

第七节 药物性肝病

相信到这里，大家已经基本了解“药物性肝病”，其定义为“由各类处方或非处方的化学药物、生物制剂、传统中药、天然药、保健品、膳食补充剂及其代谢产物乃至辅料等所诱发的肝损伤”。药物性肝病可分为固有型和特异质型，前者由直接肝毒性引起，常呈剂量依赖性，与用法用量密切相关；后者由肝脏代谢物引起，与剂量常无关且难以预测。有人会提出疑问，“这么多药物都会导致肝损伤，我们还能吃药吗？”“在服用可能导致肝损伤的药物前，有必要预防性服用保肝药吗？”。首先，服用药物讲究对因、对症、适量、规范，避免大剂量、长期服用，在专业医师指导下规范服药可以很大程度减少肝损伤的发生。此外，建议对有高危因素患者酌情给予预防性保肝治疗，无高危因素患者是否进行预防性保肝治疗尚缺乏证据。

小贴士 **药物性肝病的“高危人群”**

该类人群包括免疫力低下的人群，如儿童、老年人患病概率较大，儿童肝脏功能发育尚不完善，老年人肝脏代谢解毒能力差；妊娠期女性也为药物性肝病的高危人群；长期饮酒、酗酒史，以及有肝肾基础疾病及因遗传因素引起的对药物敏感的人群，也属于“高危人群”。此外，对某些需要长期服用有明确肝损伤药物的患者，必须定期监测肝功能和凝血功能等，综合评估，选择合适时机使用保肝药物，不可随意加药和停药，避免加重肝脏负担，加重肝损伤或原有疾病。

一旦怀疑发生药物性肝病，多数情况下需要立即停用可疑造成肝损伤的药物，避免服用同类药物。但如果是治疗其他疾病的必需用药，需请专业医师进行综合评估后进行药物调整，决定是否停药。同时，还应该全面考虑合并其他肝病的可能，与其他肝病鉴别诊断，合理使用保肝药物辅助治疗。需要注意的是，改善不合理饮食结构及坚持健康的生活习惯，对于保护肝功能也具有重要的意义。

小贴士　　**药物性肝病的预防措施有哪些**

避免随意服药和自行加药，形成良好依从性，应遵医嘱服用或停用药物，不盲目相信偏方、中药；若因治疗需长期服药，要定期监测肝功能等相关指标，发现问题及时调整用药，做到早发现、早诊断、早治疗；警惕所谓“减肥药、美白丸”陷阱和保健品潜在风险；需要保持良好平和的心态，“怒伤肝”的危害不容忽视；坚持健康生活方式，适当锻炼身体，适度饮酒，注意饮食结构调整，减轻肝脏负担。

小　结

药物“治病”的同时也会“致病”，任何事物都有其两面性，需要辩证看待。肝脏是人体药物和毒物代谢的主要场所，同时也是药物作用的“靶器官”，在日常生活中，我们必须遵医嘱用药，不应自行服药、加药或停药，避免药物性肝病乃至其他脏器损伤的发生。此外，我们不应盲目依赖药物，但也不必对药物过分抵触。良好的生活习惯对于保护肝脏功能也非常重要，如熬夜、肥胖和饮酒等均可导致肝功能异常。因此，在规范用药的基础上，保持乐观的心态，改善不合理饮食结构及坚持健康的生活习惯，对于保护肝功能同样具有重要的意义。

（范玉琛）

第二章　护肾难伤肾易，莫使良药变毒药——药物与肾脏

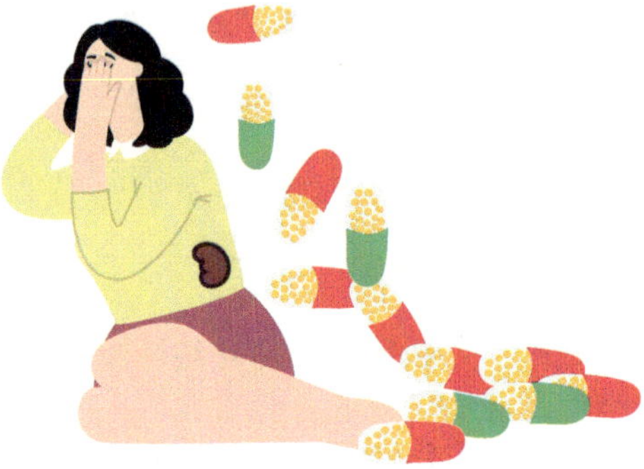

肾脏可谓是我们人体脏器中的“劳模”，它不仅肩负着净化血液、生成尿液、排泄人体多余水分和代谢废物、维持电解质及酸碱平衡的重任，还身兼调节血压、红细胞生成和骨骼生长等重要功能，在维护人体健康方面发挥着非常关键的作用。

肾脏与药物的关系非常微妙，肾脏疾病可影响全身多个系统，治疗涉及的药物种类众多，常常需要多种药物联用；肾脏非常脆弱，很多药物可能损伤肾脏；肾脏作为药物代谢和排泄的重要脏器，其功能异常会使药物及其代谢产物蓄积，进而损害其他系统。所以，每位临床医师在治疗过程中都会不可避免地面临两个与肾脏相关的重要问题：一是要考虑药物对肾脏有无损害，损害的程度如何；二是合并肾损害时该怎样选药，剂量如何。有些药物用好了是良药，用不好则是毒药。作为患者和普通人群同样要对肾脏相关的药物和有潜在肾毒性的药物有所了解，避免不知不觉地发生肾损害。

要知道肾脏和药物的关系，首先我们需要对肾脏及其疾病相关的一些基本概念有所认识，一起来看看吧。

第一节　肾脏疾病的基本概念

肾脏疾病可原发于肾脏本身或继发于其他全身疾病。常见病因包括糖尿病肾病、高血压肾病、各类肾小球肾炎、肾小管间质性肾炎、肾血管疾病、尿路结石和感染、自身免疫病、遗传性肾病等。各种急慢性肾脏病持续进展都有可能导致肾功能不全。肾脏疾病常见临床表现：早期可表现为眼睑及双下肢水肿、排尿异常、高血压等，肾衰竭后期可出现乏力、皮肤瘙痒、食欲缺乏、恶心呕吐、呼吸困难、胸闷心悸、意识障碍等症状，可累及消化系统、血液系统、呼吸循环系统、神经内分泌系统等多个系统。慢性肾脏病的常见并发症包括高血压、贫血、慢性肾脏病矿物质骨代谢紊乱（chronic kidney disease-mineral and bone disorder，CKD-MBD）、低蛋白血症、高尿酸血症、代谢性酸中毒、高钾血症等。肾脏疾病的前期症状隐匿，很容易被忽略而延误最佳治疗时机，往往等到肾功能已受损严重，甚至发展为尿毒症时患者才来就诊。以下几个概念需要大家了解一下。

（一）肾功能

肾功能是指肾脏排泄体内代谢废物，维持机体钠、钾、钙等电解质的稳定及酸碱平衡的功能。临床上一般通过检测血尿素氮和肌酐水平，或者肾小球滤过率来判断肾功能是否正常。要注意的是，这些指标受到年龄、性别、体重、妊娠的影响，不是绝对值。另外血尿素氮和肌酐在肾损害早期或程度较轻时可能并无异常。

（二）肾小球滤过率

肾小球滤过率（glomerular filtration rate，GFR）是指单位时间内（每分钟）两侧肾生成的超滤液量。GFR 随着肾功能下降、年龄增长而降低。目前 GFR 是衡量肾功能的金标准。GFR 可通过检测某种外源性标志物的清除率计算，如肾脏单光子发射计算机体层成像（ECT）通过检测放射性核素的清除率可准确评估单侧肾功能。而临床实践中为了方便多采用基于年龄、性别、血清肌酐和种族等估算的 GFR（eGFR）公式，如慢性肾脏病流行病学合作组（CKD-EPI）公式。

（三）慢性肾脏病

慢性肾脏病（chronic kidney disease，CKD）是指各种原因引起的肾脏结构或功能异常≥3 个月，包括出现肾损伤标志（白蛋白尿、尿沉渣异常、肾小管相关病变、组织学检查异常及影像学检查异常），或有肾移植病史，伴或不伴 GFR 下降；或不明原因 GFR 降低［<60 ml/（min·1.73 m^2）］≥3 个月。目前，CKD 已成为影响全球公共健康的重要疾病，其患病率和病死率逐年升高，给人类健康造成了严重威胁。调查显示，2017 年全球 CKD 患者人数达 6.975 亿，占世界总人口数的 9.1%，CKD 每年可导致至少 240 万人死亡，是目前全球死亡率中排第 11 的疾病。我国 CKD 患病率达 10.8%，尿毒症患者达 150 多万，每年还以 12 万～15 万新增尿毒症患者的趋势上升。

根据改善全球肾脏病预后组织（KDIGO）2024 年颁布的《CKD 评估与管理实践指南》，临床上按照 GFR 水平将慢性肾脏病分为 5 期，其中 CKD 5 期即为终末期肾病（end-stage renal disease，ESRD），也就是人们常说的尿毒症，若未及时治疗可危及生命（表 2-2-1）。

表 2-2-1　慢性肾脏病的分期

分期	描述	GFR［ml/（min·1.73m^2）］	说明
CKD 1 期	肾损伤指标（+），肾功能正常	≥90	GFR 无异常，重点诊治原发病
CKD 2 期	肾损伤指标（+），轻度肾功能不全	60～89	GFR 无异常，重点诊治原发病
CKD 3 期	中度肾功能不全	30～59	减慢 CKD 进展，评估治疗并发症
CKD 4 期	重度肾功能不全	15～29	综合治疗，治疗并发症
CKD 5 期	尿毒症	<15 或需要透析	透析前准备及透析治疗

（四）急性肾损伤

急性肾损伤（acute kidney injury，AKI）是指各种病因引起短时间内肾功能快速减退而导致的临床综合征，表现为 GFR 快速下降，伴有氮质代谢产物如肌酐、尿素氮等潴留，以及水、电解质和酸碱平衡紊乱等。AKI 可发生在肾功能正常患者，也可发生在原有 CKD 的患者身上，其病因多与手术、创伤、毒物、药物（尤其是对比剂、抗生素、细胞毒类药物等）及突发灾害性事件有关，其中药源性肾损害高发。AKI 是涉及临床各科的常见危重病症，有 3%～10%的住院患者可能发生 AKI，在重症监护病房 AKI 患病率可达 30%～60%；危重 AKI 患者病死率高达 30%～80%，存活患者约 50%遗留永久性肾功能减退，部分需要终身透析。

（五）肾脏替代治疗

肾脏替代治疗，即当进入 CKD5 期（尿毒症）时，就要考虑开始肾脏替代治疗，其方式包括血液透析、腹膜透析和肾移植。肾脏替代治疗可部分代替肾脏排毒、排水功能，改善尿毒症患者临床不适症状，提高终末期肾病患者的生活质量和生存率。

肾脏是影响药物体内过程的重要脏器。只有对肾功能受损患者的药动学和药效学变化的特点有所了解，强调合理用药，才能兼顾药物疗效和防止或减少不良反应的发生。

第二节　肾功能不全对药动学的影响

肾脏是药物排泄的“主管单位”，很多药物以原型或其代谢产物形式完全或部分经肾脏清除。肾功能不全时由于肾小球滤过功能下降，一方面导致药物和（或）其代谢产物的肾脏排泄随之减少，易引起体内药物蓄积；另一方面，随着肾功能不全加重，体内出现毒素和代谢产物蓄积、水电解质及酸碱平衡失调等内环境紊乱，也可改变药物的各种体内过程。因此，当肾功能不全时，药物的吸收、分布、代谢、排泄均可能发生变化，从而影响药物疗效，增加不良反应。这些变化在肾功能严重受损的患者中，或者主要通过肾脏排泄清除的药物尤为突出。因此，与肾功能正常的患者相比，肾功能不全患者需要调整给药方案。

（一）药物的吸收

肾功能不全时许多因素可影响药物吸收，导致生物利用度降低。例如，①肾功能严重受损时患者常出现恶心、呕吐和腹泻等消化道症状，进而减少药物吸收；②肾功能不全时尿素等毒素蓄积分解产生氨，使胃内 pH 升高，可使弱酸类药物吸收减少；③肾功能不全患者因高磷血症服用磷结合剂，或腹膜透析患者合并腹膜炎时，可导致肠蠕动减弱，胃排空延缓；④肾功能不全患者维生素 D 羟化不足，可减少肠道钙吸收。

（二）药物的分布

药物的分布变化会影响药效和不良反应，也会影响药物的排泄。肾功能不全时，药物血浆蛋白结合率的变化、体液容积改变、酸碱平衡紊乱和尿毒症毒素蓄积等都会影响药物在体内的分布。①肾功能不全时可出现血浆蛋白含量下降、血浆蛋白结构或构型发生改变，或因酸性代谢产物竞争结合血浆蛋白，使药物蛋白结合率下降，具有活性的游离型药物浓度增加，此时较低的总血药浓度即可达到原有治疗效果。②肾功能不全时因肾小球滤过率降低造成水肿、体液增多，可使大部分药物的表观分布容积增加，排泄变慢，体内留存时间变长。代谢性酸中毒时，血 pH 降低导致弱酸性药物的解离减少，向细胞内转移，引起细胞内酸性药物蓄积，同时使细胞外液中碱性药物含量增加，也可间接影响药物的分布。

（三）药物的代谢

肾脏是仅次于肝脏的药物代谢的重要场所，肾小管上皮细胞中含有多种代谢酶类，参与药物的氧化、还原、水解及结合反应，所以肾功能不全时，经肾脏代谢的药物可发生代谢障碍。一般在肾功能受损时，药物的氧化反应加速，还原和水解反应减慢，对药物的结合反应影响不大。如尿毒症患者维生素 D 的二次羟化障碍、奎尼丁的乙酰化反应减慢、外源性胰岛素的降解减少，以及苯妥英钠氧化代谢速率明显增快等。

另一方面，尿毒症毒素以及继发的各种内环境紊乱可干扰肝脏代谢酶功能，如尿毒症时普萘洛尔的肝脏首过清除显著降低，血药浓度明显增高。

（四）药物的排泄和清除

药物可通过多种途径从体内排泄，包括肾排泄、肠道排泄、呼吸道排泄等。除与血浆蛋白结合的结合型药物外，游离型药物及其代谢产物均可经肾小球滤过，部分药物还要经肾小管重吸收和主动排泌。肾功能不全时，肾小球滤过率和肾小管的转运功能受到影响，主要经肾脏排泄的药物清除率明显降低，血浆半衰期延长，易在体内蓄积，导致药物效应增强、不良反应发生率增高。如普鲁卡因胺的代谢产物 *N*-乙酰普鲁卡因胺蓄积，可使普鲁卡因胺治疗心律失常的作用增强；哌替啶在体内潴留，则使尿毒症患者发生震颤、抽搐及惊厥。

药物经肾小球滤过的量与药物的分子大小、血浆浓度、血浆蛋白结合率，以及肾小球滤过率有关。一般肌酐清除率＞30 ml/min 时，药物的血浆半衰期变化相对缓慢；而肌酐清除率＜30 ml/min 时，血浆半衰期则随其下降而显著延长。肾小管的药物转运能力与有机酸分泌有关，肾功能不全时体内的内源性有机酸增多，可竞争性地抑制酸性药物（如青霉素类、头孢菌素类、磺胺类抗生素及甲氨蝶呤、丙磺舒等）排泌，引起血药浓度升高。一些药物的肾脏清除既由肾小球滤过，也通过肾小管排泌，如地高辛除部分从肾小球滤过外，远端肾小管的分泌也参与了其排泄，尿毒症患者地高辛的半衰期可由正常的 30～40h 延长至 80h。

进行透析治疗的患者，药物的清除规律更为复杂。透析对药物的影响，主要取决于药物的分子大小、蛋白结合率和分布容积。分子量小、蛋白结合率低、药物分布容积小的药物易被透析清除。除此以外，给药时间、药物电荷、药物转运方式，以及不同透析器的特性和透析方式（血液透析、腹膜透析、持续肾脏替代治疗、血液灌流/血浆置换）都是影响药物清除的因素。正在进行临时或维持性透析的患者用药时，应了解药物是否受透析影响；结合患者病情、个体差异等，严密监测透析中用药，注意调整给药时间，必要时透析后补充给药。

小贴士

肾功能不全时抗菌药物的调整原则

抗菌药物是临床和家庭保健中的常用药物，需严格把握指征，避免滥用。当肾功能不全患者有应用抗菌药物指征时，该如何调整给药方案才能在保证疗效的同时减少不良反应呢？

首先根据感染严重程度、病原菌种类及药敏试验结果等，尽量选用肾毒性低的抗菌药物；其次根据患者肾功能减退程度，以及抗菌药物在人体内清除途径，调整给药剂量及方式，有条件的可进行血药浓度监测，实行个体化给药。不同种类抗菌药物的调整如下。

1. 青霉素类和头孢菌素类抗菌药物 绝大部分青霉素类和头孢菌素类抗菌药物主要以原型和（或）代谢物形式经肾脏排泄，少量经胆汁排泄。治疗轻、中度肾功能不全患者时，一般无须调整剂量；重度肾功能不全者需减少剂量和（或）延长给药间隔时间。

2. 大环内酯类抗菌药物 以阿奇霉素为代表的大环内酯类抗菌药物主要经胆汁随粪便排泄，肾功能减退患者应用此类药物一般无须减量，严重肾损害者可适当减量应用。

3. 喹诺酮类抗菌药物 绝大部分氟喹诺酮类抗菌药物（如左氧氟沙星）主要以原型和（或）代谢物形式经肾脏排泄。治疗轻、中度肾功能不全患者时，无须调整剂量；重度肾功能不全者需减少剂量和（或）延长给药间隔时间。而莫西沙星主要在肝脏代谢，用于肾功能不全患者时无须调整剂量。

4. 其他 氨基糖苷类抗菌药物、万古霉素、多黏菌素、两性霉素 B 等有明确肾毒性，应尽量避免使用。如需使用，建议监测血药浓度。

具体给药方案（剂量、给药间隔）应在专业临床医师和药师的指导下，参考药物说明书结合 GFR 水平进行调整。

了解了以上知识后，下面我们就一起看看肾脏疾病的常用药物，对它们使用的适应证和注意事项做到心中有数。

第三节　肾脏疾病的常用药物

（一）抗高血压药

肾脏疾病与高血压是一对难兄难弟，互为因果。CKD 患者的高血压患病率很高（54%～70%），且高血压是导致肾脏疾病患者心血管疾病发生率和死亡率升高的重要原因，长期血压升高可使心室肥厚、心脏扩大，发生心律失常和心力衰竭，进一步加重肾功能损害，导致恶性循环。因此，在肾脏疾病管理中，控制高血压是预防心血管疾病的核心。肾脏疾病患者降压治疗的特殊之处在于，肾脏疾病患者的高血压较难控制，常需多种药物联合应用。如果是终末期肾病需要透析的患者，还要考虑肾功能和透析对抗高血压药代谢的影响。肾脏疾病患者常使用的抗高血压药包括利尿药、钙通道阻滞药（CCB）、血管紧张素转化酶抑制药（ACEI）、血管紧张素受体拮抗药（ARB）、β 受体阻断药和 α 受体阻断药（具体详见高血压药物相关章节）。

ACEI/ARB 类抗高血压药除了降压，还具有减少尿蛋白、延缓肾功能恶化的作用，在肾脏相关的高血压治疗中常作为首选；这类抗高血压药本身没有肾毒性，但在某些情况下有发生低血压、急性肾损伤和高钾血症的潜在风险；双侧肾动脉狭窄、妊娠、哺乳期妇女和高血钾患者禁用；单侧肾动脉狭窄高肾素者及 GFR≤30 ml/（min·1.73 m^2）者，应慎用或密切观察下使用。部分 ACEI 类药物可被透析清除，需追加剂量，而 ARB 与蛋白结合率高，基本不会被透析清除，透析患者不需要改变剂量。

CCB 类抗高血压药均为肝脏清除且蛋白结合率高，不会被透析清除，肾衰竭和透析患者无须调整剂量，所以是肾脏疾病合并高血压患者的常用抗高血压药。

利尿药除了降压，对于肾炎的患者还有利尿消肿的作用。肾脏疾病常用的是袢利尿药和噻嗪类利尿药。需要注意的是，对于伴有低血容量、充血性心力衰竭、腹水或其他水肿状态的患者，不当使用利尿药会增加急性肾损伤风险。长期应用利尿药可引起电解质紊乱（袢利尿药和噻嗪类利尿药会导致低钾血症、低镁血症、低氯血症及代谢性碱中毒；螺内酯可导致高钾血症），应定期检测电解质、酸碱平衡和肾功能情况，及时调整药物。

（二）糖皮质激素

糖皮质激素（简称激素）是由肾上腺皮质束状带合成和分泌的一类激素的总称，与高亲和力的受体结合发挥抗炎和免疫抑制作用（具体见激素相关章节）。激素根据半衰期分为短效、中效、长效 3 大类。肾脏疾病常用的激素包括泼尼松（强的松）、甲泼尼龙（甲基强的松龙）。均属于中效，血浆半衰期为 12～36 h。

激素在肾脏疾病中主要应用于各种类型的肾炎，包括：①原发性肾小球疾病，如微小病变型肾病、IgA 肾病、膜性肾病、膜增生性肾小球肾炎和系膜增生性肾小球肾炎、新月体性肾小球肾炎；②继发性肾小球疾病，如狼疮性肾炎、系统性血管炎肾损害、紫癜性肾炎等；③间质性肾炎；④肾移植排斥反应的防治。不同的肾炎病理类型所应用的激素治疗方案有一定差别。成人口服激素剂量需根据公斤体重计算，一般泼尼松（龙）不超过 1 mg/（kg·d）［最大剂量不超过 80 mg/（kg·d）］或甲泼尼龙 0.8 mg/（kg·d），清晨 1 次顿服。肾病综合征患者胃肠道严重水肿时影响口服激素吸收，更适合静脉用药。对于肾脏病理提示疾病活动程度高的情况下，可应用大剂量激素静脉冲击治疗，以及时控制病情。尿蛋白转阴或明显缓解，激素达到疗程后需缓慢减量，不可突然停药。

激素在应用过程中要注意其不良反应。活动性消化性溃疡、肝硬化和门静脉高压所致消化道大出血、新近接受胃肠吻合术等情况一般不使用激素；严重感染、严重的骨质疏松、糖尿病、严重高血压、精神病、青光眼、活动性病毒性肝炎等情况使用激素应严格掌握指征，衡量其用药的利弊；在肾脏疾病的晚期，如有明显的肾小球硬化、肾间质纤维化、肾小管萎缩、肾动脉硬化一般不用激素，不仅不能获益还增加风险。

（三）除激素以外的免疫抑制药

免疫抑制药能抑制免疫反应相关细胞（T 细胞、B 细胞及巨噬细胞等）的增殖和功能，从而抑制机体免疫反应。不同类型的免疫抑制药作用于免疫应答过程中的不同环节，主要包括：①抑制白细胞介素-2（IL-2）生成及其活性的药物；②抑制细胞因子基因表达的药物，如皮质激素；③抑制嘌呤或嘧啶合成的药物；④阻断 T 细胞表面信号分子。这些免疫抑制药缺乏选择性和特异性，对正常和异常的免疫反应均有抑制作用。长期应用时，除了需留意各类药物的特有毒性外，还需注意机体抵抗力降低诱发感染、增加肿瘤发生率及影响生殖系统功能等不良反应，临床上需严格把握用药指征。

除激素外，肾脏疾病常用的免疫抑制药主要包括烷化剂（环磷酰胺、苯丁酸氮芥）、亲免素结合剂（环孢素、他克莫司、西罗莫司）、嘧啶合成抑制剂（来氟米特）、嘌呤合成抑制剂（吗替麦考酚酯、硫唑嘌呤、咪唑立宾）、单克隆抗体如 CD20 单抗、羟氯喹、雷公藤总苷等。免疫抑制药可单独或与糖皮质激素联合用于肾移植及原发性或继发性肾病。不同的免疫抑制药作用机制不同、代谢途径不同、适应证和注意事项不完全一样。

环磷酰胺主要作用于增殖细胞，也可影响静止期细胞，主要与激素联合用于激素依赖型和激素抵抗型肾病综合征以及新月体肾炎、狼疮性肾炎、血管炎肾损害等；由于环磷酰胺 95%从肾脏排泄，肾功能不全时应减少剂量；常见的不良反应有胃肠道反应、肝损伤、白细胞减少、性腺抑制、脱发等，用药时注意水化可减少出血性膀胱炎的风险。

亲免素结合剂主要通过抑制钙调磷酸酶活性而抑制促炎细胞因子的表达，因此又称为钙调磷酸酶抑制药，除肾移植外，主要用于激素抵抗型肾病综合征、狼疮性肾炎等。这类药物（环孢素、他克莫司）的血药浓度个体差异大，代谢受食物影响；而稳定的药物浓度对药效至关重要，需监测血药浓度，适时调整剂量，过量易导致肝、肾损害。建议空腹，或者餐前至少 1h/餐后至少 2h 服用，每日固定时间、固定方式服用。

吗替麦考酚酯可选择性抑制增殖淋巴细胞嘌呤的从头合成，主要用于激素依赖型、激素抵抗型肾病综合征及中重度系膜增生性 IgA 肾病、活动性重症狼疮性肾炎等，但要注意腹泻及卡氏肺孢子虫肺炎等肺部感染。

雷公藤总苷是国产免疫抑制药，价格便宜，具有抗炎和免疫抑制作用，但由于生产厂家不同、产品的质量和纯度不同，疗效和不良反应相差较大，使用时应有所选择和考虑。

（四）治疗 CKD-MBD 的药物

肾脏除了排毒排水，还是多种内分泌激素（如甲状旁腺激素、维生素 D 和成纤维细胞生长因子-23）的靶器官，参与调节骨骼完整性和矿物质（钙和磷酸盐）稳态。CKD-MBD 是 CKD 的常见并发症之一，是一类矿物质和骨代谢异常综合征，包括钙、磷、甲状旁腺激素（parathyroid hormone，PTH）或维生素 D 代谢异常，以及肾性骨病及异位钙化。CKD-MBD 的主要临床表现包括皮肤瘙痒、骨痛、骨折、关节不适、骨骼畸形和异位钙化，钙化可出现在血管、眼部、内脏、关节周围和皮肤。心血管钙化是终末期肾病（ESRD）患者死亡的重要原因，CKD-MBD 控制不佳可明显增加患者致残率和死亡率。其发生机制为 CKD 患者 1,25-二羟维生素 D_3 水平下降，合并高磷血症，引起血钙减低、PTH 分泌增加、PTH 抵抗，继发甲状旁腺功能亢进，升高的 PTH 使破骨细胞、成骨细胞活动异常，破坏骨稳态。CKD 3 期以上的患者应定期监测血清总钙及游离钙、血清磷、甲状旁腺激素水平，及时调整药物。

CKD-MBD 的中心环节是降低高血磷、维持正常血钙、将 PTH 维持在合理范围（推荐范围为正常值上限的 2～9 倍）。其药物治疗措施包括：①合理使用钙剂和磷结合剂，根据血钙水平选择含钙磷结合剂（包括碳酸钙、醋酸钙）或不含钙的磷结合剂（包括碳酸镧、枸橼酸铁、司维拉姆等），同时关注其他联用药品中的钙磷负荷。②合理应用活性维生素 D 及其类似物，代表药物包括骨化三醇、阿法骨化醇、帕立骨化醇。活性维生素 D_3 在 mRNA 水平抑制 PTH 分泌增加甲状旁腺细胞内钙离子浓度，抑制甲状旁腺细胞的增殖；促进肠道钙吸收，增加血清钙水平；直接改善骨矿化。根据病情选择口服或间断静脉应用，根据 PTH、钙、磷和钙磷乘积调整维生素 D_3 用量。应特别注意使用活性维生素 D_3 治疗可能增加高钙血症、高磷血症风险。③拟钙剂——西那卡塞，通过增加钙敏感受体对细胞外钙离子的敏感性来控制甲状旁腺激素的释放，可在给药后立即降低 PTH 水平，但易发生低钙血症，常与骨化三醇联用。④双膦酸盐，主要用于肾移植术后骨病、CKD 所致的高转运性骨病，但对低转运性骨病、骨钙化障碍的患者，则能加速骨病进展。

（五）治疗肾性贫血的药物

肾性贫血是 CKD 3～5 期的常见并发症，肾性贫血的发生机制涉及多方面因素，包括肾脏促红细胞生成素（EPO）的生成减少、尿毒症毒素导致红细胞寿命缩短、铁调素（铁循环中的关键调节剂）介导的肠道铁吸收受损，以及血液透析患者反复失血等。CKD 伴发贫血通常表现为正常红细胞（红细胞大小正常）和正常血红蛋白（红细胞内血红蛋白水平正常），如出现小细胞增多可能反映铁缺乏或铝过量，而大细胞增多可能与维生素 B_{12} 或叶酸缺乏有关。肾性贫血可加速 CKD 的进展，显著影响 CKD 患者的生存质量，是 CKD 患者并发心血管疾病的独立危险因素，增加患者住院率和死亡率。

CKD 患者贫血的处理原则是优化红细胞生成和尽可能减少贫血治疗药物的不良反应。肾性贫血的主要治疗药物如下。

1. 红细胞生成刺激剂（erythropoiesis-stimulating agent，ESA） ESA 用药剂量根据患者的血红蛋白水平、体重、临床情况、ESA 类型，以及给药途径决定。对于 CKD 透析和非透析患者，重组人促红细胞生成素的初始剂量建议为 50～100 U/kg 每周 3 次或 10 000 U 每周 1 次，通过皮下或静脉给药。当患者血红蛋白水平出现变化时，需依据各方因素灵活调整 ESA 剂量。不良反应包括高血压、深静脉或透析通路血栓、高钾血症、肿瘤。

2. 低氧诱导因子——脯氨酸羟化酶抑制剂（hypoxia inducible factor-prolyl hydroxylase inhibitor，HIF-PHI） HIF-PHI 是一种新型的肾性贫血治疗药物，通过抑制脯氨酰羟化酶的作用，从而固定肾脏和肝脏中的低氧诱导因子，增加内源促红细胞生成素的生成，从而提高血红蛋白含量。该药物应在磷结合剂（除碳酸镧外）、口服铁、含镁/铝抗酸药或其他含多价阳离子药物和矿物质补充剂使用前后至少间隔 1h 服用，避免与他汀类及丙磺舒、吉非罗齐等药物合并应用。不良反应主要为恶心、呕吐、腹泻等消化道症状，以及血压升高、血栓形成等。

3. 铁剂 铁是合成血红蛋白的基本原料，CKD 贫血患者中常存在一定程度的铁缺乏。铁缺乏是导致 ESA 治疗反应差的主要原因。常用的药物包括多糖铁复合物、琥珀酸亚铁等。有效的铁剂补充，可以改善贫血，减少 ESA 的剂量。不良反应：30%～50%的患者在口服铁剂后出现严重的胃肠道反应，部分患者在静脉补铁后会出现皮疹、潮红、低血压等过敏反应。此外，铁剂剂量如超过机体负荷，导致非转铁蛋白结合铁的增加和铁过载，可导致氧化应激损伤，增加感染风险。

（六）肾脏疾病相关的中成药（具体见中草药章节）

1. 降尿蛋白药物 如黄葵胶囊、雷公藤多苷。

2. 保肾护肾药物 如百令/金水宝胶囊、保肾康、至灵胶囊。

3. 排毒药物 如益肾排毒丸、尿毒清颗粒、海昆肾喜胶囊。

4. 治肾炎类药物　如肾复康胶囊、肾炎四味片、肾炎舒片、肾炎康复片、肾炎温阳胶囊等。

（七）其他药物

1. 改善肾脏微循环药物　如前列地尔、羟苯磺酸钙。

2. 排毒药物　如药用炭片、包醛氧淀粉胶囊。

3. 高尿酸血症　常用的药物如非布司他、碳酸氢钠片、苯溴马隆片、别嘌醇等。

4. 高钾血症　常见的降钾药有环硅酸锆钠散、聚苯乙烯磺酸钙散剂等。

5. 配合低蛋白饮食的营养补充剂　如复方 α-酮酸片等。

6. 透析相关抗凝溶栓药物　如肝素、低分子量肝素、阿加曲班、枸橼酸、甲磺酸萘莫司他、尿激酶等。

临床中药物性肾损害频发，那么哪些情况下、哪些药物可能会损伤肾脏，又该如何避免呢？

第四节　药物性肾损害

我们先来看几个药物性肾损害的案例，注意下你身边是否也有类似的情况。

扩展阅读　**CKD 案例二则**

案例 1：70 岁的张大爷，10 年前一次摔跤后经常感觉腰痛，有人给他推荐用“止痛片”，应用后疼痛缓解，因此张大爷经常服用止痛片，每日口服 3～5 片。3 年前，他开始出现尿频、夜尿增多的症状，并未在意，也未规律体检。但随着时间的推移，症状不断加重，从每晚起夜 1～2 次，到近 1 年来的每晚起夜 7～8 次，几乎无法入睡，还出现了乏力、吃不下饭的现象。1 个月前，他去医院就诊，医师告诉他肾脏出问题了，必须马上停止服药，否则病情继续加重，甚至可能发展为尿毒症。

案例 2：45 岁的陈先生，因支气管炎在当地卫生所接受常规剂量卡那霉素肌内注射。治疗第 5 天，陈先生出现水肿、尿少症状；第 8 天，肾功能检查显示，陈先生病情已恶化为尿毒症。追问病史，原来陈先生患有慢性肾炎，近来常出现下肢轻度水肿。由此可见，陈先生用药前已有肾功能不全，肌内注射卡那霉素又进一步损害了肾功能。

药物是引起急性肾损伤最常见的原因之一。据统计，住院患者中药物性肾损害占所有急性肾损伤总数的 18%～27%，老年患者药物性肾损害的发生率更是高达 66%。药物性肾损害可由各种各样的药物导致，是具有不同临床特征和病理类型的一组疾病。药物性肾损害可严重降低患者的生活质量，给患者家庭及社会带来极大的负担，因此，预防药物性肾损害的发生具有非常重要的临床及社会意义。

（一）可引起肾损害的药物

临床上很多药物都可能引起药物性肾损害，一般有以下几种类型：①有的药物引起的肾损害与给药剂量相关（量效关系密切型，或剂量依赖型），如氨基糖苷肾病、马兜铃酸肾病等；②有的药物引起的肾病与剂量无关（量效关系不密切型，非剂量依赖型），如某些药物（青霉素类、头孢菌素类等）过敏致急性间质性肾炎等；③有的药物引起的肾损害可发生在停药之后（药后效应型，包括致畸、致癌），如非那西丁、马兜铃酸致癌等（表 2-2-2）。

表 2-2-2 引起肾损害的常见药物

药物种类	药物
抗微生物药	氨基糖苷类（如庆大霉素、链霉素、妥布霉素、阿米卡星等）
	β-内酰胺类（如青霉素类、头孢菌素类、亚胺培南等）
	喹诺酮类（如左氧氟沙星、莫西沙星、环丙沙星等）
	磺胺类（如复方磺胺甲噁唑）
	其他：两性霉素 B、万古霉素、利福平、阿昔洛韦、更昔洛韦、利巴韦林、阿德福韦酯等
解热镇痛药	对乙酰氨基酚、布洛芬、阿司匹林、吲哚美辛、双氯芬酸、萘普生、塞来昔布等
对比剂	如钆喷酸葡胺、碘普罗胺等
抗肿瘤药物及免疫抑制药	顺铂、多柔比星、环孢素、他克莫司、环磷酰胺、α 干扰素、甲氨蝶呤、丝裂霉素、氟尿嘧啶
抗高血压药	血管紧张素转化酶抑制药（卡托普利等）、血管紧张素受体拮抗药（厄贝沙坦等）、肼屈嗪等
利尿药	袢利尿药（呋塞米）、噻嗪类、氨苯蝶啶
消化系统用药	质子泵抑制药（奥美拉唑、兰索拉唑、泮托拉唑等）、西咪替丁、雷米替丁
调节代谢药物	别嘌醇、他汀类降血脂药、硫氧嘧啶类等
中草药及其制剂	植物类：马兜铃、关木通、青木香、天仙藤、寻骨风、朱砂莲、益母草、苍耳子、苦楝皮、天花粉、荆芥、巴豆、芦荟、威灵仙、大枫子、山慈菇、曼陀罗花、防己等
	动物类：斑蝥、鱼胆、海马、蜈蚣、蛇毒、蟾、麝香等
	矿物类：砒霜、雄黄、朱砂、升汞、轻粉、明矾等
	中药制剂：龙胆泻肝丸（汤）、昆明山海棠片、导赤丸、雷公藤片、云南白药、复方丹参注射液、安神补脑丸、牛黄解毒片、安宫牛黄丸、砒枣散、六神丸、天王补心丹、人参再造丸、大活络丹、苏合香丸等
金属制剂	如铅、汞、砷、镉、金、铂、钨、铋、锂、锗等制剂
其他	甘露醇、苯妥英钠、磷酸盐制剂（唑来膦酸）、羟乙基淀粉、低分子右旋糖酐、海洛因等

扩展阅读

马兜铃酸肾病

马兜铃酸是一种植物次生代谢物，存在于几乎所有的马兜铃属植物中。早在公元前 300 年，马兜铃就被亚里士多德的学生记载到了药典上，由于其具有助产功效，又被称为生殖草。古罗马也有作为蛇伤解毒药的记载。在我国，大约有 65 种马兜铃属植物被用作中药材。

1992 年，比利时当地一些妇女服用一种中成药减肥丸后出现严重肾功能损害。1993 年，一位比利时医师对此减肥药展开持续关注和研究，他发现该药含有一种中药“广防己”，而“广防己”中含大量马兜铃酸，他推测应该是这种物质对肾脏产生了损伤，并在《柳叶刀》杂志上首次发表了服用含马兜铃酸的中草药导致急性进行性肾间质纤维化,进而进展为肾衰竭的病例报告。1999 年，英国又报道了 2 名妇女因服含有马兜铃酸的草药茶治疗湿疹导致晚期肾衰竭的事件。随后，多项研究证实马兜铃酸肾病患者可发生膀胱和上尿路上皮细胞癌。

我们现在知道，含马兜铃酸的中草药会引起肾损害——马兜铃酸肾病。大量服用马兜铃酸可直接损伤肾小管上皮细胞，尤其近端肾小管上皮细胞，导致细胞坏死或凋亡，从而出现急性肾小管坏死、急性肾衰竭等病理变化。

（二）药物性肾损害的危险因素

具有肾毒性的药物种类众多，至少 200 种，是否在任何情况下应用有肾毒性的药物都会导致肾损害呢？显然不是。那么哪些情况下容易发生药物性肾损害呢？药物性肾损害的危险因素包括以下几方面。

1. 药物的毒性 如氨基糖苷类抗生素的肾毒性与药物分子的氨基组数和分子电荷数成正比。

链霉素毒性最弱，而新霉素毒性最强。

2. 药物的剂量与疗程 药物的剂量越大、疗程越长，肾损害的程度可能越重。如超大剂量服用磺胺等药物，或应用庆大霉素 10d 以上，肾损害发生风险明显增加。

3. 联用两种或两种以上肾毒性药物 如同时应用氨基糖苷类和顺铂，或同时应用 ACEI 和利尿药等，都可能增加发生药物性肾损害的概率，或加重其程度。

4. 遗传因素及基因易感性 某些药物在某些特定遗传背景的机体中才会引起肾损害，一般与剂量无关，如青霉素等过敏导致的急性间质性肾炎往往与过敏体质相关，以及巴尔干肾病的发病可能与特定基因有关。

5. 患者病理生理状况 当患者年龄>60 岁，合并基础肾脏疾病、血容量不足、电解质酸碱平衡紊乱或合并其他多器官功能不全时更容易发生药物性肾损害。

（三）药物性肾损害的临床表现及常见类型

临床表现主要包括肾功能受损导致的少尿或无尿、水肿、高血压、贫血、血尿、蛋白尿、白细胞尿、肾小管功能障碍、肾功能不全等。部分患者还可出现全身过敏相关表现（如短期内发生发热、皮疹、关节肌肉痛、呼吸困难、肝功能损害、胆红素升高等）。

药物引起的肾损害类型多种多样，其累及病变部位和病理类型也各不相同，因此临床表现也有所差异，包括急性肾小管坏死、急/慢性间质性肾炎、肾小管酸中毒、肾小球肾炎、肿瘤等。常见肾损害类型如下。

1. 急性间质性肾炎 以青霉素类（主要是半合成青霉素）最为常见；其他，如头孢菌素（多见于第 1 代、第 2 代头孢）、非甾体抗炎药、环孢素、磺胺、血管紧张素转换酶抑制药（angiotensin converting enzyme inhibitors，ACEI）、西咪替丁、干扰素、利福平等也可以引起。

2. 慢性间质性肾炎 常见于镇痛药；其他，如金属制剂（铅、汞、镉、铂、金、锂、锗等）、环孢素、含马兜铃酸较多的中草药等也可引起。

3. 急性肾小管坏死 以氨基糖苷类者最为多见；其他，如头孢菌素类、两性霉素 B、万古霉素、对比剂、顺铂等药物，以及某些含马兜铃酸较多的中草药均可引起。

4. 梗阻性肾病 有些药物可堵塞肾小管造成急性肾小管损伤或坏死，如磺胺、甲氨蝶呤、阿昔洛韦、对比剂等。

5. 肾前性 AKI 常见药物有非甾体抗炎药、ACEI、环孢素、对比剂等。

6. 肾小球疾病 包括微小病变性肾病、膜性肾病、急进性肾小球肾炎等。多见于非甾体抗炎药、利福平、生物制品（疫苗）等。

7. 肾脏和泌尿系肿瘤 某些含马兜铃酸成分的中草药可引起肾盂、输尿管或膀胱的恶性肿瘤。镇痛药非那西丁等也可致泌尿系肿瘤。

（四）药物性肾损害的预防措施

药物性肾损害的预防措施包括：①严格掌握用药指征，防止滥用。了解药物的药代动力学特点、主要排泄途径和毒性作用；对具有潜在肾毒性的药物，要掌握用药方法、剂量、疗程；避免服用来历不明药物。②用药前充分评估肾功能水平以及营养代谢和内环境状况，根据肾功能及存在的危险因素确定合适的剂量、给药时间、给药途径及疗程，并及时根据肾功能水平调整。③首选肾毒性相对较小的药物，特别应避免肾毒性的药物联合应用、疗程过长。④肾功能不全而肝功能正常者，可选用双通道（肝肾）排泄的药物。⑤避免和纠正各种危险因素，如是否有过敏史，出现腹泻、呕吐等可引起血容量不足表现时，应注意多补充水分。⑥密切观察药物的临床疗效及毒性反应（有条件时应监测药物的血浆浓度），检测血肌酐、尿素氮、胱抑素 C、尿 *N*-乙酰 β-*D* 氨基葡萄糖苷（NAG）酶等肾损害指标和尿量，发现不良反应时及时处理。⑦在使用磺胺、顺铂、两性霉素 B 等药物前后多饮水，充分水化和碱化尿液，促进药物排泄，可预防肾损害。也可适当使用预防性药物，如

N-乙酰半胱氨酸有利于预防对比剂肾病；美司钠能够有效预防环磷酰胺的泌尿系统毒性。

小　结

肾脏疾病由于其临床表现复杂多样，涉及的药物种类众多，而临床上药物性肾损害非常常见，本来是用来治疗的药物，如果使用不当反而会对身体造成不可逆转的伤害。前文总结了这么多可能引起肾损害的药物，但很多时候由于治疗疾病的需要，我们也无法避免上述药物的使用。所以，需要辩证看待药物的作用和毒性，科学合理地使用药物，避免相关危险因素，让药物发挥其应有的作用，避免和减少其不良反应，保护好我们的肾脏。

（张　春　汤　荟）

第三章　治病也致畸——药物与优生

优生，通俗来讲，就是指“生健康的孩子”，这个概念最早由达尔文的表弟弗朗西斯·高尔顿（Francis Galton）提出。受达尔文“物竞天择、适者生存”学说的启发，高尔顿提出，人类本身作为生物之一，同样受大自然的选择，经多年的遗传、变异，不适者将被毫不留情地淘汰掉。

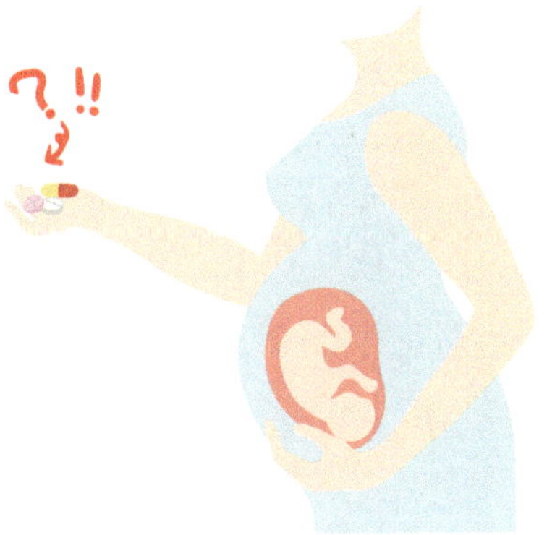

每个家庭都梦想拥有健康、聪明的孩子，每个孩子都是家庭的希望和未来。因此，降低出生缺陷，提高人口素质，不但事关千家万户的幸福，也是国家和民族繁荣昌盛之所在。

随着国家生育政策的调整，越来越多的女性即将成为“伟大的妈妈”，尽管社会、工作单位和家人对准妈妈们都会进行全方位的照顾和呵护，孕妇自身也会对自己的衣食住行倍加小心，但总会有些意外的情况发生。当孕妇出现身体不适的时候，能不能用药呢？用药会不会影响宝宝呢？本章我们共同探讨药物与优生相关的话题。

第一节　畸形与致畸原

一、畸　形

畸形（malformation），又称出生缺陷（birth defect），是指婴儿出生前在母体内即发生了发育异常，出生后表现为身体结构、功能或代谢异常。出生缺陷病种繁多，目前已知的至少有 8000～10 000 种，是导致早期流产、死胎、婴幼儿死亡和先天残疾的主要原因，不但严重危害儿童生存和生活质量、影响家庭幸福和谐，也会造成巨大的潜在寿命损失和社会经济负担。据不完全统计，全球大约有 3%的新生儿出生时有严重先天畸形，我国每年约有近百万例缺陷儿出生。尽管出生后约 50%的缺陷儿可以存活，但他们所带有的终生残障严重影响了个人的生活质量，也给家庭和社会带来了极大的痛苦和沉重的负担。

二、致 畸 原

引起畸形的原因统称为致畸原（teratogen）或致畸因子，包括遗传因素和环境因素或者二者共同作用而致。环境因素又可分为生物因素、物理因素和化学因素。

（一）遗传因素

俗话说“龙生龙，凤生凤，老鼠生来会打洞”。父母的很多特征可以通过基因传递给后代，包括致病基因，遗传是先天畸形产生的最主要原因，约占 80%。众所周知，古代王公贵族们讲究“高贵的血统”，一些王室为保持自身成员的“纯洁”性，只允许王室之间通婚。然而，频繁的近亲结婚导致遗传病在家族中频频发生。如被誉为“欧洲祖母”的维多利亚女王，在与欧洲王族通婚巩固地位的同时，也让自身的血友病基因蔓延至整个欧洲王室，甚至血友病早期曾因此被称为“皇室病”。

遗传优生就是通过政策、技术、检查等手段，减少和避免新生儿先天性疾病的发生，降低胎儿缺陷率，以确保人类遗传素质逐步改善，如避免近亲结婚、婚前做好疾病筛查等。

（二）环境因素

除遗传因素外，人类所处的环境也会影响到胎儿的健康。与优生有关的环境因素包括生物因素、物理因素和化学因素等。

1. 生物因素 孕妇在妊娠期间感染某些微生物，可出现发热、缺氧、脱水、酸中毒等表现，也可能干扰胎盘的转运功能，从而间接影响胚胎发育；有些微生物则可通过胎盘直接作用于胚胎，干扰胚胎的正常生长与发育。目前，已经确定对人类胚胎有致畸作用的生物因子包括风疹病毒、巨细胞病毒、单纯疱疹病毒、弓形虫、梅毒螺旋体等。因此，准妈妈们在备孕时要进行的“优生五项”检查，就是针对这些致畸微生物的筛查。研究发现还有一些病毒，如流行性腮腺炎病毒、流感病毒等，对动物有明显的致畸作用，但对人类是否致畸有待进一步明确。

小贴士

什么是“优生五项”检查

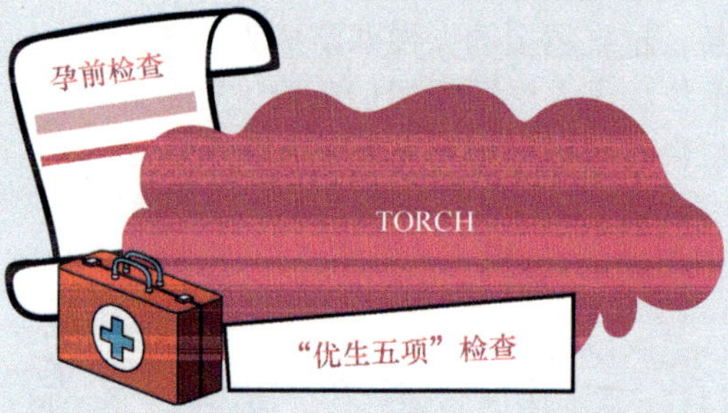

“优生五项”检查又名“致畸五项”检查，是通过免疫学方法检查孕妇感染后，可通过胎盘影响胚胎发育从而引发流产、先天畸形的5种病原体。这些病原体英文缩写为“TORCH”，取自5种病原微生物的首字母，其中“T”指弓形虫（*Toxoplasma gondii*）、“R”指风疹病毒（rubella virus，RV）、“C”指巨细胞病毒（cytomegalovirus，CMV）、“H”指单纯疱疹病毒（herpes simplex virus，HSV）、“O”指其他（others）。

通过这五项检查，医师可以了解女性妊娠前、妊娠中或产后的身体情况，从而对准妈妈们是否存在受孕后引起胎儿出生缺陷和发育异常进行风险评估，对胎儿的健康和其他疾病的诊断具有重要价值。

2. 物理因素 放射线对胎儿的影响已获得科学界的共识。统计资料表明，受过核泄漏等辐射污染的地区，畸形儿的比率明显升高；而临床数据也发现，早期妊娠即使只接受低剂量的X射线照射就可引起胎儿神经系统发育缺陷。近年来亦有研究提示，超声检查可以降低机体的抵抗力，妊娠期接受过超声检查的胎儿相比未检查者，存在更高的生长发育障碍的概率。此外，电磁波、红外线等也会增加胎儿畸形的风险。

3. 化学因素 研究发现，日常生活中接触到的一些化学物质，如铝、铅、汞等金属都是优生的大敌，此外，苯及苯系列物质、甲醛、一氧化碳和多环芳烃也被证实对妊娠期胎儿有害。虽然目前有关这些化学物质对人类生殖影响的阈值尚不明确，但从优生角度出发，在妊娠前后一段时间，妇女应尽量减少接触含有这些化学物质的制品，包括染发剂、指甲油等。

4. 其他因素 包括年龄、妊娠期营养状况、后天的体育锻炼、疾病情况等。随着生育年龄增长，出生缺陷的发生率也会随之升高；妊娠期营养不良或营养过剩均可能引起畸形，如叶酸缺乏可造成神经管缺陷，而过量摄入维生素A等会引起内脏反位等畸形。

第二节 药物的致畸作用

虽然近年来诸如抗体、生物蛋白、细胞等生物药物有了飞速的发展，但化学药物仍占有市场药物的主体，作为用来预防、诊断、治疗疾病的化学药物会不会引起畸形呢？药物史上著名的“反应停”事件为这个问题提供了肯定的答案。

反应停事件是世界药物史上最著名的药源性伤害事件，也是世界药物警戒史上一块里程碑，被称为“20 世纪最大的药物灾难”。该事件不仅唤起人们对药物致畸作用的高度重视，彻底颠覆了“胎盘屏障是胎儿的天然保护神”的设想，甚至一度改变了孕妇、孕妇家人乃至部分医师对妊娠期用药的认识，在孕妇患病后盲目地拒绝使用任何药物，致使病情加重，延误治疗。现在看来，“妊娠期一定不能用药”观点也不科学，孕妇罹患疾病，积极使用药物等治疗措施使疾病尽早痊愈，有利于胚胎和胎儿的生长发育，但需要注意所用药物可能会对胚胎、胎儿带来的不良影响，如何科学地用药，最大程度地治疗疾病并减少对胎儿的影响尤为关键。

扩展阅读 **反应停事件**

1953 年，瑞士 Ciba 药厂（诺华制药的前身）为开发新型抗菌药合成了沙利度胺（Thalidomide），但结果不理想，因此未进一步研发。随后，德国的 Grünenthal（格兰泰）公司发现其能有效地抑制孕妇晨吐，并在 1957 年将其以“Contergan”（反应停）的商品名率先推向欧洲市场。不到 1 年时间，反应停在日本、澳大利亚、新西兰、加拿大等多个国家风靡一时。然而，噩梦正在悄然降临。首先是德国的多个医师报道了一种奇特的新生儿畸形比率异常升高，这些畸形儿多表现为四肢畸形，手和足直接长在躯干上，形似海豹，被称为“海豹肢畸形”。不久，“海豹儿”相继在其他国家出现。不断攀升的畸形儿出生率引起了医学界的广泛重视，反应停的生殖毒性也逐渐浮出水面。1961 年，澳大利亚产科医师在 *Lancet* 杂志上发表文章，指出反应停可致婴儿畸形，造成婴儿四肢短小，形如海豹。2010 年，一篇发表在 *Science* 上的论文，则明确了沙利度胺的致畸机制。

2012 年，在位于德国西部城市斯托尔伯格（Stolberg）的公司总部，一座象征着由于服用反应停而四肢短缺的新生儿青铜雕像举行落成仪式。这是德国格兰泰制药集团 50 年来首次为反应停事件公开道歉。雕像题词为“纪念反应停所造成的一切生生死死”。

一、药物的致畸作用和用药时间的关系

反应停及后续的药物致畸事件告诉我们，与遗传缺陷、病毒感染等生物因素、放射线等物理因素、毒物中毒等化学因素一样，药物也属于致畸原，可能引起胎儿畸形。但问题又来了，在近 10 个月的妊娠期中，药物是否都有同等的致畸作用呢？对于处于备孕期的准妈妈和准爸爸，接触了药物是否也可能引起胎儿畸形呢？

（一）妊娠前用药

一般来说，受精卵还没有形成之前，多数药物引起畸形的风险较小，除非有足够的证据表明某些药物对精子的生成或卵子的发育产生影响，如放射性同位素可引起生殖细胞染色体异常，因此，接受过放射性检查或治疗的准爸爸和准妈妈，照射后一段时间内（一般为 3～6 个月）要做好避孕措施，避免畸形儿的出生。另外某些化疗药物（如烷化剂）也会直接损伤男女生殖腺细胞，造成精子生成和卵子发育的障碍，亦需引起注意。

一旦受精卵已形成，就要时刻警惕药物的致畸作用。但是，不同胎龄的胎儿对药物致畸的敏感

性不同，又可分为以下几个阶段。

（二）早期妊娠用药

1. 着床前期 受精卵着床于子宫内膜之前的时期称为着床前期，也就是妊娠后 2 周内，一般对应妊娠的第 1 个月，是新生命开始的最早阶段。由于此时很多准妈妈并不清楚自己已经怀孕，因感冒发热或其他不适会出现用药的情况，这些药物会不会带来畸胎的后果呢？由于此时受精卵具有多向分化的潜能，药物或其他损伤因素对胚胎影响的结果表现为明显的两极性：如药物严重损害受精卵，可造成胚胎死亡，引起极早期的流产；如仅受到部分损害，受精卵会进行修复，胚胎可继续发育而不发生后遗问题。换句话说，此时药物对胚胎发育的影响是“全”或“无”的，因此，如果准妈妈在妊娠第 1 个月时短期使用少量药物，大可不必过于忧虑，这种情况下后代发生畸形的可能性极小。

2. 妊娠后 3～12 周（末次月经首日后 5～14 周） 是药物致畸最为敏感的时期。此时是胚胎、胎儿各器官处于高度分化，且迅速发育、成型的阶段，如果应用某些药物，可能导致某些器官和系统畸形，故此时孕妇用药应特别小心，尽可能避免使用药物，如必须用药，一定在医师的指导下严格控制所用药物的种类和剂量。

3. 中晚期妊娠用药 因畸形主要发生于器官形成期，中晚期妊娠胎儿绝大多数器官已形成，药物致畸敏感性降低，但对尚未发育完全的器官（如生殖系统）仍有可能受损。尤其注意神经系统在整个妊娠期中都处于持续分化、发育阶段，故药物对胎儿的影响一直存在。所以此期用药也要慎重。

扩展阅读 **排卵、受精与着床**

排卵：卵巢释放卵子（卵细胞）的过程称为排卵。在每个月经周期的初期，卵巢中的一个卵子长大并成熟，继而发生一次排卵，卵泡破裂，卵子被推进到输卵管中。排卵通常发生在月经周期的中期。

受精：精子和卵子结合的过程称为受精，只有受精后才能怀孕。受精一般发生在输卵管壶腹部。

着床：是指胚泡和母体子宫壁结合，受精卵种植于子宫内膜的过程。着床后的胚胎摄取母体血液营养继续发育，受精卵只有着床后才真正建立了母子间结构上的联系。从受精到孕卵着床需 7～8 d。

二、药物致畸性的判定

有研究资料显示，在所有畸形中，由药物引起的出生缺陷占 1%～5%。如今，药物种类繁多，作用机制各异，尤其是联合用药时药物的相互作用更为复杂。对于非医药专业的准妈妈来说，去分辨药物对胎儿的作用实在是个非常困难的问题。有没有一个“孕妇用药宝典”，告诉我们哪些药物能够致畸，致畸的程度如何？非常遗憾，答案是否定的。由于致畸作用的特殊性，从伦理学上进行人体试验是绝对不被允许的，所以目前所掌握的药物引起畸形的资料主要来源于动物实验和流行病学调查，但动物实验的结果与临床实践并不完全符合，有时甚至会出现相反结果。例如，震惊世界的反应停事件就是在动物实验无致畸作用，而上市 2～3 年后才发现对人类胚胎的严重影响；而流行病学调查也存在许多不确定因素，因而只能对药物致畸的风险进行评估。1979 年美国食品药品监督管理局（food and drug administration，FDA）根据动物实验和临床实践经验获得的对胎儿致畸危险度评估数据，把药物分为以下 5 类，这种分类方法沿用至今。①A 类：已证实此类药物对人胚无不良影响，是最安全的一类。应注意由于当前对药物生殖毒性判定手段的不稳定性，对本类药物的界定需非常慎重。②B 类：动物实验及临床试验未证实对胎儿有危害，或动物实验未发现有致畸作用，但无临床验证资料。多数临床上较为安全的用药属于此类，如使用青霉素治疗孕妇感染性疾病。③C 类：对动物与人均未进行充分研究，或对动物研究已获药物致畸资料，但在人类缺乏研究资料证实。本类药物选药最困难，许多常用的非处方药属此类，如阿司匹林等解热镇痛抗炎药。④D 类：在孕妇治疗量时，对人类胚胎肯定有危害，但治疗疾病的疗效肯定，又无替代药物。其效益明显超过危害时才考虑应用，如使用苯妥英钠治疗癫痫。⑤X 类：已确实对胎儿有危害，妊娠期应禁用的药物，如具有细胞毒性的抗肿瘤药。

三、具有致畸作用的药物

（一）抗癫痫药

癫痫是一种中枢神经系统的慢性疾病，民间俗称“羊角疯”或“羊癫疯”，可发生于任何年龄，包括育龄妇女。据统计，大约每 200 名妊娠妇女就有一名癫痫患者，在不用药物的情况下，约 40% 的患者妊娠后癫痫的发作会更加频繁。因此，多数患有癫痫的妇女在妊娠期间需继续使用抗癫痫药物控制发作。根据癫痫发作的类型不同，常用药物包括苯巴比妥、苯妥英钠、丙戊酸钠、卡马西平、乙琥胺等，而多数的抗癫痫药属于美国 FDA 药物致畸危险度分类中的 D 类药物。已有资料表明，如果妇女在妊娠早期（尤其是 6～9 周）服用控制癫痫大发作的药物苯妥英钠（又名大仑丁），子代畸胎率可达 6%，远远高于自然畸胎的发生率（0.04%～0.1%）。后代畸形的主要表现为特殊面容，如短鼻、眼距宽、斜视、唇腭裂、小头等，称为苯妥英综合征，并常伴有发育迟缓、智力低下等。广谱抗癫痫药丙戊酸钠也可引起后代发育迟缓和脑脊膜膨出、脊柱裂等多发畸形。因此，患癫痫的妇女在妊娠期间需使用抗癫痫药治疗时，选药必须十分慎重。

（二）激素类

激素曾称“荷尔蒙”，源于其英文“hormone”，本为机体自身的内分泌细胞所分泌的化学物质，用来调控身体的机能状态。在某些疾病情况下，需要使用外源性激素治疗疾病。但应注意，药用激素，无论是临床各科常用的肾上腺皮质激素（详见第二篇第五章激素是把双刃剑），还是人工合成雌激素以及以女性激素为主的避孕药物均有致畸的报道。

1. 肾上腺皮质激素 动物实验发现糖皮质激素可使小鼠产生腭裂。临床报道，早期妊娠使用过糖皮质激素的妇女，后代腭裂发生率远高于自然发生率。并非所有激素均具有相似的致畸作用，相比于小剂量替代治疗（用于补充机体自身激素分泌的不足）所用的可的松、泼尼松（强的松）等药物，长效、高效的激素类药物（用于抗炎、抗休克等治疗）如地塞米松、倍他米松、曲安西龙的致畸作用更为明显。

2. 雌激素致畸（己烯雌酚药害事件） 随着化学工业的发展，20 世纪 30 年代初，科学家们已经能从人和马的尿液中提取雌激素，但因受到原材料供应短缺等限制，价格昂贵的雌激素让人们望而却步。1938 年，英国化学家合成了结构简单、成本低廉的具有雌激素活性的药物——己烯雌酚（Diethylstilbestrol，DES），让雌激素缺乏患者看到了新的希望。1941 年，FDA 批准己烯雌酚用于减轻围绝经期症状。1947 年，其适应证扩大到了妊娠期女性，用于预防流产（保胎）。在获批后的 30 年内，共有近千万女性曾在妊娠期服用过己烯雌酚，该药一度被奉为“保胎神药”。1966～1969 年间，8 名年轻女孩被确诊为与年龄极为不相关的阴道腺癌，引起了哈佛大学麻省总医院医师的注意。经过进一步病例对照研究，发现这些女孩的妈妈在早期妊娠都使用过己烯雌酚保胎，从而将这些癌症的出现与己烯雌酚联系起来。随后陆续有研究对在妊娠期间使用己烯雌酚的其他不良影响进行报道，包括后代出现生殖系统畸形（生殖道发育不全、结构畸形、两性畸形等）以及母亲患乳腺癌的风险也增加。1971 年，美国 FDA 禁止该药用于妊娠妇女。与反应停事件相似，己烯雌酚药害事件对药物监管也产生重要影响，胎儿安全性被纳入新药评价的考虑之中。

3. 避孕药 1954 年，应节育（birth control）的先驱——玛格丽特·桑格（Margaret Sanger）的要求，美国生物学家研制出甾体激素类口服避孕药物，被列为 20 世纪最伟大的成就之一。目前，全世界有 5 亿以上的育龄妇女使用此类药物。从成分上看，传统的避孕药主要由不同含量的雌激素和（或）孕激素构成。如妇女在不知妊娠的情况下使用该类药物后，可能引起后代发生多种畸形，包括①脊柱—肛门—心脏—食管—肾—四肢畸形综合征，患儿至少同时出现上述 3 种畸形；②四肢畸形：患儿可能出现缺肢畸形、短肢畸形、肩部畸形、无乳房等；③胎儿外源性性激素类接触综合征：患儿出现特殊面容、脐外翻、骶骨凹陷、下尿道裂、生长发育迟缓及智力落后等。随着科学的发展，新型避孕药物不断涌现，很大程度上改变了以往对避孕药物致畸性的认识。综上，当使用药物避孕的育龄妇女避孕失败后，建议其及时咨询专业医师。

（三）口服抗凝血药

抗凝血药是指作用于体内凝血过程的不同环节从而阻止血液凝固的药物，在临床上主要用于预防和治疗血栓栓塞性疾病。相比肝素类抗凝血药，华法林等香豆素类抗凝血药由于具有口服吸收好、体内抗凝作用稳定等特点更易被用药者接受，尤其是需长期维持给药的患者，如进行过心脏瓣膜置换术的患者，需要长期（生物瓣膜）甚至终生（机械瓣膜）使用抗凝血药。但必须注意，香豆素类抗凝血药已被肯定有致畸作用。根据服药时间可分为以下两种畸形：①香豆素畸形综合征。早期妊娠（致畸敏感期为 6～9 周）应用香豆素类抗凝血药，后代可表现为香豆素畸形综合征，其发生率可高达 25%～50%。表现为鼻发育不全（因鼻软骨发育不全而形成的鼻过小且上耸、鼻扁平且凹陷于面部、鼻孔窄小等，形成典型的“香豆素面容”）、骨质疏松、眼畸形、低体重、智力落后等。②中枢神经系统畸形。中晚期妊娠使用香豆素类药物，可表现为小脑萎缩、脑积水、脊柱发育不全、先天性失明、先天性耳聋等中枢神经系统发育异常。因此，育龄妇女使用本类药物时，需充分考虑妊娠的可能性，应先以妊娠试验排除妊娠后再用药。而对于已经妊娠的妇女，整个妊娠期间应避免使用香豆素类抗凝血药，如必须抗凝治疗，可以通过注射肝素类抗凝血药代替。

（四）抗恶性肿瘤药

恶性肿瘤，俗称癌症，是由于机体受到化学、物理、病毒等多种因素的长期共同作用引发一系列基因异常改变出现的细胞恶性增生，已成为威胁人类生命健康的重要疾病。癌症的治疗方法多采用包括外科治疗（手术切除肿瘤组织）、内科治疗（俗称化学治疗，即应用化学药物杀死肿瘤细胞）、放射治疗（使用放射线杀伤肿瘤细胞）相结合的综合疗法（见第四篇第八章）。尽管近年来靶向治疗、生物治疗、免疫治疗等新型药物的应用，大大提高了肿瘤患者的预后，以直接杀死肿瘤细胞为机制的细胞毒性抗恶性肿瘤药（经典化疗药）在肿瘤治疗中仍占有重要的地位。必须注意，许多经典的抗肿瘤药具有生殖毒性，属于妊娠期用药分类的 X 类药物，孕妇在致畸敏感期应用易引起流产、胎儿发育异常、宫内发育迟缓甚至胎死宫内。如患癌孕妇使用抗叶酸药甲氨蝶呤，后代可出现眼及颜面畸形，甚至出现无脑儿，其机制与药物干扰胎儿的叶酸代谢有关，已知叶酸对胎儿神经管发育非常重要，因此妊娠前和妊娠期间补充适量叶酸可预防先天性神经管畸形。其他抗肿瘤药如氮芥可引起胎儿泌尿系统发育异常，出现肾和输尿管缺损；巯嘌呤可引起后代发生唇裂、腭裂等；环磷酰胺、白消安可引起胎儿肢体畸形、腭裂和外耳缺损。因此，对于妊娠期间罹患肿瘤的患者，医师应将孕妇的疾病状态和拟实行的化疗方案对胎儿发育的影响如实告知患者，根据治疗需求和患者意愿等因素综合考量，以最大程度地提高药物疗效并减少对胎儿的影响。

（五）抗菌药物

由于体内激素等因素的改变，妊娠后准妈妈对疾病的抵抗力可能会有所下降，容易罹患各种细菌感染。抗菌药是对细菌具有抑制和杀灭作用的药物，包括抗生素和人工合成抗菌药。一般来说，青霉素、头孢菌素等 β-内酰胺类抗生素属于 B 类药物，孕妇使用相对较安全。但以下几种药物具有潜在的生殖毒性，应予注意：①氨基糖苷类抗生素，如链霉素、庆大霉素等。孕妇在妊娠期间使用过该类药物可引起胎儿第 8 对脑神经（听神经）的损害，造成先天性永久性耳聋。损害程度与用药时间密切相关。使用越早，对胚胎发育的不良影响就越大。②四环素类抗生素，包括天然药物四环素、土霉素和人工合成的多西环素等。因该类药物结构中具有荧光基团，可以荧光化合物的形式在钙化的骨和牙中沉积，引起骨、牙发育不全。人类乳牙的钙化始于妊娠第 4 个月末，止于出生后 11～14 个月，因此，中晚期妊娠以后应用四环素类抗生素，可引起胎儿乳牙黄斑沉着及牙釉质的钙化不全。③喹诺酮类抗菌药，本类药物属于人工合成抗菌药，包括环丙沙星、氧氟沙星等。动物实验发现该类药物可引起幼小动物软骨发育不全，因此，禁用于孕妇、乳母和生长发育期的儿童与青少年。

（六）维生素

维生素是维持正常生长发育和代谢的一类微量有机物，缺乏后会引起生理功能障碍而出现疾病。有数据表明，虽然孕妇对维生素的需求量相对增加，在健康饮食、均衡营养的情况下，每日由食物中获得的维生素多可保证孕妇的需要，不加论证地盲目补充维生素的弊大于利。大量动物实验和流行病学资料均证实维生素 A 过量会致畸。每日摄入 10 000U 以上的维生素 A 可致胚胎神经嵴发育异常，出生后表现为中枢神经系统畸形，如小头、无右耳、无左眼等，并提出早期妊娠血液里的动物源性维生素 A 水平升高，与心血管系统畸形（如法洛四联症）、泌尿系统畸形和流产风险相关。也有报道指出，过量维生素 K 可引起新生儿肝损伤、高胆红素血症与核黄疸。总之，为了未来宝宝的健康，孕妇在妊娠期间应在医师的指导下科学地补充维生素、营养素等，即“缺什么，补什么”“缺多少，补多少”，切忌随心所欲地自行“脑补”。

（七）其他药物

很多情况下孕妇罹患某些慢性疾病，长期进行药物治疗的过程中后代出现了畸形，难以单纯地界定致畸原是药物还是疾病，抑或两者的共同作用。例如，甲状腺功能亢进症患者妊娠期间使用硫脲类抗甲状腺药，可使后代出现头皮和头发缺损；糖尿病患者使用甲苯磺丁脲，后代唇裂和腭裂的发生率增加。这些情况下畸形的发生是否真正为药物作用，尚需进一步证实。

（八）吸烟、饮酒与先天畸形

1. 吸烟与先天畸形的关系 流行病学调查结果显示，孕妇大量吸烟可致胎儿体重不足、流产及胎儿死亡等。致畸原因可能是吸烟过程产生的大量一氧化碳与氧气竞争血浆蛋白结合点（一氧化碳与血红蛋白亲和力为氧气的 200 倍），致使红细胞不能携带氧气而导致胎儿缺氧。另外，烟草中的尼古丁（nicotine，烟碱）也有致畸作用。新近研究表明，妊娠期间大量吸烟可使胎儿心脏畸形发生率有增加趋势。

2. 酒精的致畸作用 重度酒精中毒（醉酒）者后代的畸形率可达 50%以上。主要表现为胎儿宫内生长缓慢、小头畸形，出生后智力发育迟缓、颌骨发育不全及唇裂或腭裂，被称为胎儿酒精综合征（旧称星期六胎儿综合征）。慢性酒精中毒（成瘾）妇女的后代中，约 30%存在先天畸形并表现出剂量依赖性。研究表明，孕妇每日摄取的酒精量超过 28g，胎儿体重低于正常、自然流产发病率可高于正常 2～4 倍。

四、如何防止药物诱发畸胎

拥有健康的宝宝是为人父母最深切的盼望，妊娠期间用药可能影响胎儿发育，必须引起重视。为减少药物带来的畸形，准妈妈们用药前应遵循以下原则。

1. 育龄妇女用药前，应考虑妊娠可能性，避免“忽略用药”的情况发生（“忽略用药”是指可能妊娠的妇女因不关注自己的月经史忽略已妊娠的事实，从而误用对胎儿有害的药物）。

2. 对已孕妇女，用药必须有明确的指征，只有药物对母亲和胎儿的益处高于对胎儿的危险时才考虑用药，可用可不用的药物尽量不用。

3. 若紧急情况下孕妇必须用药时，应注意以下几点：①从药物的种类上讲，单药有效避免联用；②从老药和新药的选择上，有疗效肯定的老药避免使用尚难确定是否对胎儿有影响的新药，切忌迷信“新药”“贵药”“进口药”就一定是“安全药”；③从用药剂量上考虑，小剂量有效避免大剂量使用；④从用药时间上考虑，在妊娠前 3 个月内应尽量不接触药物尤其是已确定或怀疑有致畸作用的药物；⑤若病情急需，要应用肯定对胎儿有害的 X 类药物，应先终止妊娠，再用药。

（王姿颖）

第四章　吗啡——天使和魔鬼

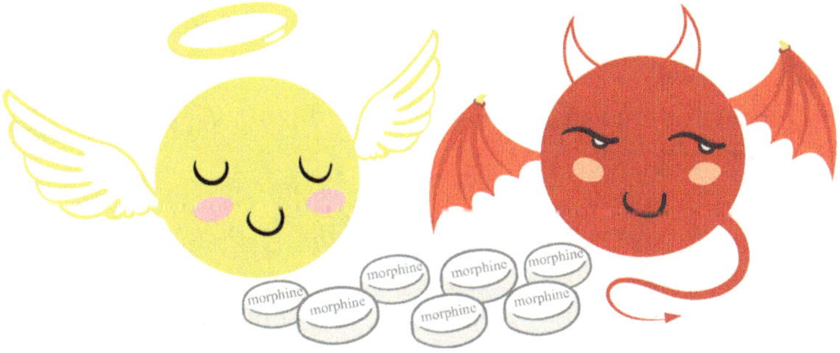

“卡拉瓦乔，因偷窃技能成为战争英雄，但也因此失去了双手拇指，他只能通过吗啡来重新想象自己是谁…；全身被烧焦的艾马殊，为了拯救爱人，不惜背上卖国罪名，最终在他的要求下，护士给他注射了大剂量的吗啡…”这是电影《英国病人》中的悲情片段。其中提到的吗啡，可能很多人都略知一二，如“吗啡能镇痛救命”“吗啡是可怕的毒品”。前者提到了吗啡的功效——像天使一样呵护生命，后者说的是吗啡的毒性——像魔鬼一样残害身心，看似风马牛不相及的两种特质的确都发生在同一个药物吗啡的身上。那么，吗啡究竟是何方神圣呢？让我们一起来揭开它的神秘面纱。

阿片、毒品、依赖性、成瘾性……这些名词你是不是曾有耳闻，但又似懂非懂，现在就让我们来认识一下它们。

第一节　名词解析

一、阿　片

阿片（Opium）又名鸦片，俗称大烟，源于植物罂粟的蒴果，含有吗啡、可待因、罂粟碱等20 多种生物碱。阿片有生熟之分，生阿片气味难闻，烧煮发酵后成为黏稠的熟阿片，可发出香甜气味，俗称烟膏。阿片在医疗上有镇痛、镇咳、止泻等作用，但若作为毒品吸食则可致依赖性，对人体产生严重危害，甚至造成死亡。阿片类毒品主要包括阿片、阿片生物碱（如吗啡）、阿片衍生物（如海洛因）、哌替啶等。

二、毒　品

毒品（drug）是指那些被非法滥用、能使人形成瘾癖的物质。《中华人民共和国刑法》规定：“毒品，是指鸦片、海洛因、甲基苯丙胺（冰毒）、吗啡、大麻、可卡因以及国家规定管制的其他能够使人形成瘾癖的麻醉药品和精神药品。”

三、药物依赖性

药物依赖性（drug dependence）是药物与机体相互作用所造成的一种特殊精神状态和身体状态，

表现出一种强迫要连续或定期使用该药的行为，以期感受它的精神效应或避免停药引起的严重身体不适。药物依赖性的临床表现十分复杂，可分为精神依赖性和躯体依赖性，是导致药物滥用的生物学基础。

四、精神依赖性

精神依赖性（psychic dependence），又称心理依赖性（psychological dependence），是一种反复发作的慢性脑病。用药者产生一种非常愉悦满足的感觉，称为欣快（euphoria），以及追求用药的强烈愿望，称为渴求（craving），从而驱使用药者不顾一切地去寻求该药以重复体验欣快感，称为强迫性觅药行为（compulsive drug seeking behavior）。精神依赖性一旦产生即很难去除，是吸毒者摆脱躯体依赖性后复吸的重要原因。

五、躯体依赖性

躯体依赖性（physical dependence），又称生理依赖性（physiological dependence），是机体对所用药物产生的生理适应状态，突然停药会导致已形成的适应状态发生改变，生理功能出现严重紊乱，甚至危及生命，称为戒断症状（withdrawal symptom），多伴有再次用药的强烈渴求感和强迫性觅药行为。有些药物滥用仅产生精神依赖性，有些药物滥用既可产生精神依赖性，又可产生躯体依赖性，而且一旦产生躯体依赖性将会进一步加重精神依赖性。

六、强迫性觅药行为

强迫性觅药行为是指吸毒人员不由自主、不顾一切地寻求和滥用药物，是失去自我控制能力的表现，而非意志薄弱或道德问题。是判断药物依赖的重要指征。

七、药物成瘾性

药物成瘾性（drug addiction）是药物依赖性的通俗用语。20 世纪 60 年代，世界卫生组织（WHO）建议采用“药物依赖性”取代“药物成瘾性”，使其内涵更加确切。

八、药物耐受性

药物耐受性（drug tolerance）是指机体在反复用药过程中对药物的敏感性降低，出现药效下降或药效维持时间缩短的现象，必须增加剂量才能获得原来的效果。药物耐受性对药物依赖性的形成和走向产生重要影响，是药物依赖性的属性之一，大多数致依赖性的药物都可导致耐受性。一般情况下，停止用药后耐受性大多可逐步消减。

九、药 物 滥 用

药物滥用（drug abuse）是指非医疗目的地反复过量使用具有致依赖性潜能的精神活性物质的行为，俗称“吸毒”。用药者采取自身给药的形式，以求体验药物产生的特殊精神效应，继而导致药物依赖性，出现异常的觅药与用药行为，即毒品滥用行为。药物滥用除给滥用者自身健康造成损害外，还带来严重的社会问题。

十、麻醉性镇痛药

麻醉性镇痛药（narcotic analgesic）是指激动中枢神经系统特定部位的阿片受体产生镇痛作用，

并且易产生药物依赖性的镇痛药，又称为阿片类镇痛药或成瘾性镇痛药。

看到这里，你是否若有所悟，能给“吗啡”贴上一些标签了？下面开始我们的探秘之旅吧！

第二节 吗啡的由来

吗啡来源于阿片。阿片制剂已有上千年的历史，由于能快速减轻病痛、提振精神，因此早在16世纪，就被人们誉为能“治疗所有疾病的万能药物”，披上了神奇的外衣。当时曾有医师赞叹“没有任何一种药物具有阿片那样的价值……如果没有阿片，医学将不过是一个跛子”，可见人们对其迷信之深，甚至有人认为它是“上帝送给人类的礼物”，而忽略了它引起的快感背后的隐患。直到18世纪初，一位英国医师指出阿片除了具有治疗作用外，还有成瘾性，人们才开始意识到阿片神奇功效外的黑暗一面。

自然界植物罂粟是阿片的天然来源。罂粟原产于地中海东部地区，我国以西南部最为集中，能够提炼阿片的罂粟只占罂粟家族的一部分，为阿片罂粟，其未成熟蒴果切开后流出的白色浆汁在空气中干燥凝结，形成棕黑色膏状物，即为阿片，也称为鸦片。1803年，德国药师 Friedrich Serturner 从阿片中分离出一种白色粉末状物质，实验发现此物具有强大的镇静和精神愉悦效应，于是，他以古希腊神话中的梦幻之神 Morpheus 的名字将这种物质命名为“Morphine”，中文音译为吗啡，这是人类第一次从植物罂粟中提炼出有活性的单体成分。此外，阿片中还含有可待因、罂粟碱等20多种生物碱，以吗啡含量最高，约占10%。当今世界，合法的阿片产区主要集中在印度、土耳其等地在政府控制下的阿片农庄，而非法种植区则主要分布在亚洲西南部及东南亚地区。

使用过程中人们发现，吗啡的镇痛作用是阿片的10倍。1827年，默克公司开始正式生产吗啡供临床应用。目前，吗啡及其衍生物是临床上解除剧痛的主要药物，是全世界使用量最大的强效镇痛药。但同时吗啡也有很大的毒性，如抑制呼吸、降低免疫力、比阿片具有更高的成瘾性，给个人、家庭、社会都造成极大的危害。吗啡的两副面孔，可谓让人爱恨交加。

为什么吗啡会有天壤之别的两副面孔呢？这和它的药理作用是分不开的。接下来就让我们来看看吗啡都有什么药理作用。

第三节 吗啡的药理作用

吗啡对中枢神经系统、内脏平滑肌、心血管系统、免疫系统都有广泛的药理作用，通过激动阿片受体，影响机体多方面的病理生理功能。

一、镇 痛

吗啡镇痛作用强大，对大多数疼痛的镇痛效果良好，对持续性钝痛的作用强于间断性锐痛及内脏绞痛，对神经性疼痛的效果较差。皮下注射5～10 mg能明显减轻或消除疼痛，一次给药镇痛作用可持续4～6 h。与麻醉药品相比，吗啡在发挥镇痛作用的同时不影响意识和其他感觉。

二、镇 静

吗啡能改善疼痛引起的焦虑、紧张、恐惧等情绪反应，产生镇静作用，提高对疼痛的耐受力。用药后，患者常出现嗜睡、精神朦胧、意识模糊等，在安静环境中易诱导入睡，也易被唤醒，但不引起记忆丧失。

三、致 欣 快

吗啡还可引起欣快，表现为满足感、飘飘欲仙的感觉，对处于疼痛折磨中的患者和成瘾者十分明显，是吗啡有良好镇痛效应的重要因素，也是造成强迫用药的重要原因。但并非每个人使用后都有欣快感，一些人可能会感到烦躁不安。

四、呼 吸 抑 制

吗啡可抑制呼吸，使呼吸频率减慢、潮气量（平静呼吸时每次吸入或呼出的气量）降低，急性中毒时呼吸频率可减至 3～4 次/分。呼吸抑制发生的快慢及程度与给药途径密切相关，静脉注射 5～10 min 或肌内注射 30～90 min 时最明显。若与麻醉药、镇静催眠药、酒精等合用，可使呼吸抑制加重。呼吸抑制是吗啡急性中毒致死的主要原因。吗啡对呼吸的抑制作用受其他感官刺激的影响，如在严重疼痛时，大剂量的吗啡并不引起呼吸抑制，一旦疼痛缓解，同样剂量的吗啡就可能导致严重的呼吸抑制，这也是吗啡滥用者易过量中毒的原因之一。

五、镇 咳

吗啡可使咳嗽反射减轻或消失，产生镇咳作用，但镇咳的同时可造成分泌物潴留，阻塞呼吸道，故仅用于无痰干咳。

六、缩 瞳

吗啡可使瞳孔缩小，中毒时瞳孔极度缩小呈针尖样，是吗啡中毒的特殊体征，对本类药物中毒具有鉴别诊断的意义。治疗量还可降低正常人和青光眼患者的眼压。

七、对胃肠道的影响

吗啡可减慢胃蠕动，使胃排空延迟，提高胃窦部及十二指肠上部的张力，容易引起食物反流；提高肠道平滑肌张力，使推进性肠蠕动减弱，肠内容物通过延缓，在结肠内停留时间延长，促进水分吸收，并抑制消化腺的分泌；提高回盲瓣及肛门括约肌的张力，加之对中枢的抑制作用，使便意和排便反射减弱，因而易造成便秘；吗啡还可引起胆道奥狄括约肌痉挛性收缩，使胆囊内压明显升高，导致上腹不适甚至胆绞痛。

八、对心血管系统的作用

吗啡能扩张血管，降低外周阻力，当患者由仰卧位转为直立位时可发生直立性低血压。可模拟缺血预适应对心肌缺血损伤的保护作用，从而减小梗死病灶，减少心肌细胞死亡。因抑制呼吸使体内 CO_2 蓄积，故可引起脑血管扩张，颅内压增高。对心率及心律无明显影响，仅轻度降低心肌耗氧量和左心室舒张末压。

九、对免疫系统的影响

吗啡可抑制免疫功能，如抑制淋巴细胞增殖，减少细胞因子分泌，减弱自然杀伤细胞的细胞毒作用，也可抑制人类免疫缺陷病毒（human immunodeficiency virus，HIV）诱导的免疫反应，这可能是吗啡吸食者易感 HIV 的主要原因。

十、其他作用

吗啡可引起恶心呕吐、术后尿潴留，延长产妇分娩过程、较大剂量时可收缩支气管而加重哮喘发作，还可降低体温，对神经内分泌也有影响。

吗啡的药理作用如此广泛，那么它对于疾病治疗有何价值呢？是如何像天使一样呵护人们的生命健康呢？让我们来一起学习吗啡的临床应用。

第四节　“像天使一样守护你”——吗啡的临床应用

一、疼　痛

吗啡镇痛范围广泛，可缓解或消除严重创伤、烧伤、手术等引起的剧痛和晚期癌性疼痛；对内脏平滑肌痉挛引起的绞痛，如胆绞痛、肾绞痛，加用阿托品可以缓解；对心肌梗死引起的剧痛，吗啡除能缓解疼痛和减轻焦虑外，其扩血管作用还可减轻患者的心脏负担。吗啡的镇痛效果与疼痛程度以及个体对药物的敏感性有关，应根据个体反应性来调整用量。因易成瘾，所以除癌症剧痛外，一般仅短期应用于其他镇痛药无效的严重疼痛。

关于癌性疼痛，世界卫生组织（WHO）曾提出，到2000年在全世界实现“让肿瘤患者不痛”的奋斗目标。时至今日，在晚期癌痛治疗领域，很多癌症患者依然在忍受癌痛的折磨。调查显示，对癌症患者来说，疼痛的杀伤力最大，它毫不留情地吞噬着生命的烛光，患者内心的焦虑和抑郁如影随形，身心俱损。吗啡强大的镇痛作用可以使 90%的癌性疼痛得到缓解，明显改善癌症患者的生活质量。然而，在很长一段时间内，由于对吗啡认识的偏颇，如怕成瘾、怕影响身体功能、怕受到歧视等，加之我国没有中长效的吗啡类药物，从而使吗啡未得到规范应用。有的癌症患者会用哌替啶来缓解疼痛，然而哌替啶镇痛作用仅为吗啡的 1/10，且不良反应突出，致使癌症患者的疼痛未能得到有效缓解。大量临床实践证实，癌症患者因长期使用吗啡镇痛而成瘾者极为罕见。随着我国医疗工作者的不懈努力，目前癌性疼痛的规范治疗已见成效，尤其是控释型、缓释型的吗啡制剂进入国内后，定时定量常规用药，更是给癌性疼痛患者带来了福音。目前，临床常用的吗啡类药物包括盐酸吗啡片、硫酸吗啡缓释片、盐酸吗啡注射液、吗啡栓剂等，发挥着重要的作用。

小贴士　　**癌性疼痛治疗**

1984 年，世界卫生组织（WHO）推荐“癌症三阶梯镇痛治疗方案”，即第一阶梯轻度疼痛使用非甾体抗炎药（如阿司匹林、对乙酰氨基酚），第二阶梯中度疼痛使用弱阿片类药物（如可待因、曲马多），第三阶梯重度疼痛使用强阿片类药物（如吗啡、芬太尼），提倡对重度疼痛患者使用吗啡。1998 年，我国国家药品监督管理局下发相关通知：“对癌症病人镇痛使用吗啡应由医师根据病情需要和耐受情况决定剂量”，也相应地在药典中补充了癌症患者使用吗啡不受极量限制的条款。由此可见吗啡在癌性疼痛治疗中的重要地位，体现了控制癌性疼痛已成为实行人道主义的重要治疗措施。

近年来，第二阶梯镇痛药呈弱化趋势，国内外最新指南均不再严格要求按照三阶梯给药，建议可采取更加灵活适用的方式，即轻、中度疼痛也可采用小剂量强阿片类药物。并可联合应用非甾体抗炎药以及辅助镇痛药，以增强阿片类药物的镇痛效果，并减少阿片类药物用量。

二、急性肺水肿

吗啡对于左心衰竭突发急性肺水肿所致的呼吸困难（心源性哮喘）有良好的效果，可迅速缓解患者的气促和窒息感，改善症状。作用机制可能与以下几方面有关：扩张外周血管、降低外周阻力，从而减轻心脏负荷，利于肺水肿的消除；镇静作用利于消除焦虑、恐惧的情绪，从而降低氧耗；呼吸中枢对 CO_2 的敏感性降低，减弱过度的呼吸兴奋，从而缓解急促浅表的呼吸。此外，吗啡对其他原因引起的肺水肿，如尿毒症所致肺水肿也有效。但伴有休克、昏迷、严重肺部疾患或痰液过多时禁用。

小贴士　　急性肺水肿

急性肺水肿是心内科急症之一，常由急性左心衰竭（患者多有高血压、冠心病、风湿性心脏病二尖瓣狭窄等病史）导致。急性肺水肿发病急剧，患者突然出现严重呼吸困难、端坐呼吸、烦躁不安，呼吸频率可达 30～40 次/分；频繁咳嗽，常咳出白色或粉红色泡沫样痰；口唇发绀，大汗淋漓，心率增快，双肺布满湿啰音及哮鸣音，患者有强烈的恐惧感和濒死感。由于呼吸困难症状与哮喘类似，也称为心源性哮喘。急性肺水肿危及生命，必须紧急抢救，包括采取适当体位（坐位，双腿下垂）、吸氧、镇静、利尿、扩血管、强心、支气管解痉等措施。其中，吗啡是极为有效的药物之一。

三、腹泻与咳嗽

吗啡可减轻各种原因引起的急慢性腹泻，也具有镇咳作用。部分止泻、镇咳药物中均含有微量吗啡，但由于成瘾性等潜在危害，使用前需经医师评估是否对症，并在医师指导下使用；用药后若症状未改善，应及时就医，切不可自行增加剂量或延长用药时间，并避免同时使用其他复方镇咳药，以免药物过量中毒。一般来说，只要按医嘱合理服用，通常不会上瘾。由于目前已有许多新型镇咳、止泻药，故本类药物已较少应用。常见含有吗啡的复方药品见表 2-4-1。

表 2-4-1　含有吗啡的复方药品

药品名称	含吗啡成分
复方甘草片	阿片粉
复方甘草合剂/口服溶液	樟脑酊
强力枇杷露	罂粟壳
羚贝止咳糖浆	罂粟壳
麻芩止咳糖浆	罂粟壳
消炎止咳片/胶囊	罂粟壳
枇杷止咳胶囊/颗粒	罂粟壳
咳喘宁片/咳喘宁口服液	罂粟壳
止咳宝片	罂粟壳
克咳片	罂粟壳
咳喘舒片	罂粟壳
消咳颗粒	罂粟壳
定喘止嗽丸	罂粟壳
人参保肺丸	罂粟壳
固肠止泻丸	罂粟壳
小儿止泻片	罂粟壳

小贴士　**樟脑酊是什么**

樟脑酊为复方制剂，主要成分为樟脑、阿片酊、苯甲酸、八角茴香油，可用于缓解疼痛、干咳及腹泻症状。其中，阿片酊含吗啡、可待因、罂粟碱、那可丁、蒂巴因等阿片类物质，发挥镇痛、镇咳、止泻作用；樟脑可增加腺体分泌，稀释痰液，利于痰液咳出；苯甲酸、八角茴香油为辅料。因可致成瘾性，故含樟脑酊的药物不可久服。

吗啡有很高的医用价值，但同时需要警惕的是，如果非医疗目的的滥用，吗啡就会像魔鬼一样露出狰狞的面孔，给人带来灾难性的伤害。

第五节　“像魔鬼一样吞噬你”——吗啡的危害

一、依　赖　性

初次应用吗啡，可能出现轻度恶心、呕吐等不适感，但重复应用时，其欣快作用使人情绪松弛、飘飘欲仙，从而渴求再次用药，以致形成滥用。长期吸食者无论是精神还是躯体都会对吗啡产生严重的依赖，患者萎靡不振、记忆衰退、意志消沉、性格扭曲、人格变异、健康不断恶化，还会出现不同程度的幻觉、妄想，做出伤人害己的行为。一旦停药，则产生明显的戒断症状，主要表现为兴奋失眠、打哈欠、流涕、流泪、出汗、自感发冷发热、起鸡皮疙瘩、食欲缺乏、恶心、呕吐、腹痛、腹泻、瞳孔散大、自发射精、血压升高、脉搏加快、烦躁、激动、震颤、肌肉痉挛、全身酸痛，同时伴有再次用药的强烈渴求感和强迫性觅药行为，患者极度痛苦，甚至虚脱、意识丧失。戒断症状一般在停药 8～12h 开始出现，48～72h 达到高峰，持续 7～10d，严重者可致死。如果孕期或哺乳期妇女滥用，不仅危害自身健康，还会累及胎儿、新生儿，使其产生依赖性，甚至死亡。

吗啡滥用对个体造成的损害是毁灭性的，几乎累及机体的所有组织器官。滥用者将获得药物视为生命至高无上的目标，可以为此不惜一切代价，而自尊、家庭及社会责任都不再有任何意义，最终导致生活窘困、亲情分离、家破人亡的人间悲剧。滥用一旦成为群体现象，将会消耗巨额毒资，破坏社会生产力，严重干扰国家经济发展。而且，许多吸食者铤而走险，以贩养吸，成为毒品犯罪分子，严重危害社会安定。

扩展阅读　**案 例 二 则**

案例 1：中国法律服务网司法行政案例库报道，王某某，女，42 岁，因患肢体血管炎，采用肌内注射吗啡来镇痛，半年后因病情加重，进行了局部截肢手术。术后，血管炎症状缓解，但仍继续使用吗啡，一旦停药便出现全身不适、打喷嚏、流涕、自觉忽冷忽热、乏力、腹痛、食欲减退、烦躁不安、睡眠障碍等戒断症状。王某某多次尝试自行戒毒，但效果不佳。最后，来到戒毒康复中心进行自愿戒毒。检查结果示尿检吗啡阳性，医师结合王某某药物滥用情况，诊断其为典型的吗啡依赖。

案例 2：羊城晚报报道，小宇，男，25 岁，患有血友病。一段时间以来因为咳嗽未愈，家人买来甘草片让其服用。此后，小宇每日服用甘草片，起初每日 4～10 片，然后 20 片，后来一次吃 1 瓶，甚至混合吗啡一起吃，最严重时，每日吃 800 片甘草片加 8 片吗啡，以感受药物带来的愉悦体验。长期大量用药使他经常处于思绪混乱、不受控制的状态，内心十分痛苦。经医师诊断，小宇对药物产生了精神依赖性。

二、耐 受 性

吗啡按常规剂量连用 2～3 周即可产生耐受性。剂量越大，给药间隔越短，耐受性发生越快、越强，且与其他阿片类药物有交叉耐受性。由于耐受性，几乎所有吸毒者都会经历逐渐增量、用药次数增多、抽吸改为静脉注射等过程，从而加重了药物对机体的损害，直至走向死亡。机体对吗啡不同药理作用的耐受程度并不一致，对某些作用（如镇痛、镇静、欣快、镇咳、恶心、呕吐）易产生耐受性，而对另一些作用（如致便秘、缩瞳）不易产生耐受性。

三、急 性 中 毒

吗啡过量可引起急性中毒，出现精神运动性抑制、言语不清、昏睡、血压下降、心律失常、体温降低、尿潴留等，甚至导致深度呼吸抑制、昏迷、针尖样瞳孔（深昏迷时可能由于缺氧而瞳孔扩大）三联征。呼吸麻痹是致死的主要原因，需紧急抢救，包括人工呼吸、吸氧、静脉给予阿片受体阻断药纳洛酮，以及促进体内残留吗啡的清除等措施。过量致死主要发生在以下几种情况：大剂量用药（尤其是静脉用药）、脱毒治疗后复吸（脱毒治疗后机体对毒品的敏感性恢复，但复吸者仍经验性地使用脱毒前的剂量）、使用混杂毒品（成分复杂，真实剂量不易掌握）、初次吸食（因仿效吸毒成瘾者的日常使用量）、绝望自杀等。

四、降低免疫力

吗啡抑制免疫功能，使机体抵抗力下降，滥用者极易并发感染性疾病，如皮肤脓肿、败血症、乙型和丙型病毒性肝炎、心内膜炎、结核病、性病，甚至并发 HIV 感染导致艾滋病，其发病率、病死率都远高于普通人群。艾滋病是当今世界最严重的公共卫生问题之一，大量证据表明注射吗啡等毒品而感染 HIV 对艾滋病的泛滥起着火上浇油的作用，这除了与吸毒者共用 HIV 污染的注射器有关外，也与免疫功能受损、对 HIV 的易感性增高等因素有关。

此外，吗啡可引起眩晕、恶心、呕吐、便秘、胆绞痛、直立性低血压等。可对抗缩宫素对子宫的兴奋作用而延长产程，且能通过胎盘屏障或经乳汁分泌而抑制新生儿和婴儿呼吸，故禁用于分娩期和哺乳期妇女镇痛。因抑制呼吸、抑制咳嗽反射，以及促进组胺释放致支气管收缩，故禁用于支气管哮喘、慢性阻塞性肺病及肺源性心脏病患者。颅脑损伤致颅内压增高的患者、肝功能严重减退者及新生儿和婴儿均应禁用吗啡。

小 结

吗啡等药物滥用不仅严重损害滥用者的个人健康及家庭幸福，也严重损害国民经济、破坏社会稳定。因此，本类药物的生产、销售、使用及管理必须严格遵守国家的法律、法规。目前，减少非法供应（禁止罂粟等毒品源植物的非法种植、非法制造、非法贩运）、减少非法需求（进行药物滥用危害的预防宣教、科学的戒毒治疗）、减轻社会危害（采用针具交换、推广安全套）的“三减”策略是联合国制定的全球禁毒总战略，已在世界各国达成高度共识。随着医药科技的发展、随着我们对吗啡的深入了解，最大限度地利用吗啡为健康服务，是我们共同的追求。“取其精华治病救人，去其糟粕远离危害”，杜绝吗啡滥用、缉毒戒毒，仍是长期繁重的工作，任重而道远。

（张　斌）

第五章　激素是把双刃剑

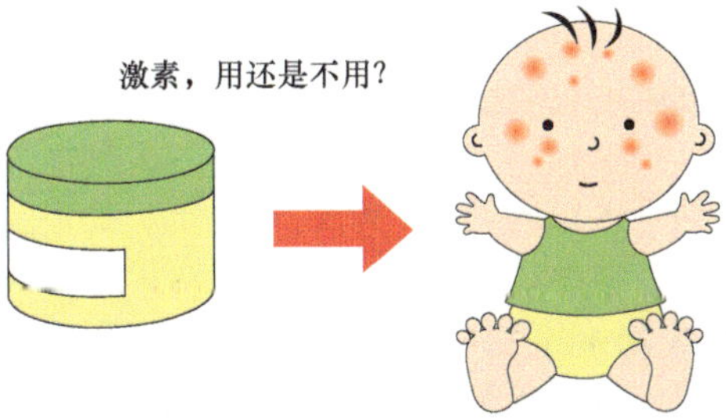

你身边是否有这样的朋友，每到春暖花开的时节就频繁地打喷嚏、流鼻涕？真是苦不堪言！而当他拿出一个小药瓶向鼻腔里喷两下后，症状很快就减轻了，药物的疗效真是立竿见影！那么是什么药物如此神奇呢？原来是医生给开的缓解过敏性鼻炎症状的激素。提到激素，相信很多人都不陌生，但你真了解它吗？

激素（hormone），是机体内分泌系统产生的高效能生物活性物质，经组织液或血液到达靶细胞，调节生长发育等过程。“hormone”一词源于希腊语“hormon”，意为“刺激、兴奋”，但现代理论认为激素的作用是兴奋与抑制的协调与统一，是从两个方面整合机体的功能活动，以维持内环境的稳定。激素种类繁多，正常情况下,体内激素分泌保持动态平衡，但病理状态时，内分泌功能紊乱，激素分泌增多或减少，就会引起生理功能的亢进或减退。

小贴士　　**激素有哪些**

人体内有多种激素，由内分泌腺或内分泌细胞分泌而成，是内分泌系统发挥调节作用的物质基础。例如：下丘脑可分泌释放激素和抑制激素，调节垂体功能；垂体可分泌促甲状腺激素、促肾上腺皮质激素、生长激素、催乳素、促性腺激素；松果体可分泌褪黑素；胸腺可分泌胸腺素；甲状腺可分泌甲状腺激素；甲状旁腺可分泌甲状旁腺素；肾上腺可分泌糖皮质激素（皮质醇）、盐皮质激素（醛固酮）；胰腺可分泌胰岛素、胰高血糖素；卵巢可分泌雌激素（雌二醇）、孕激素（孕酮）；睾丸可分泌雄激素（睾酮）；心房肌细胞可分泌心房钠尿肽；脂肪细胞可分泌瘦素；等等。

不同的激素有不同的功能，各司其职，共同维持生命活动。而平时老百姓所说的激素一般是指“糖皮质激素”。常用的糖皮质激素类药物有氢化可的松、可的松、泼尼松、泼尼松龙、甲泼尼龙、曲安西龙、地塞米松、倍他米松等。与其他种类的激素相比，糖皮质激素药理作用丰富，应用广泛，在日常生活中较为常见。因此，本章将聚焦于糖皮质激素，谈一谈糖皮质激素的利与弊。

对于糖皮质激素的认识，往往出现两极分化，有人谈之色变，拒绝使用，而有人却不以为意，随意使用。这两种极端表现都不利于我们的健康。其实，糖皮质激素的利弊和其药理作用密切相关，接下来就让我们来看看糖皮质激素都有什么药理作用。

第一节　糖皮质激素的药理作用

糖皮质激素是20世纪医药学界的重要发现，因其具有强大的抗炎作用，化学结构属甾体化合物，故又称甾体抗炎药。

糖皮质激素作用广泛，生理情况下分泌的糖皮质激素主要调节物质代谢过程，缺乏时将引起机体代谢失调甚至死亡；应激状态下，糖皮质激素分泌增加，以使机体适应内外环境变化产生的强烈刺激；作为药物应用时，糖皮质激素除影响物质代谢外，还有抗炎、抗过敏、免疫抑制、抗休克、抗毒等多种药理作用。

一、对代谢的影响

我们都知道，糖、蛋白质、脂肪是机体的三大营养物质，其代谢过程受多种因素调节，糖皮质激素是其中之一。

（一）糖代谢

糖皮质激素在维持血糖的正常水平和肝脏与肌肉的糖原含量方面有重要作用。能增加肝糖原、肌糖原含量，升高血糖，这与其促进糖原异生、减慢葡萄糖分解、减少机体组织对葡萄糖的利用有关。

（二）蛋白质代谢

糖皮质激素能加速胸腺、淋巴结、肌肉、皮肤、骨等组织的蛋白质分解代谢，增加尿中氮的排泄，造成负氮平衡，大剂量时还能抑制蛋白质合成，因此久用可致胸腺、淋巴结萎缩，肌肉消瘦，皮肤变薄，骨质疏松，生长减慢，伤口愈合延缓。用药期间，应进食高蛋白饮食，少进食糖类，对存在蛋白质严重损失的肾病患者，采用糖皮质激素治疗（尤其是长期治疗）时，需合用蛋白质同化激素。

小贴士　　**什么是蛋白质同化激素**

蛋白同化激素属于合成的类固醇类物质，如美雄酮、苯丙酸诺龙等。此类药物能促进蛋白质合成，增加肌肉的含量，提高动作的力度，临床上主要用于蛋白质损失过多的病理情况，如严重烧伤、慢性消耗性疾病、老年骨质疏松及肿瘤恶病质的患者，服用时应同时增加食物中的蛋白成分。需要注意的是，蛋白同化激素能增强男性特征，还会引起肝损伤、心血管系统损伤，甚至攻击性行为，而且属于体育赛事的违禁药，因此，使用时必须遵照医嘱，严格执行相关的管理规定，避免药物滥用的现象。

（三）脂肪代谢

大剂量长期应用糖皮质激素可升高血浆胆固醇，激活四肢皮下的酯酶，促使皮下脂肪分解而重新分布在面部、上胸部、颈背部、腹部和臀部，形成向心性肥胖，表现为“满月脸”和“水牛背”，即面圆、背厚、躯干发胖而四肢消瘦的特殊体型。

（四）水和电解质代谢

糖皮质激素有较弱的盐皮质激素样（保钠排钾）作用，利尿作用，还可引起低血钙，长期用药可造成骨质脱钙。

二、允许作用

糖皮质激素对有些组织细胞虽无直接作用，但可给其他激素发挥作用创造有利条件，称为允许作用，如可增强儿茶酚胺的血管收缩作用，可增强胰高血糖素的升高血糖作用等。

三、抗 炎 作 用

糖皮质激素具有强大的抗炎作用，能抑制生物性（细菌、病毒等）、物理性（创伤、烧伤等）、化学性（酸、碱等）、免疫性（各型变态反应）及缺血性组织损伤等多种原因引起的炎症反应。在炎症早期，糖皮质激素能增高血管的紧张性，减轻充血，降低毛细血管的通透性，同时抑制白细胞浸润及吞噬反应，减少炎症因子释放，从而减轻渗出、水肿，改善红、肿、热、痛等症状。在炎症后期，通过抑制毛细血管和成纤维细胞增生，抑制胶原蛋白、糖胺聚糖的合成及肉芽组织增生，从而防止粘连及瘢痕形成，减轻后遗症。但须注意的是，炎症反应是机体的一种防御性机制，炎症后期的反应更是组织修复的重要过程。因此，糖皮质激素在抑制炎症及减轻症状的同时，也在一定程度上降低了机体的防御功能，使用不当可导致感染扩散，阻碍创面愈合。

四、免疫抑制与抗过敏作用

糖皮质激素对免疫过程的许多环节都有抑制作用，小剂量主要抑制细胞免疫，大剂量时能使抗体生成减少，干扰体液免疫，对自身免疫病有一定的疗效，也能抑制组织器官的移植排斥反应。另外，在免疫过程中，抗原-抗体反应可引起肥大细胞脱颗粒释放组胺、5-羟色胺等过敏介质，进而引发一系列过敏反应症状，糖皮质激素能减少过敏介质的产生，抑制过敏引起的充血、水肿、平滑肌痉挛等病理变化，从而减轻或解除过敏性疾病的症状。

五、抗休克作用

大剂量糖皮质激素可用于治疗各种休克，特别是感染中毒性休克。抗休克的作用与多种机制有关，如强大的抗炎作用可减轻全身炎症反应综合征及组织损伤，可提高机体对细菌内毒素的耐受力，还可加强心肌收缩力等。

六、退 热 作 用

糖皮质激素可减少内源性致热原的释放，降低体温调节中枢对致热原的敏感性，有迅速而良好的退热作用，能够明显改善中毒症状，可用于治疗严重的中毒性感染。

七、对血液与造血系统的影响

糖皮质激素能刺激骨髓造血功能，增加红细胞和血红蛋白含量，也可使血小板增多、淋巴细胞减少。临床可见肾上腺皮质功能减退者淋巴组织增生、淋巴细胞增多，而肾上腺皮质功能亢进者淋巴细胞减少、淋巴组织萎缩。

八、对中枢神经系统的影响

糖皮质激素可提高中枢的兴奋性，长期大量应用可引起欣快、激动、失眠，甚至诱发精神失常，能降低大脑的电兴奋阈，促使癫痫发作和儿童惊厥。精神病患者和癫痫患者宜慎用。

九、对消化系统的影响

糖皮质激素能使胃蛋白酶和胃酸分泌增多，增加食欲、促进消化，但大剂量时可诱发或加重胃及十二指肠溃疡。

十、对骨骼的影响

长期大量应用可致骨质疏松，特别是脊椎骨，故可引起腰背痛，甚至发生压缩性骨折、鱼骨样及楔形畸形。可能与糖皮质激素抑制成骨细胞活力、减少骨骼中胶原的合成、使骨质形成发生障碍有关。

糖皮质激素作用广泛，是临床上不可或缺的一类药物，可用于防治多种疾病，具有不可替代的价值。

第二节　糖皮质激素的临床应用

一、严重感染或炎症

（一）严重急性感染

主要用于中毒性感染。在应用有效抗菌药治疗感染的同时，可用糖皮质激素做辅助治疗，因其能增加机体对有害刺激的耐受性，减轻中毒反应。对于无特效治疗药的病毒感染，原则上不宜使用本类药，以免应用后机体防御能力降低，使感染扩散而加剧病情。但对于一些重症病毒感染，如严重急性呼吸综合征（severe acute respiratory syndrome，SARS）以及由冠状病毒引起的严重肺部感染，糖皮质激素也有缓解症状的作用。

糖皮质激素的恰当应用可减轻肺组织渗出及后期肺纤维化的程度，减轻肺损伤。但由于大剂量的应用，后期也有少部分患者出现股骨头坏死。另外，对于多种结核病的急性期特别是以渗出为主的结核病，如结核性脑膜炎、胸膜炎、心包炎、腹膜炎，在早期应用抗结核药物的同时辅以短程糖皮质激素，可迅速退热，减轻炎症渗出，使积液消退，减少愈合过程中发生的纤维增生及粘连。带状疱疹、水痘患者禁用。

小贴士

SARS

SARS曾称传染性非典型肺炎，是由冠状病毒引起的严重肺部感染，表现为胸闷、气促、呼吸困难，少数患者出现呼吸窘迫综合征而危及生命。糖皮质激素通过其强大的抗炎作用，可减轻肺渗出，减轻肺纤维化，从而减轻肺损伤，对不少患者起到了“起死回生”的作用。但由于使用剂量大，部分患者在后期可出现股骨头坏死等严重不良反应。

（二）抗炎治疗及防止某些炎症后遗症

如果炎症发生在人体重要器官（如脑、心、关节、睾丸、眼等），如结核性脑膜炎、结核性心包炎、风湿性心瓣膜炎、损伤性关节炎、睾丸炎、虹膜炎、角膜炎、视网膜炎及烧伤后瘢痕挛缩等，由于炎症损害或恢复时产生粘连和瘢痕，将引起严重功能障碍。早期应用糖皮质激素可减少炎性渗出，减轻愈合过程中纤维组织过度增生及粘连，防止后遗症的发生。注意有角膜溃疡者禁用。

二、免疫相关疾病

（一）自身免疫病

自身免疫病，如多发性皮肌炎、系统性红斑狼疮、严重风湿热、风湿性心肌炎、风湿性及类风湿关节炎、自身免疫性贫血和肾病综合征等患者，应用糖皮质激素可缓解症状。

（二）器官移植排斥反应

异体器官移植手术后产生的免疫排斥反应可使用糖皮质激素预防。若已发生排斥反应，可采用大剂量糖皮质激素静脉滴注，控制后再逐步减少剂量至维持量，并改为口服。常与其他免疫抑制药合用。

（三）过敏性疾病

治疗荨麻疹、花粉症（又称枯草热）、血管神经性水肿、过敏性鼻炎、支气管哮喘和过敏性休克等过敏性疾病时，可应用糖皮质激素作为辅助治疗。吸入性糖皮质激素防治哮喘效果较好且安全可靠，极少有不良反应，已作为防治哮喘的一线用药。

小贴士　　**吸入性糖皮质激素防治哮喘**

糖皮质激素是最有效的控制哮喘患者气道炎症的药物。慢性持续哮喘主要通过吸入和口服途径给药，吸入为首选途径，因药物可直接作用于呼吸道，所需剂量较小，全身不良反应少。临床上常用的吸入性糖皮质激素（inhaled corticosteroid，ICS）有倍氯米松、布地奈德、氟替卡松、莫米松等，可有效控制气道炎症，减轻哮喘症状，减少哮喘发作频率和严重程度，提高生活质量，降低病死率。由于 ICS 在口咽局部可导致声音嘶哑、咽部不适、念珠菌感染等不良反应，因此吸药后应及时用清水含漱口咽部。哮喘患者长期吸入临床推荐剂量范围内的 ICS 是安全的，但长期高剂量吸入也可出现全身不良反应，如骨质疏松等。

三、休　克

对感染性休克，在有效抗菌药治疗的同时，可及早、短时间突击使用大剂量糖皮质激素，并且应尽可能在抗菌药之后使用，停药则在撤去抗菌药之前。对过敏性休克，可与首选药肾上腺素合用。对低血容量性休克，在补液、补充电解质或输血后效果不佳者，可合用大剂量糖皮质激素。

四、血液病

可与抗肿瘤药联合治疗儿童急性淋巴细胞白血病，还可用于再生障碍性贫血、粒细胞减少症、血小板减少症和过敏性紫癜，停药易复发。

五、局部应用

对湿疹、接触性皮炎、银屑病等皮肤病均有效，可采用软膏、霜剂或洗剂局部用药。当肌肉韧带或关节劳损时，可与局部麻醉药联合进行肌内注射，也可注入韧带压痛点或关节腔内用以消炎镇痛。鼻腔局部用药可治疗过敏性鼻炎、鼻息肉等。对天疱疮、剥脱性皮炎等严重病例，仍需全身用药。

六、替代疗法

可用于原发性肾上腺皮质功能减退症（艾迪生病）或继发性肾上腺皮质功能减退症（脑垂体前叶功能减退及肾上腺次全切除术后）的替代疗法。

综上可知，糖皮质激素用途广泛，临床使用时应掌握科学合理的用药方法。

1. 大剂量冲击疗法　适用于急性、重度、危及生命的疾病的抢救，如休克、急性移植排斥反应等，疗程一般不超过 3～5 d。宜合用氢氧化铝凝胶等，以防止急性消化道出血。

2. 一般剂量长期疗法 多用于肾病综合征等自身免疫性疾病。可采取以下两种方式：每日清晨一次给药法，即每日清晨 7～8 时一次服用，一般采用短效类糖皮质激素；隔日清晨给药法，即每隔一日，早晨 7～8 时给药 1 次，一般采用中效类糖皮质激素。清晨给药可减轻对内源性皮质激素分泌的抑制作用。

3. 小剂量替代疗法 适用于艾迪生病、脑垂体前叶功能减退及肾上腺次全切除术后。

糖皮质激素医用价值高，但也可导致多种不良反应，甚至危及生命。

第三节 糖皮质激素的不良反应、注意事项与禁忌证

一、长期大剂量应用引起的不良反应

（一）医源性肾上腺皮质功能亢进

医源性肾上腺皮质功能亢进，又称库欣综合征，是过量激素引起脂代谢和水、盐代谢紊乱的结果。表现为满月脸、水牛背、向心性肥胖、皮肤变薄、肌肉萎缩（多发生于四肢的大肌肉群）、低血钾、水肿、骨质疏松、多毛、痤疮、高血压、高血脂、糖尿病等，停药后症状可自行消退。必要时可加用抗高血压药、抗糖尿病药治疗，并采用低糖、低盐、高蛋白饮食及加用氯化钾等措施。

（二）诱发或加重感染

糖皮质激素可抑制机体防御功能，因此长期应用可诱发感染或使体内潜在的感染病灶扩散，特别是原有疾病（如白血病、再生障碍性贫血、肾病综合征）已使抵抗力降低时更易发生，故肺结核、淋巴结核、脑膜结核及腹膜结核等患者应合用抗结核药。无有效药物可控制的感染（如病毒感染），应慎用或禁用。

（三）心血管系统并发症

长期应用糖皮质激素，由于水钠潴留和血脂升高可引起高血压和动脉粥样硬化，还可引起脑卒中、高血压心脏病、血管脆性增加等。

（四）消化系统并发症

因糖皮质激素可刺激胃酸、胃蛋白酶的分泌并抑制胃黏液分泌，降低胃肠黏膜的抵抗力，故可诱发或加剧胃、十二指肠溃疡，甚至造成消化道出血或穿孔，少数患者可诱发脂肪肝或胰腺炎。长期服用时可适当使用抑酸药，防止应激性溃疡。

（五）骨质疏松、肌肉萎缩、伤口愈合迟缓

骨质疏松、肌肉萎缩、伤口愈合迟缓与糖皮质激素促进蛋白质分解、抑制蛋白质合成及成骨细胞活性、增加钙磷排泄有关。骨质疏松多见于儿童、绝经妇女和老年人，严重者可发生自发性骨折。此外，糖皮质激素可抑制生长激素的分泌，影响儿童生长发育。长期应用可致股骨头无菌性缺血坏死。因此，若需长期大剂量服用，可补充钙剂、维生素 D。

（六）糖尿病

长期应用糖皮质激素可引起糖代谢紊乱，约 50%的患者会出现糖耐量受损或糖尿病（类固醇

性糖尿病）。这类糖尿病对降血糖药敏感性较差，所以应在控制原发病的基础上，尽量减少糖皮质激素的用量，最好停药，如不能停药，应酌情口服降血糖药或注射胰岛素治疗。

（七）其他

长期应用可致糖皮质激素性青光眼（glucocorticoid induced glaucoma，GIG），因此，用药期间应定期检查眼压；还可提高中枢神经系统的兴奋性，故有癫痫或精神病史者禁用或慎用；孕妇应用偶可引起胎儿畸形。

二、停药反应

（一）医源性肾上腺皮质功能不全

长期应用糖皮质激素，尤其是每日用药的患者，减量过快或突然停药，特别是遇到感染、创伤、手术等严重应激情况时，可引起肾上腺皮质功能不全或危象，表现为恶心、呕吐、乏力、低血压和休克等，须及时抢救。这是由于长期大剂量使用糖皮质激素，反馈性地抑制脑垂体–肾上腺皮质轴，导致肾上腺皮质萎缩所致。肾上腺皮质功能的恢复需 6～9 个月，甚至 1～2 年。因此，不可骤然停药，须逐步减量，越到后面减量速度越慢，使人体自身皮质功能得以恢复。停药后应连续使用促肾上腺皮质激素 1 周左右。停药 1 年内如遇应激情况，应及时给予足量的糖皮质激素。

（二）反跳现象

突然停药或减量过快而致原有疾病复发或恶化，常需加大剂量再行治疗，待症状缓解后再缓慢减量、停药。

三、禁忌证

禁忌证包括活动性消化性溃疡、骨折、新近胃肠吻合术后、创伤修复期、角膜溃疡、肾上腺皮质功能亢进症、严重高血压、糖尿病、孕妇、抗菌药不能控制的感染（如麻疹、水痘、真菌感染）、严重精神病和癫痫病史者等。

小结

糖皮质激素是把双刃剑，对机体可产生利和弊两方面的影响。只要我们不带偏见地真正去了解它，它就可以成为我们手中的利剑。值得注意的是，当适应证和禁忌证并存时，应全面分析、权衡利弊、慎重决定。对于病情严重、危及生命的患者，虽有禁忌证存在，仍需用药，危险期过后应尽早停药或减量。总之，严格执行医嘱，科学用药，充分发挥糖皮质激素的治疗价值，减少不良反应，扬其长避其短，是我们共同的追求。

（张　斌）

第六章　你是我的阿司匹林

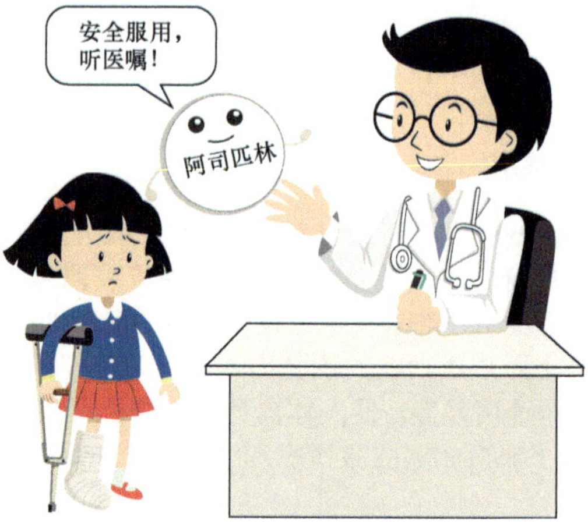

阿司匹林与青霉素、地西泮（又称安定）被认为是医药史上三大经典杰作。当我们打开百度百科，输入“阿司匹林”这个词条时，会发现一个很有意思的现象，阿司匹林除了作为一种家喻户晓的药物，还拥有以下身份，即歌曲名、电影名、网络用语等，尤其是在青年人的交流中，经常会看到“你是我的阿司匹林”这样的说法，那阿司匹林到底是什么，为什么它会在历史的长河里经久不衰，持续受到广泛的关注？让我们一起来认识一下这个神奇的药物。

扩展阅读　　**阿司匹林（Aspirin）的名片**

1. 化学药品，又称乙酰水杨酸，分子量为 180.16，为白色针状或板状结晶，无臭，略带酸味。

2. 电影，“阿司匹林，治不了大病，但可以缓解疼痛，有人的地方就有阿司匹林”——电影《阿司匹林》的经典台词；“电影不是济世良药，阿司匹林才是，爱情也是”——《阿司匹林》影评。

3. 歌曲名，歌者借阿司匹林比喻爱人就是自己的药，因为她，可以抵御生活的苦痛。离开她，就浑身疼痛不已。

4. 网络用语，指某人或某物对自己来说十分重要，像阿司匹林一样可以解决自己所有的“病”或者问题。

第一节　阿司匹林的前世与今生

一、阿司匹林的前世——神奇的柳树皮

追溯阿司匹林的历史，需要穿越到几千年前，从一棵柳树说起。阿司匹林起源于随处可见的柳树类植物，几乎所有的古文明都有使用柳树皮治病的记载。目前发现的最早的古代医药学书籍，远在 3000 多年前古埃及人编著的《艾德温 · 史密斯纸草文稿》中即有用干柳树叶止痛的文字记录；

古苏美尔人在泥板上记载了柳树叶子治疗关节炎的功效；我国的《神农本草经》中记载，“柳之根、皮、枝、叶均可入药，有祛痰明目、清热解毒、利尿防风之效，外敷可治牙痛”；古希腊名医、被誉为“医学之父”的希波克拉底也记录了柳树皮的功效，这一知识被古希腊和古罗马的历代名医反复引用。在那个缺医少药的年代里，人们常将柳树皮作为治疗发热的良药；在许多偏远的地方，当产妇临盆时，有经验的民间医生会让她口中咀嚼柳树皮来缓解分娩的剧烈阵痛。但数千年来，人们一直无从知晓柳树皮里究竟含有什么物质，会产生这样神奇的功效？随着科学的发展，直到 18 世纪以后，覆盖在柳树上的这层神秘面纱才逐渐被揭开。

二、阿司匹林的前身——水杨酸和它的兄弟姐妹们

1763 年，英格兰的一名牧师爱德华 · 斯通（Edward Stone）在《皇家学会哲学会报》中报告了用柳树皮的干燥提取物——柳皮粉医治疟疾（寒战病）的疗法，但仍不清楚这种粉末到底是什么成分。进入 19 世纪，随着近代有机化学学科在欧洲的发展，许多实验室竞相开展从植物中分离药用成分的工作。1828 年，德国慕尼黑大学的药剂学教授约瑟夫 · 布赫纳（Johann Buchner）从柳树皮中提取出少量带有苦味的黄色晶体，并将之称为“柳苷”，即水杨苷（salicin，源自柳树的拉丁文植物名 *Salix*）；1829 年，法国化学家亨利 · 勒鲁（Henri Leroux）改进了提纯方法，提高了产量；1838 年，意大利人拉法莱埃 · 皮里亚（Raffaele Piria）发现，水杨苷进一步水解、氧化可得到水杨酸（salicylic acid），药效比水杨苷大幅度增强。同期，法国和瑞士的药剂师从另一种植物绣线菊中也提取了水杨酸。但通过提取获得药物的方法产量极为有限，为了满足医学的需求，19 世纪初，欧洲开始使用化学方法人工合成水杨酸。实际上水杨酸作为药物使用并不成功，因其酸性较强，服用时会对患者口腔、食管及胃黏膜产生严重刺激，甚至会诱发胃溃疡或出血，科学家们继而将其改造成水杨酸钠来解决这一问题。但新的问题接踵而至——水杨酸钠有着令人极其不愉快的味道，因此，许多患者宁愿忍受发热或疼痛，也不愿意接受水杨酸类药物不良反应带来的痛苦。

三、阿司匹林的诞生

根据拜耳公司的官方记载，阿司匹林是德国化学家费利克斯 · 霍夫曼（Felix Hoffman）在 1897 年首次合成的，霍夫曼的研究动力则来自他患有风湿性关节炎的父亲对水杨酸的抱怨和抵触。近年来，部分学者对霍夫曼是阿司匹林的发明者也提出了质疑，认为霍夫曼的成功离不开他的同事——知名化学家艾兴 · 格林（Arthur Eichengrün）给予的指导与合作。事实上，早在 1853 年，法国化学家格哈特（Charles Frédéric Gerhardt）已经发表了制备乙酰水杨酸的方法，他用从绣线菊中提取的水杨酸与乙酸酐合成了“水杨酸-乙酸酐”（乙酰水杨酸），但遗憾的是，由于这种制备工艺较为复杂，未能引起足够的重视，而且发明者当时没有关注到这种物质的医学价值，从而错失了成就辉煌的良机。霍夫曼在格哈特合成路线的基础上简化了乙酰水杨酸的量产方法：将水杨酸上的羟基与乙酸酐反应，得到纯度较高的乙酰水杨酸，既保留了水杨酸抗炎抗风湿的药效，又极大地减轻了胃肠道反应。

由于乙酰水杨酸已为人所熟知，拜耳公司决定给它取个新名字以确立为新生事物，并减少被竞争对手模仿的机会。自此，阿司匹林（Aspirin）诞生了——A 代表乙酰基（acetyl），spir 是源自绣线菊属（*Spiraea*）的前 4 个字母，-in 为典型的药物名称后缀。1899 年 3 月 6 日，柏林皇家机构通过了阿司匹林的发明专利申请，阿司匹林正式问世。

因疗效好、毒性小、价格低，阿司匹林迅速成为全球处方最多、最畅销的药物之一。直至今日，阿司匹林已应用百余年，成为医药史上三大经典药物之一。目前仍是世界上应用最广泛的解热、镇痛和抗炎药物，也是比较和评价其他药物的标准制剂。

四、重放异彩——成就老药新用的典范

众所周知，阿司匹林的主要功效是解热镇痛抗炎，随着医药科学技术的发展，对乙酰氨基酚（Acetaminophen，又名扑热息痛）、布洛芬（Ibuprofen）等许多新型解热镇痛抗炎药相继问世，相比阿司匹林，这些新型药物起效更快、作用更持久、不良反应更少，无疑对阿司匹林的“神药”地位产生了极大的威胁。

20 世纪 40～50 年代，美国的耳鼻喉科医师克莱文（Craven）注意到阿司匹林可能有抗血小板作用，推测其可用于预防心肌梗死，并在自己的患者中进行了验证，但在当时，他的研究成果未能得到广泛认可和重视。1971 年，英国药理学家约翰 · 范恩（John Vane）发表了有关阿司匹林作用机制的重大发现，这一成果不但确立了阿司匹林新的功效，即抗血小板聚集作用，而最具影响力的诺贝尔奖的获得，开辟了阿司匹林防治心脑血管疾病的新纪元，再次将阿司匹林推向神坛的顶峰，成为老药新用最杰出的典范。

五、历久弥坚——续写新的传奇

对阿司匹林的研究和新适应证的开发一直没有停止。近年来，来自世界各国的研究者经过大型的临床试验与调研后发现，正确使用阿司匹林，在一定程度上可降低某些癌症的发病风险，延缓疾病的发展进程，提高患者的生存率。在抗癌方面，阿司匹林再一次显现出了其巨大的潜力，被拜耳公司视为继解热镇痛、预防心脑血管疾病之后的第三次飞跃。另有研究提示，阿司匹林具有的其他作用机制，使其还具备抗阿尔茨海默病、抑郁症、自身免疫病等功效。阿司匹林这一延续了千年的传奇，至今依然持续迸发，无愧于“神药”的美誉。

第二节　阿司匹林的药理作用与应用

自上市以来的 100 多年间，阿司匹林的适应证不断扩大，在此基础上开发出的新型非甾体抗炎药也广泛应用于临床，但对其作用机制的认识直到近年来才取得突破性进展。1971 年，英国科学家约翰 · 范恩等证明阿司匹林能抑制环氧合酶，减少前列腺素的产生。此后大量的研究表明，这种作用并非阿司匹林所独有，而是所有解热镇痛抗炎药（又名非甾体抗炎药）的共性，因此，我们将阿司匹林回归到它的传统家族——解热镇痛抗炎药中去，用科学的理论解释“神药”的神奇之处。

解热镇痛抗炎药（antipyretic-analgesic and anti-inflammatory agents）是一类具有解热、镇痛作用，多数兼有抗炎抗风湿作用的药物，因化学结构和作用机制有别于肾上腺皮质激素（甾体激素，详见第二篇第五章）的抗炎作用，又称为非甾体抗炎药（nonsteroidal anti-inflammatory drugs，NSAIDs）。根据化学结构的不同，NSAIDs 可分为水杨酸类（如阿司匹林）、苯胺类（如对乙酰氨基酚，常用商品名为扑热息痛）、吲哚类（如吲哚美辛，常用商品名为消炎痛）、芳基苯酸类（如布洛芬）等，各类药物的主要作用及机制相似，仅在作用程度上有所差别。

1982 年，诺贝尔生理学或医学奖揭晓，明确了阿司匹林及其他 NSAIDs 的解热、镇痛、抗炎作用机制与抑制细胞内的环氧合酶（cyclooxygenase，COX），减少花生四烯酸（arachidonic acid，AA）代谢过程中前列腺素（prostaglandin，PG）的生物合成有关。

（一）花生四烯酸代谢过程及主要代谢产物的生物活性

众所周知，人类细胞最外层结构为细胞膜，磷脂是细胞膜的骨架成分，细胞膜磷脂在磷脂酶 A_2（phospholipase A_2，PLA_2）的作用下释放出花生四烯酸（注：化学家将自花生中分离出的一种长链饱和脂肪酸定义为花生酸，后来根据烯键的多少简称为花生 X 烯酸）。在体内细胞中，AA 存在环氧合酶（cyclooxygenase，COX）和脂氧合酶（lipoxygenase，LOX）两个代谢途径：经环氧合

酶催化先生成环内过氧化物（前列腺素的前体）前列腺素 G_2（prostaglandin G_2，PGG_2）及 PGH_2，继而在前列腺素合成酶的催化下生成前列腺素（PG，注：前列腺素最早在精液中发现，推测是由前列腺释放而得名，后研究证实该物质可由机体各种组织细胞合成），如 PGE_2、PGF_2 及 PGI_2 等，PG 对血管、神经末梢、炎症细胞和其他组织具有多种作用。在炎症反应中，PG 为活性很强的炎症介质，极低剂量即可引起明显的炎症反应，导致小血管扩张，微血管通透性增加，还有致热和痛觉增敏等作用；血小板中的环内过氧化物尚可经血栓素合成酶生成血栓素 A_2（thromboxane A_2，TXA_2），具有促进血小板聚集和血管收缩作用。AA 经 5-脂氧合酶（5-lipoxygenase，5-LOX）催化则产生白三烯类（leukotrienes，LTs）物质，如 LTB_4、LTC_4、LTD_4 和 LTE_4 等，LTs 也为重要的炎症介质；在各种诱发因素的作用下，细胞产生和释放的 LTs 对炎症细胞有强烈的趋化作用，使炎症细胞聚集于炎症区域，并释放炎症介质，参与炎症反应。因此，影响花生四烯酸代谢的药物可发挥解热、镇痛及抑制炎症反应的作用。

（二）解热镇痛抗炎药的作用与应用

1. 解热作用　正常人的体温受下丘脑体温调节中枢所调控，并通过神经、体液等因素使产热和散热过程呈动态平衡，保持体温在恒定的范围内（口温 36.3～37.2℃，肛温 36.5～37.7℃，腋温 36～37℃）。由于各种原因导致产热增加或散热减少，体温超出正常范围，则称为发热（fever）。发热可能是感染的结果，也可能是组织损伤、炎症、恶性肿瘤或其他疾病的表现之一，发热的发生机制尚未完全阐明，目前多以“体温调定点”理论解释：由于致热原对下丘脑体温调节中枢的刺激，使体温调定点上移，通过内分泌等因素介导使代谢加快或骨骼肌运动等途径增加产热，还可通过皮肤血管收缩、排汗减少等途径降低散热，从而引起发热。除因调定点上移而发生的调节性体温升高外，还有因体温调节中枢损伤、散热障碍（如热射病，又称中暑）及产热器官功能障碍（如甲状腺功能亢进）等原因引起体温升高，此时体温调定点并无上移，称为非调节性体温升高。阿司匹林及其他解热镇痛抗炎药物通过抑制环氧合酶，减少下丘脑前列腺素的合成，使升高的体温调定点回归正常，从而产生解热作用，使发热者的体温降至正常，而对正常人或非调节性体温升高者（如剧烈运动、热射病）几乎无影响。

2. 镇痛作用　疼痛是一种因实际的或潜在的组织损伤而产生的痛苦感觉，是许多疾病的伴随症状，剧烈疼痛不仅会使患者产生不愉快的情绪反应，还会引起机体生理功能的紊乱，甚至诱发休克。疼痛产生的机制与局部刺激痛觉神经纤维及机体对痛觉的敏感性增加有关。组织损伤或出现炎症时，局部产生致炎、致痛物质，如缓激肽（bradykinin，BK）、组胺（histamine，HA）、5-羟色胺（5-hydroxytryptamine，5-HT）等，同时产生并释放前列腺素，其中 PGE_2 具有一定的致痛作用，并能增强感觉神经末梢对致痛物质的反应，因此可用于“镇痛”的药物除了吗啡为代表的阿片类镇痛药外，还包括抑制前列腺素合成的非甾体抗炎药。与阿片类镇痛药相比，虽然解热镇痛抗炎药物的镇痛作用较弱，但不产生呼吸抑制、无耐受性和成瘾性等优点使之具有更广泛的临床应用。对常见的慢性钝痛，如神经痛、肌肉关节疼痛、牙痛、痛经等效果良好。

3. 抗炎作用　包括阿司匹林在内的多数解热镇痛药具有较强的抗炎抗风湿作用，其通过抑制环氧合酶，减少炎症组织中的前列腺素（主要是 PGI_2、PGE_1 和 PGE_2）合成，阻断其扩张血管、致水肿等作用，还可抑制溶酶体酶的释放及降低白细胞趋化、游走等炎症反应过程，从而发挥抗炎作用。可用于风湿性及类风湿关节炎。

4. 影响血小板功能　血小板的聚集受多种化学因子的影响，如凝血酶、血栓素 A_2、腺苷二磷酸（adenosine diphosphate，ADP）、5-羟色胺（5-HT）等物质可诱导血小板的黏附与聚集，促进血小板血栓的形成；相反，PGI_2、环腺苷酸（cyclic adenosine monophosphate，cAMP）等物质可抑制血小板的聚集。几乎所有的 NSAID 都能抑制血小板的聚集，其中以阿司匹林的作用尤为突出。低剂量的阿司匹林（仅为解热镇痛抗炎剂量的 1/10）即可灭活血小板中的环氧合酶，减少血栓素 A_2 的合成，抑制血小板聚集，发挥抗血栓作用。值得注意的是，高剂量的阿司匹林能直接抑制血管壁中的环氧合酶，减少前列环素（PGI_2）的合成。PGI_2 是 TXA_2 的生理性拮抗药，其合成减少会部分抵消阿司匹林的抗凝作用。因血小板中的 COX 对阿司匹林的敏感性远较血管中为高，故临床上常采用小剂量的阿司匹林来防治心脑血管系统疾病。所以，请大家留意，虽然阿司匹林属于非处方药（over-the-counter drug，OTC，见第一篇第三章），但在购买的时候要和药店工作人员说明用意，是用来缓解感冒发热症状的还是预防心脑血管疾病的，前者药品的规格多为每片 250～500 mg，一般每日服药 3 次，每次 2～4 片；而后者则为每片 25～100 mg，每日给药 1 片即可。

小贴士　　阿司匹林服用方法，您知道吗

作为预防心脑血管疾病的阿司匹林，到底应该在早起服用还是晚上睡觉前服用呢？

研究表明，心血管事件高发时段为 6～12 时，清晨血小板更为活跃，肠溶或缓释阿司匹林口服后需 3～4h 达到血药浓度峰值，而睡前服用阿司匹林可以更好地抑制清晨血小板功能。从阿司匹林的作用机制来讲，阿司匹林对于血小板的抑制作用是不可逆的。虽然该药的血浆半衰期只有 15～20min，但其抗血小板作用却可以持续 7～10d，即血小板的整个生命周期。由此角度来讲，每日任何时间服用阿司匹林的作用都是相同的。因此，我们无须纠结早晨还是晚上服药，最重要的是要坚持每日服药。值得注意的是，我们需要明确是空腹服用还是餐后服用，阿司匹林肠溶片餐前 30min 空腹时使用，阿司匹林片餐后服用。

5. 阿司匹林的其他作用

（1）抗癌作用：恶性肿瘤，即人们常说的“癌症”，是严重威胁人类健康与生命的常见多发的慢性疾病。研究表明，定期服用阿司匹林可降低胃癌、食管癌、结直肠癌患者的死亡率，其机制可能与其抑制环氧合酶，减少前列腺素的产生，从而阻止繁殖细胞分裂的作用有关（恶性肿瘤的特征为细胞不受控制地恶性增殖）；也有专家指出，血小板有助于肿瘤细胞的扩散，阿司匹林通过其抗血小板作用发挥抗癌功效。

（2）抗老年性痴呆（阿尔茨海默病）作用：据研究发现，经常服用阿司匹林的老年人患老年性痴呆和认知障碍的危险性明显降低。小剂量阿司匹林可以减少老年性痴呆症恶化，可能由于其抗血小板作用，增加脑血流量，防止血栓引起的大脑缺血或缺氧所致。

（3）用于儿童皮肤黏膜淋巴结综合征：皮肤黏膜淋巴结综合征（mucocutaneous lymph node syndrome，MCLS）是一种以全身血管炎为主要病理改变的急性发热出疹性疾病，好发于 5 岁以下婴幼儿。1967 年由日本川崎富作医师首先报道，又名川崎病。该病的主要治疗方案包括输注丙种球蛋白以减少冠状动脉瘤的发生率、应用阿司匹林可减少炎症反应和预防血管内血栓形成。

第三节　阿司匹林的不良反应及应用注意事项

随着阿司匹林的广泛应用，对其不良反应的认识也逐步深入，因此，在使用阿司匹林治疗各种疾病时，要密切关注其不良反应的发生。

一、胃肠道反应

阿司匹林属于酸性物质，口服可直接刺激胃黏膜，表现为上腹不适、疼痛、恶心、呕吐等；另外，由于前列腺素具有一定的黏膜保护作用，长期大剂量使用阿司匹林可减少前列腺素合成，引起胃黏膜损伤，发生胃溃疡甚至胃出血。因此，应在饭后服用或与抗酸药同服，以减轻对胃黏膜的刺激；长期使用该类药物应经常监测粪便隐血，必要时需进行胃镜检查。可在医师指导下服用前列腺素衍生物如米索前列醇等增强胃黏膜屏障功能的药物，后者对阿司匹林引起的消化性溃疡有特效。另外，需注意服用阿司匹林期间禁饮酒及使用其他损伤胃黏膜的药物（详见本书第四篇第三章）。

二、加重出血倾向

阿司匹林抑制血小板聚集，长期大剂量使用也可抑制凝血酶原的产生，发生出血倾向，如牙龈出血、鼻出血、胃肠出血（表现为呕血、黑便等）、眼底出血等。因此，有凝血功能障碍的人群应避免使用阿司匹林，如严重肝病（凝血因子合成障碍）、血友病患者、孕妇和产妇等；计划手术者，术前 1 周应停用阿司匹林。

三、过 敏 反 应

少数过敏体质的患者服用阿司匹林后可出现皮疹、血管神经性水肿等过敏反应，严重者可发生过敏性休克。某些哮喘患者服用阿司匹林或其他解热镇痛药物后可迅速发生呼吸困难，称为“阿司匹林哮喘”。其发生机制与以抗原-抗体反应为基础的过敏反应不同，而与其抑制前列腺素合成有关。阿司匹林抑制环氧合酶，减少前列腺素的生成，而由花生四烯酸经脂氧合酶途径生成的白三烯等物质增多，引起支气管痉挛。因此，使用沙丁胺醇（舒喘灵）等一般平喘药效果不佳，只有糖皮质激素和抗白三烯类药物效果较好（详见第三篇第二章）。

四、中枢神经系统不良反应

大剂量使用阿司匹林等水杨酸类药物会引起中枢神经系统症状，称为“水杨酸反应”，实为药物过量的中毒反应，表现为头痛、眩晕、恶心、呕吐、耳鸣、视听力减退，严重者可出现精神错乱、惊厥甚至昏迷等。一旦发生，应立即停药，并通过使用碱性药物碳酸氢钠提高尿液的 pH，加速水杨酸的排泄。

五、肝　损　伤

大剂量应用阿司匹林可引起肝损伤，一般发生于治疗后数月，血清转氨酶水平升高，多无症状，部分患者出现右腹部不适和触痛，少见明显黄疸。停药后多在 1 个月内恢复正常。应注意阿司匹林应用于儿童病毒性感染（如流感或水痘）合并高热治疗时可引起一种被称为瑞氏综合征（Reye syndrome）的严重不良反应，表现为严重肝坏死合并脑损伤，虽少见，但预后较差，有死亡危险。因此，儿童感冒不宜使用阿司匹林，可以用对乙酰氨基酚代替。

六、肾　毒　性

对健康个体使用治疗剂量的 NSAID 很少引起肾损害，但对某些易感人群或合并其他肾脏危险因素时更易引起肾损害，如充血性心力衰竭、肝硬化、高血压、糖尿病等，称为“镇痛药性肾病”（详见第二篇第二章）。

小贴士　　**哪些人不宜使用阿司匹林**

1. 术前 1 周应停用，避免凝血功能障碍，造成出血不止。
2. 饮酒后不宜用，因能加剧胃黏膜屏障损伤而导致胃出血。
3. 凝血功能障碍者避免使用。
4. 溃疡患者不宜使用。

5. 哮喘患者应避免使用。
6. 孕妇不宜服用。
7. 不宜长期大量服用，因易发生中毒（水杨酸反应）。
8. 病毒性感染伴有发热的儿童不宜使用。

总之，阿司匹林是大家心目中的“神药”，但“神药”也是药，使用得当是“神药”，使用不当也可能变成“毒药”。

（王姿颖　唐　伟）

第三篇　“药”会生活，快乐和谐

第一章　健康饮食——均衡营养，合理膳食

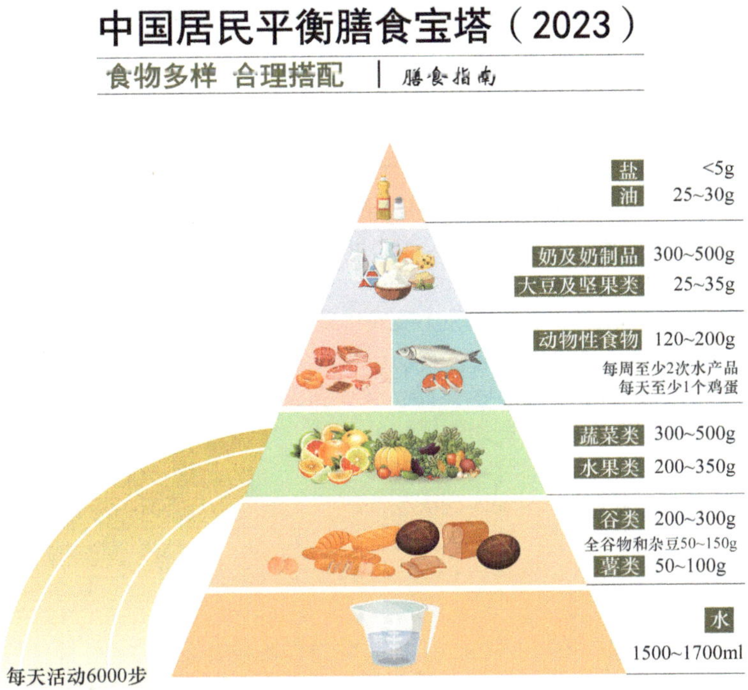

饮食是人类维持生命的基本条件，健康的饮食，营养均衡，可改善机体营养状况，提高人体的免疫功能；同时，也能促进新陈代谢和调节体内的物质代谢，使营养物质转化的能量最大限度地贮存于体内，为健康的身体打好基础。

健康科学的饮食对机体很重要。科学研究发现，很多慢性疾病与饮食密切相关，如经常食用比较咸的食物易发高血压；经常食用高胆固醇的食物如动物内脏等，可能出现高脂血症、冠心病等心脑血管疾病。经常食用高油高糖食物，易导致肥胖，而肥胖是糖尿病、脂肪肝的高危因素。食物中可能存在的黄曲霉素、亚硝酸盐可能导致某些癌症的发生。因此，我们需要学习如何进行健康科学饮食，塑造健康机体，并预防和降低疾病的发生。

第一节　中国居民膳食指南

为了指导广大居民更好地平衡膳食获得合理营养，提高国民健康水平，中国营养学会发布了新版的《中国居民膳食指南（2023）》（以下简称《膳食指南》）和《中国居民平衡膳食宝塔（2023）》（以下简称《膳食宝塔》）。根据我国人群的特点，《膳食指南》制定了中国人每日膳食营养标准，主要包括以下几个方面。

1. 食物多样、搭配合理 每日食物中，碳水化合物占 50%～60%；蛋白质占 10%～15%；脂肪占 20%～30%；每日需要 12 种以上食物，每周需要 25 种以上食物。

2. 吃动平衡、健康体重 每周至少有 5d 中等强度运动，累积 150 min，每日活动 6000 步以上；鼓励高强度有氧运动和抗阻运动，每周至少运动 2～3d；减少久坐时间。

3. 多吃蔬果、奶类、全谷物和大豆 强调摄入全谷物，减少精细谷类，常吃大豆制品和坚果；每日摄入 300g 新鲜蔬菜，其中深色蔬菜占一半以上；每日摄入 200～350g 新鲜水果。

4. 适量吃鱼、禽、蛋、瘦肉 每日需要食用 120～200g 鱼、禽、肉、蛋类，每周吃鱼 2 次；每日 1 个蛋（不弃蛋黄），少吃肥肉、烟熏和腌制肉制品。

5. 少油少盐，控糖限酒 每日盐摄入量小于 5g，每日酒精摄入量小于 15g。

6. 规律进食，足量饮水 每日饮水量为 1500～1700 ml，主动饮水，少量多次，推荐白水和茶水；少喝、不喝含糖饮料。

7. 会烹、会选、会看标签 选择新鲜、营养密度高的食物，合理选择预包装食品。

8. 分筷分餐，杜绝浪费 在家和在餐厅用餐都提倡分筷分餐，合理点菜/规划饮食，避免浪费。

膳食指南的核心推荐：①坚持谷类为主的平衡膳食模式；②每日的膳食应包括谷物、薯类、蔬菜水果、畜禽鱼肉、蛋奶类，以及豆类等食物；③每日摄入 12 种以上食物，每周达到 25 种以上，合理搭配；④平均每日摄入谷类食物 200～300g，其中包含全谷物和杂豆 50～150g，薯类 50～100g。

《膳食指南》的科学依据：①合理的膳食模式可降低心血管疾病、高血压、糖尿病、结直肠癌、乳腺癌的发病风险；②全谷物、薯类和杂豆类的血糖生成指数远低于精细米面；③全谷物可降低糖尿病、肥胖、心血管疾病和结肠癌发生的风险；④增加薯类的摄入可改善便秘。

总之，养成良好饮食习惯，如饮食均衡、少油少盐、控糖限酒、适当运动，是机体健康的重要保障。

第二节　食物对药物的影响

人吃五谷杂粮，总免不了生病、吃药。在服药期间，搭配合理的食物，可促进药物的吸收，增强其疗效，减少或避免不良反应的发生；如果两者搭配不合理，药物的治疗效果将受到影响，严重时甚至会出现不良反应，引起中毒。那么食物对药物到底有什么影响呢？药物在人体内主要经历吸收、分布、代谢、排泄 4 个过程，食物可直接与药物结合、吸附，或通过影响胃肠道内 pH、胃排空等，影响药物的吸收。食物对药物代谢的影响主要通过影响肝药酶的活性而起作用。膳食可影响尿液的酸碱性，从而影响某些药物的排泄速率。

1. 高脂肪饮食对药物的影响 高脂肪饮食可促进脂溶性维生素（维生素 A、D、E、K）、灰黄霉素等的吸收，提高药物的生物利用度，也可降低某些药物如铁剂的吸收。

2. 高糖饮食对药物的影响 蜂蜜、麦芽糖、枣及含糖量多的馅类食品，可与解热镇痛抗炎药形成复合体，从而减少药物初期的吸收速率。

3. 高矿物质饮食对药物的影响 乳制品、海带、钙质饼干等高钙食物，或花生、葵花子、核桃仁，或水产类等高磷食物，以及用石膏（含钙）、盐卤（含镁）制成的豆腐，均可与四环素类抗生素、阿仑膦酸钠、环丙沙星、红霉素等发生络合、沉淀反应，影响药物吸收。

4. 柑柚类水果 柚子中所含的呋喃香豆素等活性成分，能够抑制人体内一种药物代谢酶的活性，从而影响药物代谢和排出体外。所以，服用抗过敏药、抗高血压药、降血脂药、避孕药、催眠药及免疫抑制药期间吃柑柚类水果如柚子，药物在体内代谢减少而大量蓄积，可能引起药效过强，甚至会出现不良反应。

5. 香蕉 服用喹诺酮类抗菌药、保钾利尿药和抗高血压药等药物期间要忌食香蕉。香蕉中含有较多的钾，同时服用螺内酯等保钾利尿药，如果大量食用会造成血钾过高，出现感觉麻木、肌肉麻痹、嗜睡、乏力等症状，并可能对心血管等系统产生抑制作用。

6. 酸味水果及果汁　酸性水果及果汁会酸化尿液，从而影响某些药物在肾小管的吸收，降低药物溶解度，尿中易出现药物结晶，伤害肾脏，出现血尿或影响排尿。

7. 茶叶对药物的影响

（1）茶叶中的鞣酸对药物疗效的影响：①各种酶制剂，如胃蛋白酶、胰酶、淀粉酶、乳酶生等可与鞣酸结合而使酶失去活性和助消化作用；②金属盐类药物，如铁剂、钙剂、铋剂、铝剂、银剂、钴剂等，这些药物的金属离子可与鞣酸形成难溶性络合物，在肠道中产生沉淀，不仅影响药物疗效，而且会刺激胃肠道，引起胃部不适，严重的可引起胃肠绞痛、腹泻或便秘；③某些抗生素，如四环素类、大环内酯类、氯霉素和林可霉素等，可与鞣酸结合，影响其吸收，降低这些药物的抗菌作用；④含生物碱或含苷类药物，如麻黄碱、阿托品、可待因、小檗碱（黄连素）、洋地黄、地高辛、人参、黄芩等，可与鞣酸结合，生成不溶性沉淀物，而使药效降低。

（2）茶叶中的茶碱和咖啡因对药物疗效的影响：①镇静、催眠药物，如苯巴比妥、司可巴比妥（速可眠）、地西泮（安定）、硝西泮（硝基安定）等，具有中枢抑制作用，与茶碱和咖啡因在药理作用上相互对抗，致使药效大为降低或起到相反的作用。②单胺氧化酶抑制药，如利血平、苯乙肼、异烟肼等，同服茶水后，咖啡因可刺激神经末梢使去甲肾上腺素大量释放，轻则产生恶心、呕吐、腹泻、腹痛、头痛、头晕、失眠、运动失调、心律失常等症状，重则导致高血压危象和脑出血。③茶碱还可降低阿司匹林的解热镇痛作用；影响呋喃妥因、苯妥英钠、苯巴比妥等药物在胃肠道的吸收；影响吡哌酸、磺胺类等药物在肾小管的吸收。④咖啡因有抗腺苷作用，如与双嘧达莫（抗血小板药）同服可降低药效；咖啡因可刺激胃酸分泌，降低抗酸药的抑制胃酸作用；喹诺酮类药物与咖啡因联合应用时，可降低其消除率，易增加咖啡因和茶碱类药物的不良反应，引起中枢神经系统过度兴奋；异卡波肼（抗抑郁药）与含咖啡因物质合用时，可产生严重心律失常或高血压危象。

8. 其他　香烟、酒虽然不是食物，但由于它们对药物的影响也非常明显，故在此一并说明。

吸烟会使胃幽门收缩压下降，影响胃排空，导致吸烟者食欲减退；吸烟还会促进人体释放儿茶酚胺，减少药物吸收，影响疗效。烟草中含有烟碱以及大量的多环芳烃类物质，能加快药物代谢和灭活，血药浓度降低，作用减弱。此效应在服药后的 30 min 内尤其明显。因此，服用所有的药物都应该忌吸烟。

已知少量饮酒对肝药酶有诱导作用，如乙醇可缩短甲苯磺丁脲的半衰期，但大剂量乙醇会抑制肝药酶活性。长期嗜酒，可降低苯妥英钠的作用效果，导致癫痫发作或病情恶化。在应用硝酸甘油等药物时，饮酒常会引起胃肠不适、血压下降，甚至昏厥。酒还能增加中枢抑制药物的作用，如抗精神失常类药物氯丙嗪等；巴比妥类镇静催眠药；精神安定药，如地西泮、氯氮䓬（利眠宁）等；抗过敏药，如氯苯那敏（扑尔敏）、赛庚啶、苯海拉明等，轻则使人昏昏欲睡，重则引起血压降低、呼吸抑制乃至死亡。另外乙醇可能在人体内产生危险的“化学反应”，如使用硝基咪唑类药物（如甲硝唑、替硝唑）、头孢类抗生素等同时饮酒，很可能出现面部潮红、心悸、呼吸困难甚至休克的“双硫仑反应”，严重者有生命危险；服用含有对乙酰氨基酚成分的感冒药饮酒，会加重对肝脏的损伤。因此，服药期间以及停药 7 日内避免饮酒。

总之，了解食物与药物之间的相互影响，在饮食方面应多加注意，合理搭配饮食可以增加药物的疗效、减少不良反应，促进健康的恢复。

第三节　药物与食材

中华民族的祖先，尝百草、吃野果，创立了“食、药同源”“膳、药同功”“养生当论食补，药补不如食补”等养生保健哲学思想。西方的“现代医学之父”希波克拉底在公元前400年就提出：“我们应该以食物为药，饮食就是你首选的医疗方式。”世界卫生组织强调，饮食也是长寿的重要因素。食药兼用的理念，贯穿中国几千年的饮食文化。看似简单的买菜做饭，蕴含着丰富的养生奥妙。

食物是各种供人食用或者饮用的成品和原料。药物是用于预防、治疗、诊断疾病，有目的地调节人体生理功能并规定有适应证或者功能主治、用法和用量的物质，包括中药材、中药饮片、中成药、化学原料药及其制剂、抗生素、生化药品、放射性药品、血清、疫苗、血液制品和诊断药品等。食物与药物既相互区别，又相互联系。有些食物就是药物，如山药、薏米、芡实等，两者应该如何区别呢？

一、食物与药物的区别要点

（一）应用方式的区别

1. 食物　利用食材（如果、菜、肉、谷）以饮食的形式运用，如饭、炒菜、羹。
2. 药疗　利用药物以药剂形式运用，如丸、散、汤剂。

（二）应用范围的区别

1. 食物　应用范围广，民以食为天，主动接受。
2. 药物　应用范围窄，病以药为治，被动接受。

（三）一般性能的区别

1. 食物　可食，可充饥；偏性较弱，多为平性；养生防病，宜于慢性疾病、轻病；作为康复医学的一个方面，也可预防保健。
2. 药物　不可多食，一般不可充饥；偏性较强，祛病疗疾，凡病应该用，为医疗手段的工具。

（四）应用对象的区别

1. 食物　应用对象主要是健康人群，其次是患者，也可作为药物或其他治疗措施的辅助手段。
2. 药物　应用对象是患者。

二、食物与药膳

食物是指延续生命的物质，而药膳是在食疗的基础上以中医理论为基础，将药物和食物相配合，通过烹调加工而成的一种防病治病、保健强身的特殊物质，它形是食品，性是药品，取药物之功用，食物之营养，其功能既不同于单纯米谷扶正调理，又不同于单用药物祛邪治病，其精华之处在于食借药力，药助食补，从而起到治病与食物营养的双重作用。

“药补不如食补”是自古以来流传的养生方法，药材和食材都是源于大自然的馈赠，日常生活中接触到的药材，很多也是来自于我们生活中一些经常吃的食物。以下为我们常见“药食同源”的食材，看看怎样在生活中更好地吃出健康。

（一）山药

在《神农本草经》中记载，山药可“补虚，除寒邪湿气，补中益气，长肌肉”。作为平时常吃的蔬菜，山药常用来煲汤、炒菜，可缓解疲劳、健脾养胃、益肺生津。

山药含有多种糖、蛋白质、氨基酸及维生素等营养元素。山药富含18种氨基酸，其中6种是人体必需氨基酸；山药含有多种微量元素，其中超氧化物歧化酶可增加抗氧化活性，防止自由基对机体的损害，具有“延年益寿”的作用。另外，山药中所含的黏蛋白在体内可分解为蛋白质和碳水化合物，从这个角度上讲，山药还有减肥瘦身的功效。

（二）黄瓜

黄瓜味甘性寒、无毒，入肺胃大肠，均具有清热解毒、利水消肿、生津止渴等作用。

黄瓜营养丰富，含有多种游离氨基酸、胡萝卜素、维生素 B_2、维生素 C 等，具有降低血压和胆固醇等作用。黄瓜含有大量的纤维素，可促进肠道的蠕动并加快排泄，可以充饥而不使人肥胖，故被誉为“减肥食品”。黄瓜还有利尿功效，帮助体内过滤掉多余的水分，因此，肥胖、高血压的人群多吃黄瓜有益处。但应注意，黄瓜性寒，胃寒的人不宜过多食用。

（三）山楂

山楂一直以来都是健胃消食常用的药材，其味酸甘微温，入脾胃肝经，具有消食化积、行气散瘀的功效。

山楂中含有大量的胡萝卜素、维生素 B_1、维生素 B_2、维生素 C 等。常吃山楂具有一定的降压、降脂和抗菌作用。需注意的是，胃酸过多、脾胃虚弱者不建议食用。食用也要注意适量，服用过多会烦躁易饥饿，且因酸性较强易腐蚀牙齿。

（四）丝瓜

丝瓜性平味甘，归脾胃经，具有凉血解毒、活血通络的作用。丝瓜中含有葫芦素，以及木聚糖、蛋白质和维生素 C 等。丝瓜在美容方面也被广泛应用。鲜丝瓜汁加入维生素 C、蜂蜜，外敷可起到祛痘、缓解痘印等效果。

（五）木瓜

木瓜味酸，归肝脾经，具有舒筋活络、除湿和胃的功效，常用来调理脾胃失调、改善面色发黄等。

（六）大枣

大枣味甘性温，入脾胃经，具有补中益气、养血安神的功效。大枣含有氨基酸、生物碱和多种果酸等营养物质，具有保护肝脏、提高免疫力等功效。但应注意凡有胃脘胀、牙齿疼痛、龋齿者均不宜食用。

（七）黑芝麻

黑芝麻性平味甘，入脾肾大肠经，具有养肝、润肠等功效。黑芝麻中含有脂肪油、蔗糖、蛋白质和钙。经常食用，可以起到乌发、改善面色发黄及通便等作用。

（八）绿豆

绿豆味甘性凉，具有清热、解毒、消暑、利水的功效，也常用于益气、润肤等。脾胃虚寒者不建议食用。

在日常生活中，我们可以根据自己的身体状况和具体情况，选择合适的药食同源的食物进行食用，以达到保健养生的效果。需要注意的是，食用需要遵循“适量、适用”的原则，不宜过量食用，以免引起不必要的不良反应。

第四节　常见食物中毒与解救

科学饮食是机体健康的基石，如果饮食不当，不但会影响健康，还可能会引起食物中毒。食物中毒是指摄入含有生物性、化学性有毒有害物质的食品，或把有毒有害物质当作食物摄入后，出现的非传染性急性、亚急性疾病，是最典型、最常见的食源性疾病。限于篇幅，以下仅介绍几种常见的化学性毒物中毒的机制、解救及预防措施。

一、河鲀毒素中毒

河鲀毒素（tetrodotoxin，TTX）是河豚体内含有的毒素，因部位及季节的不同而有差异。河豚的卵巢和肝脏有剧毒，其次为肾脏、血液、眼睛、鳃和皮肤。每年春季（2～5 月）河豚的卵巢及肝脏的毒性最强。河鲀毒素是自然界中所发现的毒性最大的神经毒素之一，其理化性质非常稳定，煮沸、盐腌、日晒均不被破坏，但在 pH＞7 和 pH＜3 时不稳定；100℃ 4 h 或 120℃加热 20～60 min 可使毒素全部被破坏。

（一）中毒机制

河鲀毒素毒理作用的主要机制是阻滞神经和肌肉的传导。除直接作用于胃肠道引起局部刺激症状外，河鲀毒素被机体吸收进入血液后，能迅速使神经末梢和神经中枢发生麻痹，继而使得各随意肌的运动神经麻痹；毒量增大时会累及迷走神经，影响呼吸，造成脉搏迟缓；严重时体温和血压下降，最后导致心血管运动和呼吸中枢麻痹而迅速死亡。TTX 可选择性地抑制可兴奋膜的电压，阻碍 Na^+通道的开放，从而阻止神经冲动的发生和传导，使神经肌肉及神经中枢丧失兴奋性。

（二）中毒表现

河鲀毒素中毒为神经型食物中毒，发病急速而剧烈，潜伏期短至 10～30min，长至 3～6h 发病。发病急，如抢救不及时，中毒后最快 10min 内死亡。最初感觉口渴及唇、舌、手指发麻，继而出现胃肠道症状，以后发展到四肢麻痹、共济失调、瘫痪，以及血压、体温下降，重者因呼吸衰竭窒息致死。

（三）临床治疗

目前对此尚无特效解毒剂，对中毒者应尽快排出毒物和给予对症处理。①排出毒物：催吐、洗胃、导泻等方式排出毒物；②解毒药物：士的宁（从中药马钱子中分离的一种吲哚生物碱）2～3 mg 肌内或皮下注射治疗肌肉麻痹，也可试用亚硫酸钠和半胱氨酸解毒；③维持生命体征的支持治疗：如血压、呼吸、心脏功能等方面的支持措施。更应注意，本着“预防为主”的原则，应在人群中加强宣教，预防河鲀毒素中毒。

二、毒蕈碱中毒

蕈类俗称蘑菇，是大型真菌，蕈类品种繁多、形态特征复杂，部分蕈类可食用（食用蕈），但也有含毒者（毒蕈）。一般来说，有毒蘑菇的常见特征有色泽鲜艳度高、伞形等菇（菌）表面呈鱼鳞状、菇柄上有环状突起物、菇柄底部有不规则突起物、采摘部流出乳汁等，但也不尽然，很多食用蕈与毒蕈难以区别，因此易发生误食中毒的情况。

（一）中毒机制与特征

毒蕈含有毒素的种类与含量因品种、地区、季节、生长条件的不同而异，根据毒素成分，可分为 4 种中毒类型：①胃肠炎型，可能由类树脂物质、胍啶或毒蕈酸等毒素引起。潜伏期为 10 min 至 6 h，表现为恶心、剧烈呕吐、腹痛、腹泻等。病程短，预后良好。②神经精神型，引起中毒的毒素有毒蝇碱、蟾蜍素和幻觉原等。潜伏期为 6～12 h。中毒症状除有胃肠炎外，主要有神经兴奋、精神错乱和抑制；也可有多汗、流涎、脉缓、瞳孔缩小等。病程短，无后遗症。③溶血型，由鹿蕈素、马鞍蕈毒等毒素引起。潜伏期为 6～12 h。除急性胃肠炎症状外，可有贫血、黄疸、血尿、肝脾肿大等溶血症状，严重者可致死亡。④肝肾损害型，主要由毒伞七肽、毒伞十肽等引起。毒素耐热、耐干燥，一般烹调加工不能破坏。毒素损害肝细胞，对肾也有损害。潜伏期为 6h 至数天。病程较长，临床经过可分为 6 期，即潜伏期、胃肠炎期、假愈期、内脏损害期、精神症状期、恢复期。该型中毒病情凶险，如不及时积极治疗，病死率甚高。

（二）解救措施

毒蕈碱中毒同其他毒物中毒，早期用催吐、导泻等措施排出毒物，可用二巯基丁二酸钠等巯基药物解毒；毒蕈碱中毒者，也可用阿托品对抗，并用保肝疗法和其他对症治疗。

三、含氰苷植物中毒

许多高等植物中含有氰苷，如杏、桃、李和枇杷等的核仁和木薯，杏仁中含有苦杏仁苷，木薯中含亚麻苦苷。苦杏仁中毒常发生于儿童生吃水果核仁、自用（未经专业医师处方）苦杏仁治疗小儿咳嗽等而引起中毒；木薯中毒主要由生食或食用未经合理加工处理的木薯导致。

（一）中毒机制

摄入后，氰苷经食物酶的作用，分解释放出氢氰酸而引起中毒。其中氰离子与细胞线粒体内氧化型细胞色素氧化酶的三价铁结合，阻止其还原为二价铁，妨碍细胞正常呼吸，组织细胞不能利用氧，造成组织缺氧。

（二）中毒症状

苦杏仁中毒潜伏期为 0.5～5 h，木薯中毒潜伏期为 1～12 h。开始时出现口中苦涩、流涎、头晕、头痛、恶心、呕吐、心悸、脉频及四肢软弱无力等症状；重者有胸闷、呼吸困难发生；严重者意识不清、昏迷、四肢冰冷，可因呼吸麻痹或心跳停止而死亡。

（三）急救治疗

立即用 1∶5000～1∶2000 的高锰酸钾洗胃，使氰化物转变为氰酸盐，或用大量清水洗胃、催吐；立即吸入亚硝酸异戊酯，相继静脉注射亚硝酸钠和硫代硫酸钠。

（四）预防措施

加强宣教，避免生吃各种核仁（特别是苦杏仁、苦桃仁）。用杏仁加工食品时，应反复用水浸泡、加热煮熟或炒透，去其毒性。禁止生食木薯，木薯在食用前去皮并水洗薯肉，可以溶解氰苷，除去部分毒素。不喝木薯煮过的汤，不空腹食用木薯，一次不宜进食太多。

四、亚硝酸盐食物中毒

蔬菜中的硝酸盐在还原菌的作用下，可变成亚硝酸盐。因此，大量食用储存不当、腐烂变质、煮后放置过久的蔬菜及腌制不够充分的咸菜制品和以亚硝酸盐作为食品添加剂的肉类制品均会发生亚硝酸盐中毒；另外，儿童胃酸浓度下降时，胃肠道内硝酸盐还原菌大量繁殖，将食物中的硝酸盐还原为亚硝酸盐，也可能发生中毒。

（一）中毒机制

亚硝酸盐为强氧化剂，经肠道入血后，短期内可将血中血红蛋白氧化成高铁血红蛋白，从而失去输送氧的功能，致使组织缺氧出现发绀而中毒。

（二）临床表现

亚硝酸盐中毒的临床特点为组织缺氧引起的发绀现象，潜伏期较短。主要症状为口唇、指甲以及全身皮肤出现发绀等组织缺氧表现，并有头晕、头痛、心率加速、嗜睡、烦躁不安、呼吸急促等症状。如未及时抢救，重者可因呼吸困难、缺氧窒息或呼吸麻痹、循环衰竭而死亡。

（三）防治措施

早期应洗胃、催吐和导泻，促使未吸收的毒物排出；并及时应用特效解毒剂亚甲蓝，可使高铁血红蛋白还原成低铁血红蛋白，恢复携氧功能，亚甲蓝、维生素 C 和葡萄糖三者合用效果更好；其他症状对症处理。

主要预防措施包括不吃腐败变质的蔬菜、不吃腌制时间短或变质的腌制食品、不用苦井水烹调食物；加工食品用亚硝酸盐作发色剂时应严格遵守用量标准，加强亚硝酸盐的管理，防止误食。

五、生活中常见的其他易中毒食物

（一）鲜木耳

鲜木耳与市场上销售的干木耳不同，含有光感物质“卟啉”，如果被人体吸收，经阳光照射引起皮肤瘙痒、水肿，严重可致皮肤坏死；若水肿出现在咽喉黏膜，还能导致呼吸困难。

（二）鲜海蜇

新鲜海蜇皮体较厚、水分较多。研究发现，海蜇含有四氨络物、5-羟色胺及多肽类物质，有较强的组胺反应，引起海蜇中毒，出现腹泻、呕吐等症状。

（三）鲜黄花菜

鲜黄花菜含有毒成分“秋水仙碱”，如果未经水焯、浸泡，且急火快炒后食用，可导致头痛、头晕、恶心、呕吐、腹胀、腹泻，甚至体温改变、四肢麻木。秋水仙碱在体内氧化为氧化二秋水仙碱，0.5～4 h 后可出现恶心、呕吐、腹痛、腹泻、头晕、头痛、口渴、咽干。

（四）变质生姜

生姜适宜放在温暖、湿润的地方，储存温度以 12～15℃为宜。储存温度过高会严重腐烂。变质生姜含毒性很强的物质“黄樟素”，一旦被人体吸收，即使量很少，也可能引起肝细胞中毒变性。民间俗称的“烂姜不烂味”的观点是错误的。

（五）长斑红薯

红薯表面出现黑褐色斑块，表明受到黑斑病菌（一种霉菌）污染，排出的毒素有剧毒，不仅使红薯变硬、发苦，而且对人体肝脏影响很大。这种毒素，无论使用煮、蒸或烤的方法都不能使之被破坏。因此，有黑斑病的红薯，不论生吃或熟吃，均可引起中毒。

（六）生四季豆

四季豆又名刀豆、芸豆、扁豆等，是人们普遍食用的蔬菜。生的四季豆中含皂苷和血细胞凝集素，由于皂苷对人体消化道具有强烈的刺激性，可引起出血性炎症，并对红细胞有溶解作用。四季豆中毒的发病潜伏期为数十分钟至十数小时，一般不超过 5h。主要有恶心、呕吐、腹痛、腹泻等胃肠炎症状，同时伴有头痛、头晕、出冷汗等神经系统症状。有时出现四肢麻木、胃烧灼感、心慌和背痛等。

（七）含有茄碱的食物

青番茄含有与发芽马铃薯相同的有毒物质——茄碱。人体吸收后会造成头晕、恶心、流涎、呕吐等症状，严重者发生抽搐，对生命威胁很大。

总之，食物中毒是一种比较危险的情况，不论症状如何轻微，都建议及早寻求医师的帮助。此外，保持良好的卫生习惯，如勤洗手、注意饮食安全等，有助于避免食物中毒的发生；同时，对自己不熟悉的食物或有可能被污染的食物，需要谨慎选择和审慎食用。

（张 艳 唐 伟）

第二章　自 由 呼 吸

呼吸是人类最重要的生命活动之一。庄子云："吹嘘呼吸，吐故纳新，为寿而已矣。"自古以来，人们就意识到保持呼吸道健康是养生的重要手段，是长寿的重要基础。自由的呼吸，是生命更新和代谢的基础。然而，随着现代社会工业化进程的发展，呼吸系统疾病已成为影响现代人保持健康的重大障碍，而其中罹患呼吸道过敏性疾病的人更是数以亿计。那么，呼吸道过敏性疾病和环境中哪些因素密切相关？如何预防和治疗此类疾病呢？相信读过本章后您会有新的收获。

美丽的花朵，清香的泥土，飘飞的柳絮，温暖的被褥……你能否想到，这些在日常生活中再熟悉不过的场景里，竟暗含着引发呼吸道过敏的"杀手"！

第一节　吸入性变应原的种类和预防

过敏，又称"变态反应"，最早于1906年由奥地利儿科医师冯·皮尔盖提出，意为"改变了的反应性"，是由于身体的免疫系统对外界特异性抗原（即变应原）作出了过度反应，从而导致组织细胞损伤，或生理功能紊乱。在呼吸道过敏性疾病发病过程中，一些可被人体吸入的物质，即扮演了"变应原"的角色，成为疾病的"诱导者"。下面让我们来逐一认识它们，并学会如何在生活中对它们加以防范。

一、吸入性变应原的种类

（一）螨（mites）

螨是目前引起呼吸道过敏性疾病最常见的致敏原，种类多样，其中成为人类致敏原的主要包括屋尘螨、粉尘螨和宇尘螨。螨以人体脱落的皮屑为食，其活体、死体、皮屑和排泄物均具有抗原性，致敏性极强。螨分布广泛，在室内的陈旧尘土中，尤其是床垫、枕垫、地毯、窗帘、填充玩具中，我们很容易发现屋尘螨的身影。其适合生长在温暖潮湿的环境中，最佳的生长环境为室温10～32℃，相对湿度为40%左右。

（二）昆虫（insects）

蟑螂是室内最常见的昆虫类变应原之一，其变应原蛋白主要来源于胃肠道分泌物及甲壳。因其生性喜阴暗潮湿，死后不易被发现，尸体被同类分食时易形成碎屑飘散在空气中成为变应原。此外，蚊、蝇、蜂、蛾、蝶等的鳞、毛、皮屑、残骸、分泌物及排泄物等均可导致过敏。

（三）宠物上皮（epidermis）

猫、犬、兔等宠物的上皮脱屑及唾液、尿液等排泄物均具有抗原性，且脱屑比毛的抗原性更强。动物变应原蛋白可停留在空气中很长时间，并可分布在房间的灰尘、家居装饰中。随着饲养宠物人群的增多，此类变应原致敏患者日渐增多，且以儿童居多。

（四）羽毛（feathers）

引起过敏的主要是家禽及观赏鸟类的羽毛。因屋尘螨可潜藏在羽毛中生长繁殖，二者可共同作用成为致敏原。

（五）花粉（pollens）

花粉是季节性变应性鼻炎（花粉症）的主要致敏原，有较明显的季节性及区域性。致敏物种多为风媒花，其花粉多数粉粒多、细小、重量轻，极易随风播散。常见物种有蒿属、豚草、苋科、藜科，以及杨、柳、柏、梧桐、云杉、向日葵等，以蒿属、豚草的花粉致敏性最强。

（六）真菌（fungus）

真菌主要分布在潮湿环境中，如厨房、厕所等。常见致敏种类有间链孢霉、单孢枝霉、锈霉、黑粉霉、蠕孢霉、曲霉、青霉、根霉、念珠菌、酵母、蘑菇孢子等。它们靠孢子和菌丝碎片传播，体积小且轻，易随风播散。真菌可以引发变应性鼻炎、哮喘等常见的呼吸道过敏性疾病，也可以在一些特定人群中引发变应性真菌性鼻窦炎等一些相对少见的疾病。

小贴士　　**变应性真菌性鼻窦炎**

该病常发生在一些有免疫能力，且对真菌过敏的成年人和青年人中，是鼻窦黏膜接触真菌类变应原后产生的一类特殊的变态反应。患者的鼻窦内会产生稠厚的、黏性极高的“油灰状”分泌物，呈黄白色、棕色或灰绿色等，不易吸出，称为“真菌性黏蛋白”。该病的临床表现与慢性鼻窦炎、鼻息肉类似，病变在鼻窦内扩展性发展，可能引起鼻窦的扩大和骨质的压迫性吸收，严重者可能压迫眼眶引起眼球突出、移位等。手术治疗是治疗该病的主要方法，鼻内镜手术治疗可以清除患者鼻窦内的黏蛋白和真菌团块，建立鼻窦的引流通道。手术后患者仍需避免接触真菌类变应原，定期复查，预防复发。

此外，常见的吸入性变应原还包括寝具中的植物纤维、除虫菊等驱蚊剂、化妆品香料、烟草粉尘，以及洗涤剂中的各种酶类、各种燃料燃烧后的二氧化硫等。

二、吸入性变应原的预防

（一）如何避免接触尘螨

1. 寝具，包括床垫、枕头、棉被、被单等应选用低致敏性的合成材料制品，用热水勤洗，要勤换，定期在阳光下暴晒，避免尘螨滋生。
2. 地板尽量使用瓷砖、木制地板，不使用或少使用地毯、软垫等。
3. 室内装饰尽量采用容易清洗的家具。
4. 勿存放旧报纸、杂志，书柜不使用时保持关闭。
5. 使用空调或除湿器保持室内空气干燥，相对湿度保持在 40%以下。
6. 使用空气净化器并定期更换滤网，使用除螨吸尘器等。

（二）如何避免接触蟑螂等昆虫类变应原

1. 食物要收进容器或冰箱内，避免昆虫取食繁殖。
2. 封闭蟑螂等昆虫可能进出的通道，包括墙壁、窗户的缝隙等。
3. 积极灭杀家中的昆虫，彻底清理昆虫尸体及排泄物。

（三）如何避免接触动物类变应原

如您对动物不是高度敏感时：①不要让宠物舔您，不要让宠物进入卧室；②尽量使用木制、瓷砖或石制地板；③每周给宠物洗澡以减少变应原；④在屋外给宠物梳毛，请他人清理宠物排泄物；⑤保持家居清洁，使用带滤网吸尘器清扫家具中残留的动物类变应原。

当您对动物高度敏感时：①不要饲养宠物，并避免接触动物类变应原；②避免搬入曾经饲养宠物的房间，若必须搬入则需做彻底清理。

（四）如何避免接触花粉

1. 使用空气净化器并定期更换滤网。
2. 家中避免种植开花类植物。
3. 处于花粉播散季节时外出佩戴口罩，最好是 N95 口罩。
4. 避免在草地、森林、花圃等区域活动。

（五）如何避免接触真菌类变应原

1. 室内 ①清理有霉味的地毯和衣物；②保持家中干燥及通风，特殊情况下可使用除湿器抑制真菌生长；③尽快烘干或晒干潮湿的衣服和鞋子，勿把潮湿衣服放入衣柜内存放；④尽量避免去地下室等阴暗潮湿处，如必须去时需佩戴口罩；⑤减少家中盆栽数量，避免泥土内真菌繁殖。

2. 室外 ①不要逗留在室内游泳池、蒸汽浴室、洗衣房等真菌多的地方；②避免接触土壤、堆肥、干草等，避免在森林中野营或徒步。

第二节　变应性鼻炎的症状和防治

变应性鼻炎，又称“过敏性鼻炎”，是易感人群接触变应原后，鼻黏膜出现的非感染性的慢性炎症。上述内容涉及的各种变应原就是变应性鼻炎发生的必要条件之一，而过敏体质是人体发生变应性鼻炎的另一必要条件。多数学者认为，过敏体质是遗传而来。具有过敏体质的人，接触变应原后身体内会更容易产生多种抗体、活性介质等，导致变应性鼻炎的发生。那么，变应性鼻炎有哪些症状？如何初步判断是否得了变应性鼻炎？又该如何进行防治呢？

一、变应性鼻炎的症状

变应性鼻炎患者有以下典型症状：①喷嚏。每日常有数次阵发性发作，每次少则 3～5 个，多至十几个或几十个。多在晨起、夜晚或接触变应原后立即发作。②流清涕。为大量清水样鼻涕，有时可不自觉地从鼻孔滴下。③鼻塞。轻重程度不一，呈间歇性或持续性，单侧、双侧或两侧交替性鼻塞等表现均可能出现。④鼻痒。大多数患者鼻内发痒，花粉症患者可同时伴有眼睛、外耳道、软腭等处发痒。⑤其他。部分花粉症患者发作期间可有眼结膜充血、眼睑肿胀等。患者鼻腔黏膜一般呈苍白、淡白、灰白或淡紫色等，鼻甲水肿，可见清涕或黏涕等。

面对变应性鼻炎患者时，医师会结合患者的病史、鼻腔检查等（包括皮肤试验、黏膜激发试验、血清特异性抗体测定等，见表 3-2-1）进行综合评分诊断，并与症状类似的疾病，如血管运动性鼻炎相鉴别。

表 3-2-1 血清特异性抗体测定报告单（示例）

检测项目	项目全名	浓度	等级
d1	户尘螨	80.0 kUA/l	5
d2	粉尘螨	＞100 kUA/l	6
ex1	猫皮屑/犬皮屑/牛皮屑/马皮屑	0.06 kUA/l	0
tx5	灰桤木/榛子树/榆树/三角叶杨	0.02 kUA/l	0
wx5	豚草/艾蒿/雏菊/蒲公英/一枝黄花	0.04 kUA/l	0
mx2	黄青霉/多主枝孢/烟曲霉/白念珠菌/链格孢/长蠕孢	0.04 kUA/l	0
fx5	鸡蛋白/牛奶/小麦/鱼/花生/大豆	0.04 kUA/l	0

注：提示该患者户尘螨和粉尘螨过敏，血清特异性 IgE 明显升高

小贴士 **血管运动性鼻炎**

血管运动性鼻炎又称血管舒缩性鼻炎。本病病因不明确，可能与精神紧张、焦虑、环境温度变化、强烈气味、内分泌功能紊乱等相关。与变应性鼻炎类似，可有鼻塞、流清涕、打喷嚏等症状，但常以其中某一症状为主。与变应性鼻炎不同的是，本病通常没有明确的致敏原，变应原检查是阴性。口服抗组胺药、鼻用糖皮质激素治疗一般有效。

二、变应性鼻炎的防治

（一）预防

主要预防方式为避免接触变应原，口诀为“避、忌、替、移”。“避”即避开一切可疑或已明确的变应原，包括一切吸入性、可食入性或接触性变应原；“忌”即忌服或忌用一切可疑或已知的致敏食物或药物；“替”即采用相同或相似而不致敏的食物和药物代替致敏的食物和药物；“移”即将致敏原从患者生活环境中移走，或将患者移出不利的生活环境。但即使我们通过以上各种方式进行预防，很多时候仍不能完全避免接触变应原，如环境中的尘螨、真菌、花粉、柳絮等难以被完全隔绝，需要药物、脱敏等其他治疗方案的保驾护航。

（二）药物治疗

1. 抗组胺药 药店中可买到的大部分“抗过敏药”即为此类。

（1）口服抗组胺药：第二代抗组胺药是治疗变应性鼻炎的一线药物，代表药物有氯雷他定、西替利嗪等，适用于轻度间歇性和持续性变应性鼻炎，并可与鼻用糖皮质激素联合治疗中重度变应性鼻炎。这些药物起效快速、作用持续时间长、可有效缓解鼻痒、打喷嚏、流涕等症状，对合并的眼部症状也有效，但对鼻塞等症状效果有限。一般每日只需用药 1 次，疗程不少于 2 周。对花粉过敏者，可在花粉播散前进行预防性治疗，有利于症状的控制。相比于氯苯那敏等第一代抗组胺药，以氯雷他定为代表的第二代抗组胺药具有更好的安全性，镇静和嗜睡等副作用少见。

（2）鼻用抗组胺药：代表药物有左卡巴斯汀、氮䓬斯汀，鼻腔给药具备低剂量、高浓度、直接到达鼻内过敏组织等优点。相较于口服抗组胺药起效更快，鼻喷用药后 15～30 min 即起效，一般每日用药 2 次，疗程不少于 2 周。

2. 糖皮质激素 糖皮质激素具有显著的抗炎、抗过敏作用，可在短时间内控制急性炎症反应，缓解症状，并在数日或数周内发挥长期效应，持续控制炎性反应状态。

鼻用糖皮质激素是治疗变应性鼻炎的一线药物，通过鼻喷给药的局部应用方式可以使高浓度的

药物直接作用于鼻黏膜，显著减少引起变态反应的炎性介质、细胞因子的释放，降低因变应原导致的鼻腔黏膜高敏感状态，同时显著降低全身应用激素的副作用。鼻用激素分第一代（代表药物布地奈德、曲安奈德、丙酸倍氯米松等）和第二代（代表药物糠酸莫米松、丙酸氟替卡松、倍他米松等），推荐剂量一般为每日喷鼻 1～2 次，视症状严重程度，疗程在 2 周或 4 周以上。鼻用激素可明显改善各类变应性鼻炎的鼻部症状、眼部症状，并对患者生活质量和睡眠质量同样存在改善作用。鼻腔局部应用糖皮质激素类药物安全性好、副作用少且发生率低。但是对变应性鼻炎症状严重难以控制的患者，如鼻用糖皮质激素控制不佳，也可在专业医师的指导下慎重和酌情使用口服糖皮质激素治疗。

3. 白三烯受体拮抗药 白三烯是引起变应性鼻炎鼻塞、流涕等鼻部症状的重要炎性介质之一。口服白三烯受体拮抗药是治疗变应性鼻炎的一线药物，代表药物为孟鲁司特，成年人 10 mg 每晚睡前口服，推荐连续使用 8～12 周；儿童可根据年龄酌情减为 4 mg 或 5 mg 的片剂或颗粒剂。口服白三烯受体拮抗药缓解鼻塞症状优于第二代口服抗组胺药，可单独应用，更推荐与第二代抗组胺药和（或）鼻用糖皮质激素联合应用。

4. 肥大细胞膜稳定剂 肥大细胞膜稳定剂是治疗变应性鼻炎的二线用药，临床酌情使用。代表药物包括色苷酸钠、尼多酸钠、四唑色酮、曲尼司特等。根据剂型不同可口服或鼻内给药，对缓解变应性鼻炎的打喷嚏、流涕、鼻痒症状有一定效果，但起效较慢，作用维持时间短。

5. 减充血剂 减充血剂是治疗变应性鼻炎的二线用药，临床酌情使用。可减轻鼻腔黏膜充血、肿胀，迅速缓解鼻塞，代表药物有羟甲唑林、萘甲唑林等。减充血剂在鼻用糖皮质激素之前喷鼻使用，可扩大后者的分布范围，增强其抗炎作用。但该类药物使用不当可能导致药物性鼻炎，连续应用不建议超过 2 周，儿童患者更需注意。

6. 抗胆碱药 抗胆碱药也是治疗变应性鼻炎的二线用药，临床酌情使用。代表药物有异丙托溴铵等，可控制流涕症状。

7. 中药 部分中药对缓解变应性鼻炎症状有效，但还需更多药物临床试验加以证实。

8. 鼻腔盐水冲洗 鼻腔盐水冲洗是一种安全、方便、价廉的辅助治疗方法，可以起到减少鼻腔内变应原、稀释鼻腔黏液、改善鼻黏膜水肿等作用。目前，使用的鼻腔冲洗方法主要有鼻腔灌洗、喷液和雾化等，冲洗液包括生理盐水、深海盐水和高渗盐水等种类。

（三）免疫治疗

免疫治疗是变应性鼻炎的一线治疗方法，通过给予患者逐步增加剂量的变应原提取物，使人体逐步耐受，从而让患者再次接触相应变应原时症状明显减轻甚至不产生症状，可达到长期缓解，也称为脱敏治疗。目前，常用的免疫治疗方法有皮下注射和舌下含服，总疗程 3 年左右，适用于由屋尘螨、粉尘螨及黄花蒿花粉过敏导致的变应性鼻炎。该种治疗方法的适应证相对单一，需在专业医师的充分评估和指导下进行。

（四）外科治疗

外科手术是变应性鼻炎的辅助治疗方法，临床酌情使用。手术方式包括以改善鼻腔通气为主要目的的下鼻甲成形术或鼻中隔矫正术，以及以降低鼻黏膜敏感性为主要目的的神经切断术。手术治疗主要针对其他治疗方法效果差、显著影响生活质量的患者，存在多种禁忌证，需在专业医师的充分评估和与患者的充分交流下决定是否手术。

自由的呼吸不但需要顺畅的鼻腔，同样离不开健康的气管和肺，而后者同样容易受到过敏性疾病的危害——支气管哮喘是常见的呼吸道慢性炎性疾病，对人体健康有着更加严重的威胁，同样值得我们认识和关注。

第三节　哮喘的症状和治疗

支气管哮喘，简称哮喘，是常见的呼吸道慢性、过敏性、炎性疾病之一，据 2015 年全球疾病负担研究结果显示，全球有 3.58 亿患者，且呈逐年上升态势，严重威胁着人类的呼吸道健康。与变应性鼻炎类似，哮喘同样是在患者的遗传因素（包括过敏体质和/或具备哮喘易感基因等）和环境因素（包括各类变应原和大气污染、呼吸道感染等）联合作用下，引发气道内一系列病理变化，包括慢性炎症反应、气道反应性增强、气道结构重塑等。

扩展阅读　　哮喘急性发作案例——邓丽君的去世

著名歌星邓丽君出生于 1953 年，14 岁时步入歌坛。据家人讲述，邓丽君 15 岁时曾出现过哮喘发作症状。之后近 30 年的歌坛生涯中，未再有其哮喘发作的传闻，外界猜测有专业医师帮助她控制了哮喘病情。1995 年 5 月 8 日，邓丽君在泰国清迈因急性哮喘发作去世。在发病过程中，用于控制急性哮喘发作的 β_2 受体激动药没有带在身边，而在被送往医院抢救过程中又出现堵车，种种因素导致她错过了最佳抢救时间，香消玉殒。她的英年早逝也时刻提醒我们加大哮喘防治力度的重要性。

那么，什么样的症状表现让我们应该警惕已经出现了哮喘？我们又该如何对它进行防治呢？接下来的内容里，让我们一起认识哮喘的症状和药物治疗方法。

一、哮喘的症状

（一）典型哮喘的表现

典型哮喘表现为：①反复发作性喘息、气促，伴或不伴有胸闷或咳嗽，可以单一症状或者多种症状同时出现，夜间及清晨常见，多与接触变应原、冷空气、物理化学刺激、上呼吸道感染、运动等有关；②发作时听诊肺部可闻及哮鸣音，且呼吸时相相对延长；③经治疗后症状多可缓解或自行缓解。

医师面对可疑哮喘的患者，会进行支气管扩张试验、支气管激发试验、呼气流量峰值平均每日昼夜变异率等客观检查，了解患者气流受限情况。符合上述症状体征，具备上述任一客观检查阳性结果，并除外其他疾病，可以诊断为哮喘。

（二）不典型哮喘的表现

某些哮喘患者无喘息症状，听诊也无哮鸣音，如咳嗽变异性哮喘/胸闷变异性哮喘患者，以咳嗽/胸闷作为唯一或主要症状，无喘息、气促等典型哮喘的症状，具备前述任一客观检查阳性结果，除外其他疾病，按哮喘治疗有效。此外，临床上还有不具备上述哮喘的任何症状，但长期存在气道反应性增高（即敏感性增强）的患者，被称为隐匿性哮喘。此外，还存在运动性哮喘、阿司匹林哮喘、哮喘-慢性阻塞性肺疾病重叠综合征等特殊哮喘类型。

小贴士　　阿司匹林哮喘

该病典型表现为部分患者口服阿司匹林后数分钟至数小时内，会出现诱发的哮喘发作。患者常具备哮喘、鼻息肉、阿司匹林不耐受三联征，也称阿司匹林综合征，占所有哮喘的 2%～3%，占重症哮喘的 20%。治疗较困难。发病机制目前未完全阐明，部分研究显示与过多的白三烯生成及肥大细胞过度活化有关。

二、哮喘的发病机制

哮喘的发病机制非常复杂，其中免疫调节失衡和慢性气道炎症（即气道免疫-炎症机制）是其中最重要的机制，它可引起气道重构，并最终引发气道高反应性。此外，神经调节机制也参与了哮喘的发生。

（一）气道免疫-炎症机制

1. 气道炎症的形成 外界变应原通过吸入、食入或接触等途径进入人体后，会导致 T 淋巴细胞的激活，其分泌的多种细胞因子会激活 B 淋巴细胞，合成特异性 IgE 抗体，这些抗体会结合在肥大细胞和嗜碱性粒细胞表面。当变应原再次进入人体内时，结合在细胞表面的 IgE 与变应原发生交联，细胞释放多种活性介质导致气道平滑肌收缩、黏液分泌增加、炎症细胞浸润，产生哮喘症状。此外，T 淋巴细胞分泌的细胞因子可以直接激活肥大细胞、嗜酸性粒细胞和巨噬细胞等，使其聚集在气道，进一步分泌多种炎症因子（如组胺、白三烯等），加重气道的慢性炎症。

2. 气道重构 在反复发作、长期没有得到良好控制的哮喘患者中，持续存在的气道炎症以及反复发生的上皮损伤/修复过程，会引起气道上皮细胞黏液化增生、平滑肌肥大/增生、胶原沉积和纤维化、血管增生等病理性改变，导致患者对吸入激素的敏感性降低，出现不可逆的气流受限和持续存在的气道高反应性。

3. 气道高反应性 气道高反应性指气道对各种刺激因子呈现的高度敏感状态，表现为患者接触这些刺激因子时气道出现过强或过早的收缩反应，它是哮喘的基本特征。

（二）神经调节机制

支气管受复杂的自主神经支配，包括肾上腺素能神经、胆碱能神经等。肾上腺素能神经系统包括交感神经、循环儿茶酚胺、α 受体和 β 受体（又可分为 β_1、β_2受体等）。其中，β 受体在其中发挥尤为重要的作用，激动 β 受体可使支气管平滑肌舒张，扩张支气管。因此，如果 β 受体功能低下，气道会处于高反应性状态，会成为引起哮喘发病的一个重要环节。胆碱能神经系统是引起人类支气管痉挛和黏液分泌的主要神经之一，哮喘患者的胆碱能神经系统较正常人更易被刺激，从而引发哮喘的症状。

三、哮喘的药物治疗

与变应性鼻炎类似，哮喘的首要预防是避免接触变应原，包括避开一切已明确或可疑的变应原或者环境。而在药物治疗方面，可以分为控制药物和缓解药物，以及治疗重度哮喘的附加治疗药物。控制药物指需要每日使用并长期维持的药物，这些药物主要通过抗炎作用使哮喘维持临床控制，种类包括吸入性糖皮质激素、全身性激素、白三烯调节剂、长效 β_2 受体激动药、缓释茶碱等；缓解药物又称急救药物，这些药物在有症状时按需使用，能迅速解除支气管痉挛，从而缓解哮喘症状，包括速效吸入和短效口服 β_2 受体激动药、吸入性抗胆碱能药物、短效茶碱等。重度哮喘的附加治疗药物主要是以各类单克隆抗体为代表的生物靶向药物等。

哮喘的发生机制和控制哮喘的药物见图 3-2-1。

（一）糖皮质激素

糖皮质激素具有强大的抗炎作用（见第二篇第五章），不仅是变应性鼻炎的重要治疗药物，同样是最有效控制哮喘气道炎症的药物。通过吸入途径给予糖皮质激素，可以用较小的剂量有效减轻患者的哮喘症状，且不良反应少。常用药物有二丙酸倍氯米松、布地奈德、丙酸氟替卡松、糠酸莫米松等。对于大剂量吸入性糖皮质激素不能控制的慢性重度持续性哮喘患者，可附加小剂量口服激素（如泼尼松等）进行维持治疗。

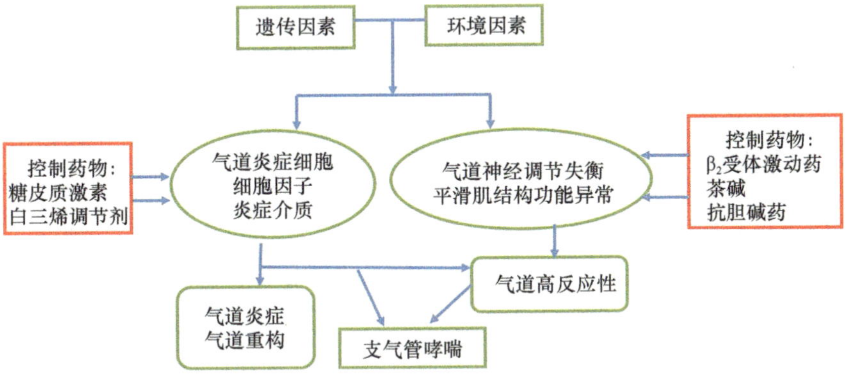

图 3-2-1 哮喘发病机制及常用药物

（二）$β_2$受体激动药

如前文所述，支气管平滑肌上广泛存在着名为 $β_2$ 受体的“信号接收器”，通过应用该类药物对它们加以刺激，可以舒张支气管平滑肌，起到扩张支气管的作用，从而解除哮喘发作时支气管的痉挛状态。根据药物作用维持时间可以分为短效（4～6 h）、长效（10～12 h）、超长效（24 h）几种。

1. 短效 $β_2$受体激动药 常用药物包括沙丁胺醇、特布他林等。通过吸入给药，通常在数分钟内起效，是缓解轻、中度哮喘急性症状的首选药物。该类药物应按需使用，不应长期、单一、过量使用，部分患者用药后可出现心悸、手抖等不良反应，此时不宜继续使用。

2. 长效 $β_2$受体激动药 该类药物包括快速起效的福莫特罗、茚达特罗、维兰特罗和缓慢起效的沙美特罗等，可通过气雾剂、干粉剂等装置给药。

（三）糖皮质激素+长效 $β_2$受体激动药复合制剂

目前，较为广泛使用的有丙酸氟替卡松-沙美特罗干粉剂、布地奈德-福莫特罗干粉剂、丙酸倍氯米松-福莫特罗气雾剂等。这两类药物具有协同的抗炎和平喘作用，联合使用效果优于加倍剂量的糖皮质激素，且可减少不良反应，适合中、重度慢性持续哮喘患者的长期治疗。

（四）白三烯调节剂

白三烯调节剂主要是指白三烯受体拮抗药。在“变应性鼻炎”中已介绍了该类的代表性药物和用法。在哮喘治疗中，该类药物可作为轻度和中、重度哮喘的联合用药。

（五）茶碱

茶碱具有舒张支气管平滑肌、强心、利尿、兴奋呼吸中枢的作用。对吸入性糖皮质激素或糖皮质激素加长效 $β_2$ 受体激动药复合制剂未能控制的哮喘患者，可加用茶碱缓释剂维持治疗。

（六）抗胆碱药

吸入性抗胆碱药包括短效（如异丙托溴铵）和长效（如噻托溴铵）两种，其支气管舒张作用比 $β_2$ 受体激动药弱，二者联合应用可互补。但早期妊娠、青光眼、前列腺增生患者应慎用此类药物。针对重度哮喘患者，目前已上市的糖皮质激素+长效 $β_2$ 受体激动药+抗胆碱药物三联制剂（如糠酸氟替卡松-维兰特罗-乌美溴铵干粉剂、布地奈德-福莫特罗-格隆溴铵气雾剂）使用更为方便。

（七）甲磺司特

该药为口服制剂，可减少引起哮喘反应的一些细胞因子的生成，安全性好。

（八）生物靶向药

生物靶向药包括多种单克隆抗体，主要用于重度哮喘患者的治疗。

（九）免疫疗法

免疫疗法已在“变应性鼻炎”中介绍过，可减轻变应原明确且环境控制、药物治疗效果不佳哮喘患者的症状，降低气道高反应性。

一旦确诊哮喘，应尽早开始规律地控制治疗，在医师的指导下制订合适的治疗方案，并定期复查、适时调整方案、坚持用药。

四、哮喘急性发作期的自我管理

哮喘急性发作是指患者接触变应原或者触发因素而诱发的喘息、气促、胸闷、咳嗽等症状，在短时间内出现或迅速加重，需要给予额外的缓解药物进行治疗的情况。轻度和部分中度急性发作的患者，可在家中第一时间先进行自我处理。短效 β_2 受体激动药是缓解哮喘症状最有效的药物，患者可根据病情轻重每次使用 2～4 喷，一般间隔 3h 重复使用直到症状缓解。同时，应该增加控制类药物（如糖皮质激素）的用量，至少达到基础使用量的 2 倍。应用布地奈德-福莫特罗联合制剂患者可每日增加 1～2 喷，但每日最多不超过 8 喷。若 1～2 d 后症状仍无完全缓解，或迅速加重，应加用口服泼尼松或其他口服激素治疗，同时立即去医院就诊。中、重度急性发作患者在进行以上处理的同时应尽快去医院就诊。

小　　结

尽管呼吸道过敏性疾病严重威胁人们的健康，但通过严格的变应原预防、合理的药物应用等措施，其发病频率、严重程度可以得到充分控制。目前，通过单克隆抗体、免疫疗法等措施，部分变应性鼻炎或哮喘患者已经获得了临床上的长期控制。相信随着科技的发展，我们终将战胜呼吸道过敏性疾病，随时随地自由呼吸，享受生活。

（冯　昕）

第三章　规律作息

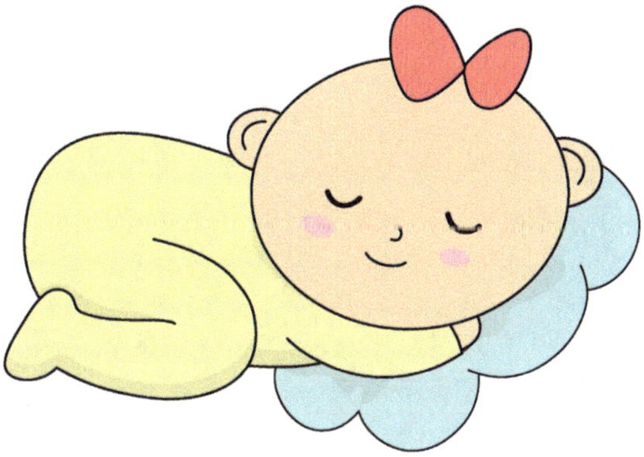

小贴士　　**惊人的突破**

科学家们发现了一个可以延长生命的革命性的“新秘方”。它能增强你的记忆力，增加你的魅力；让你保持苗条，降低食欲；保护你远离癌症和老年痴呆；它可以预防感冒和流感；它能降低心脏病和脑卒中的风险，更不用说糖尿病。你会感觉更快乐、不抑郁、不焦虑。你感兴趣吗？

这个可以包治百病的“良方”就是睡眠。

——*Why We Sleep*（Matthew Walker，英国）

第一节　睡个好觉——睡眠的生理过程及影响因素

一、我们睡觉时都经历了什么

睡眠是人类生存所必需，人的一生中大约有 1/3 的时间是在睡眠中度过的，睡眠质量的好坏关系着人们生活质量的高低。

生活中经常会听到有人抱怨：“我做了一夜的梦，都没休息好。”“晚上光做梦了，几乎没睡着。”我们也常常将“失眠”和“多梦”联系在一起，那么真的是做梦耽误了休息吗？做梦是大脑休息不好的表现吗？为了解释这些问题，我们先来了解一下睡眠的两种状态及生理意义。

根据脑电活动与眼球运动，人类正常睡眠可分为两种状态（时相），即非快速眼动睡眠（non-rapid eye movement sleep，NREMS），又称慢波睡眠（slow wave sleep，SWS）和快速眼动睡眠（rapid eye movement sleep，REMS），又称快波睡眠（fast wave sleep，FWS）。

（一）非快速眼动睡眠

正常人入睡先进入 NREMS，由浅入深可分为 4 个阶段。刚入睡时，似醒非醒，朦朦胧胧，能听到周围发生的事情，很容易被吵醒，这是睡眠开始的第 1 阶段（几分钟）；接着进入第 2 阶段，属于浅睡期（30～40 min），人体心率和体温开始下降，这时如果有人大声喊叫，入睡者仍然会被叫醒；随即第 3、第 4 阶段的深度睡眠出现，在这两个阶段，一般的外界干扰已经无法将入睡者惊醒，睡得很沉，意识消失。如果在这时醒来，会有晕头转向、迷迷糊糊的感觉。夜惊和梦游发生于第 3、第 4 阶段的深度睡眠期。深度睡眠期身体的所有功能活动下降，呼吸慢而平稳，心率、血压降低，新陈代谢减缓，除此之外，脑垂体分泌生长激素达到高峰。因此，NREMS 有利于体力恢复和促进儿童生长发育。所谓“一瞑大一寸”，长期睡眠不好的孩子长不高是有道理的。

小贴士 **什么是夜惊与梦游**

夜惊：表现为夜间突然大喊大叫、躁动不安，面部表现为恐惧和紧张，不能被唤醒，一般持续 1～2 min 后才安静下来。当睡醒后，又全然不知。

梦游：梦游是在入睡后，突然又下地走动，做一些动作，动作迟缓，行走摇晃，发作时间一般为 5～30 min。醒后也会完全遗忘。

夜惊和梦游多发生于 5～10 岁儿童，多由于中枢神经系统还未发育完善，也会发生于焦虑性失眠症患者。前者大多随年龄增长而消失，一般无须药物治疗；后者可用镇静催眠药辅助治疗。

（二）快速眼动睡眠

NREMS 之后进入 REMS，此时眼球做间断性快速转动；还表现为呼吸变快，脉搏、血压升高变得不规则等交感神经兴奋现象。其睡眠深度要比慢波睡眠更深。做梦就发生在 REMS，而且每个人在这个阶段都会做梦。在此期间被唤醒，74%～95%的人会诉说正在做梦，并且还能回忆起梦的内容。而在 NREM 期间被唤醒的人中只有 7%的人能回忆起梦中的情景。

REMS 期间，脑内蛋白质合成加快，脑的耗氧量和血流量增多，而生长激素分泌则减少。因此，REMS 能促进学习与记忆以及精力的恢复，促进儿童智力的发育。但是，REMS 期间如果有噩梦，梦境内容紧张、恐惧，使交感神经高度兴奋，会诱发原有心绞痛、心律不齐、脑血管病的发作。

扩展阅读

非快速眼动睡眠（NREMS）有利于体力恢复和促进儿童生长发育。夜惊和梦游发生于 NREMS 的第 3 和第 4 期，即深度睡眠期。

快速眼动睡眠（REMS）有利于精力恢复和促进儿童智力发育。做梦发生于此期。因此，又称为做梦睡眠。

睡眠并非由“浅睡”到“深睡”的连续过程，而是 NREMS 和 REMS 两个不同时相周期性交替的过程。入睡后，NREMS 持续 80～120min 后转入 REMS，REMS 持续 20～30min 后又转入 NREMS，NREMS 和 REMS 两个时相在整个睡眠过程中有 4～5 次交替。

（三）各种睡眠阶段每日总共需要多久

NREMS 第 2 期（浅睡期）是睡眠时间中最长的一个阶段，若以整夜 8 h 睡眠计算，该期睡眠共占总睡眠时间的 50%，即 4 h。NREMS 的第 3 和第 4 期深度睡眠期，成年人总共不超过 2 h，10 岁以前的儿童深度睡眠比成年人多，而且更深，当他们处在深度睡眠阶段，几乎不可能将他们叫醒。60 岁以后深度睡眠明显减少，甚至完全消失。REMS 约占总睡眠时间的 25%，即 2 h，也就是说人每晚最多会做梦 2 h。

另外，NREMS 主要出现在前半夜的睡眠中，在睡眠后期的周期中逐渐减少甚至消失；与此相反，REMS 在睡眠后期的周期中比例则逐渐增加，也就是说越接近早晨醒来做梦会越多。两个时相的睡眠均可直接转为觉醒状态，但由觉醒转为睡眠则通常先进入 NREMS，而不是直接进入 REMS。

（四）做梦耽误休息吗

不做梦是睡眠好的标志吗？根据以上所介绍的各种睡眠阶段的特点，人一个晚上最多做 5 次梦（5 个睡眠周期，5 次 REMS），与梦纠缠的时间总共不会超过 2 h，所以每晚可以安然入睡时间并不少。而且，根据 REMS 的生理意义，在做梦的过程中，不仅不会影响睡眠和伤害大脑，反而会调节大脑细胞活动和完善脑细胞功能，有助于促进睡眠和提高睡眠的质量。可以说做梦是一种保护睡眠的机制。

有科研人员做了一些阻断人做梦的实验，即当睡眠者一出现做梦的脑电波时，就立即被唤醒，不让其梦境继续，如此反复进行。结果发现，梦的剥夺会导致人体一系列生理异常，如血压、脉搏、体温，以及皮肤的电反应能力均有增高的趋势，自主神经系统的功能有所减弱；同时，还会引起人的一系列不良心理反应，如出现焦虑不安、紧张、易怒、幻觉、记忆障碍等。因此，梦是人体一种正常的、必不可少的生理和心理现象。

事实上，人只要睡觉，就会做梦。有些人宣称自己睡觉无梦，其实是因为睡得深而已。如果处于深睡眠状态，此时远离 REMS，这些梦境在醒来后是回忆不起来的，也就不觉得自己做过梦。只有睡得不够踏实，处于浅睡眠状态，此时距离 REMS 比较近，做过的梦才记得起来。也就是说，不是做梦影响睡眠质量，而是身体上或精神上的原因影响了睡眠质量，让人记得梦境，感觉自己频繁做梦。如精神压力过大时，会做一些噩梦、惊慌恐怖的梦，使人从睡眠中惊醒，醒后又很难再入睡，大脑得不到休息而疲劳。很多神经衰弱的人往往入睡困难，好不容易睡着了又被噩梦惊醒，导致日间昏昏沉沉、无精打采，甚至还会由梦产生疑病症和焦虑症，加重病情的发展。

二、每日需要多少睡眠

睡眠时间是影响睡眠质量最个体化的因素。不同的人，处在不同的年龄，不同的身体素质和生长环境，对睡眠时间的要求是不一样的。但总的来说，还是有一定的规律。一般情况下，成年人每日需要睡眠 7～9h，儿童需要更多睡眠时间，而老年人所需睡眠时间则较少。美国国家睡眠基金会推荐的睡眠时间见表 3-3-1。

表 3-3-1　美国国家睡眠基金会推荐的睡眠时间

人群	年龄	推荐睡眠时间（h/d）
新生儿	0～3 个月	14～17
婴儿	4～11 个月	12～15
幼儿	1～2 岁	11～14
学龄前儿童	3～5 岁	10～13
学龄儿童	6～13 岁	9～11
青少年	14～17 岁	8～10
成年人	18 岁以上	7～9
老年人	65 岁以上	7～8

三、你失眠吗？引起失眠的因素有哪些

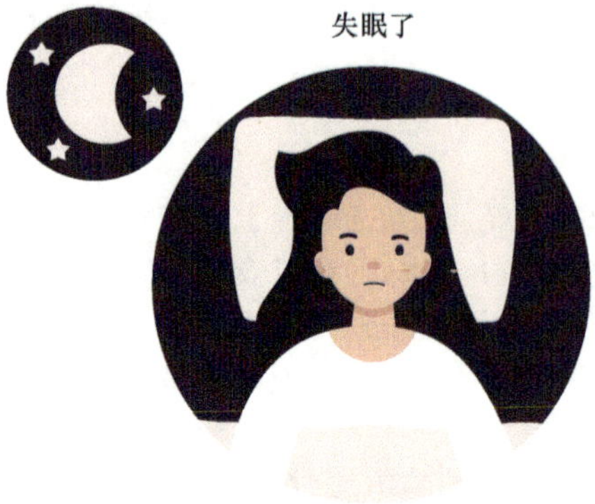

（一）你失眠吗

失眠是一种主观体验，作为一种生理异常或者疾病，判断失眠需要一定的标准。按照《中国成人失眠诊断与治疗指南》（2017 版）的定义，失眠是指尽管有合适的睡眠机会和睡眠环境，依然对睡眠时间和（或）质量感到不满足，并且影响日间社会功能的一种主观体验。其主要表现为入睡困难（入睡时间超过 30min）、睡眠持续障碍（整夜觉醒次数≥2 次）、早醒、睡眠质量下降和总睡眠时间减少（通常少于 6.5h）；睡眠不深、易惊醒（自觉）多梦，同时伴有日间功能障碍（包括疲劳、情绪易烦躁或易激动、注意力不集中或记忆障碍、躯体不适、认知障碍等）。根据病程长短，失眠可分为短期失眠（<3 个月）和慢性失眠（≥3 个月）。如果出现反复失眠的症状，可以根据每次失眠持续的时间判断是否为慢性失眠。

（二）引起失眠的因素

引起失眠的病理生理机制不明，可能与以下因素有关。

1. 精神及躯体疾病 焦虑即负面的情绪，如不安、忧虑、烦恼和痛苦等常引发失眠，多为一过性、短期失眠。抑郁症、躁狂症等精神疾病常和慢性失眠并存。此外，其他疾病也可能引发失眠，如疼痛、心血管疾病、慢性阻塞性肺病、慢性肾功能障碍、消化系统疾病等。其中，焦虑性失眠是临床上最常见的类型。

2. 环境因素 包括时差、昼夜工作时间交替、长时间工作和生活环境（如太空、高原、寒冷）等因素。

3. 神经递质平衡紊乱 神经递质功能紊乱和内源性睡眠物质异常，是引发失眠的重要病理生理学机制。

4. 药物影响 躯体依赖性药物，长期使用后一旦停药，引发不安，导致失眠。此外，抗肿瘤药、抗癫痫药、口服避孕药、糖皮质激素类等也可影响睡眠。

第二节　昨晚你又失眠了吗
——镇静催眠药的作用机制及合理使用原则

一、什么是镇静催眠药

镇静催眠药是一类抑制中枢神经系统功能，小剂量引起安静或嗜睡，较大剂量引起近似生理性睡眠的药物。随着剂量的增加，有些药物还会产生抗惊厥和抗癫痫作用。

不同催眠药物对睡眠时相的影响不同，如巴比妥类显著缩短 REMS，长期用药骤停可引起 REMS 反跳，出现焦虑不安、失眠和多梦。苯二氮䓬类则延长 NREM 第 2 期，缩短 NREM 第 3、4 期，减少夜惊和梦游，促进睡眠；而缩短 REMS 的作用相比巴比妥类轻，长期用药突然停药引起 REMS 反跳的作用相对轻。水合氯醛和格鲁米特也抑制 REMS。

二、常用的镇静催眠药有哪些

第一类是巴比妥类，常用的有苯巴比妥（鲁米那）和司可巴比妥等。这类药由于不良反应大，

有抑制呼吸的危险，用药的安全性范围较小，易蓄积中毒，有明显潜在的成瘾性，现已基本不再作为催眠药物应用。

第二类是苯二氮䓬类，就是俗称的安定类，包括地西泮（安定）、艾司唑仑（舒乐安定）、阿普唑仑（佳乐定）和氯硝西泮等。用药的患者晨醒后较少出现困倦感，是使用较广泛的一类安眠药，短期使用安全、有效，但如长期使用，则易形成药物依赖。

第三类是新型催眠药，如唑吡坦（思诺思）、扎来普隆、佐匹克隆和右佐匹克隆等。这类药物具有起效快、半衰期短、一般不产生日间困倦等特点，在耐受性和成瘾性及对呼吸的抑制性方面比安定类更小，故适用于短暂性、偶发性失眠，或者是慢性失眠的短期治疗。由于这类药物的不良反应相对小一些，是目前推荐治疗失眠的一线药物。

第四类是其他催眠药，如水合氯醛等。水合氯醛不作为常规催眠药使用，主要用于术前、CT及磁共振检查、睡眠脑电图检查前用药。

小贴士 **褪黑素是催眠药吗**

很多保健品以“含有褪黑素、可改善失眠”进行广告宣传，而褪黑素作为药物尚未在中国获批上市，临床争议较大。褪黑素长期大剂量服用，会造成低体温、释放过多泌乳素导致不孕等不良反应。对于失眠患者不建议擅自服用褪黑素改善睡眠。

三、怎样合理使用镇静催眠药

使用催眠药时宜采用最短疗程、最小剂量原则。对于长期用药的失眠症患者，不能骤然停药或强行撤药。入睡困难的患者宜选用起效快、半衰期短的催眠药，如唑吡坦和佐匹克隆等；睡眠浅易惊醒的患者可选用中效催眠药，如阿普唑仑和艾司唑仑等；早醒的患者可选用长效催眠药，如地西泮（安定）和氯硝西泮等。

小贴士

催眠药属于精神药品（详见第一篇第三章）。除水合氯醛外，其余催眠药现均纳入第二类精神药品管理，必须由医师使用专用处方开具药品才可以购买和使用，而且处方一般不得超过7d用量。特殊情况下处方用量可适当延长，但医师必须注明理由。

（孙 玉 唐 伟）

第四章　你笑起来真好看——走进抑郁症

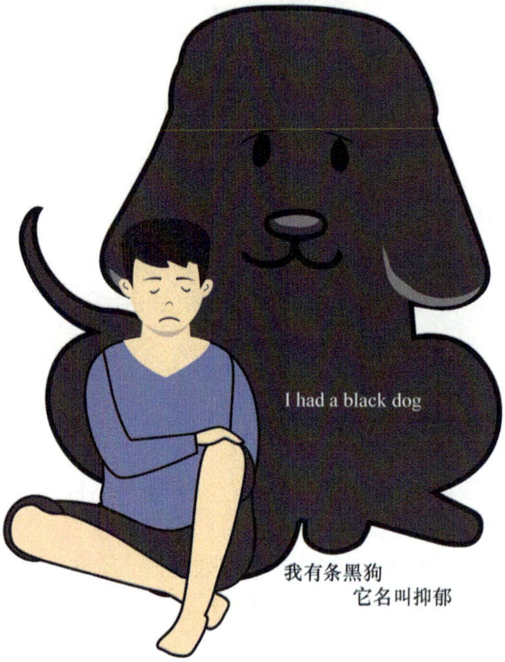

“生活中所有的一切都很好，可我还是开心不起来。你问我原因——我也不知道。有一天你喜怒无常，有一天你无法自控，有一天你悲观厌世，对人生突然充满绝望，你不知道自己为什么会变成这样，男友还雪上加霜地宣布，你这是得了抑郁症”。这是《你好，抑郁》这本书中的一个片段。其中提到的“抑郁症”，你了解吗？

在社会竞争日益激烈的今天，人类正面临着前所未有的心理和精神压力，在这样的社会背景下，各类精神疾病的患病率不断飙升，严重威胁着人们的健康。据统计，全球有10亿人患有精神障碍，其所造成的负担已超过了心脑血管疾病、糖尿病及恶性肿瘤等疾患，成为突出的社会问题——“精神疾病时代”已悄然来临。WHO统计结果显示，抑郁症是发病率最高的精神疾病，在精神疾病负担中占的比重最大，约为40.5%。

提到抑郁症，很多人并不陌生。那么，到底什么是抑郁症？我们平时所说的抑郁就是抑郁症吗？其实人们对于抑郁症存在着很多误解。下面就让我们一起来认识有关抑郁症的相关知识。

神经病、精神病、抑郁、抑郁症这些词你是不是经常耳闻，但是它们的区别你分得清吗？下面，就让我们一起来了解一下。

第一节　浅谈抑郁与抑郁症

一、“精神病”和“神经病”——别再傻傻分不清

在介绍抑郁症之前，我们首先来了解一下两个名词，即神经病和精神病。很多人认为精神病就是神经病？答案是“错”，这是特别容易被混淆的两类性质完全不同的疾病。

神经病是指神经系统发生的器质性疾病，一般都有神经组织结构的改变，而结构的改变会引起神经的某些功能受到影响，如脑卒中、神经炎等。主要表现为神经功能损害，如意识障碍、失语、瘫痪、抽搐、震颤、麻木、疼痛、大小便障碍、动作不稳、感觉减退或消失等。而精神病是大脑高级神经活动严重障碍的疾病，一般在大脑中找不到具体的病变，常表现为认知、情感、意志和行为的反常。总之，神经病和精神病的主要区别在于大脑是否有器质性病变。

二、是谁夺走了你的快乐——什么是抑郁症

抑郁症是全世界范围内一种常见的情感障碍性精神疾病，主要临床表现为情绪低落、思维迟钝、意志行为减退、悲观、睡眠障碍等，严重者出现自杀冲动，极大影响人的学习、工作和生活，给家庭和社会带来沉重的负担，是最易致残的疾病之一。据世界卫生组织统计，抑郁症已成为仅次于心脑血管疾病的人类第二大疾病和21世纪人类健康的主要杀手。很多知名人士都曾饱受抑郁症的困扰，如英国首相丘吉尔、影视演员张国荣及韩国影星李恩珠等。

三、“抑郁了”就是“抑郁症”吗——抑郁情绪和抑郁症的区别

“抑郁”和“抑郁症”不同。抑郁是一种很常见的情绪状态，是人之常情。人有七情六欲，抑郁情绪是指人的一种短暂的消极情绪状态，是在遇到压力、挫折、悲伤时出现的负性情绪，如郁闷、忧伤、沮丧、缺少快乐、心情不佳等。这种情绪的特点具有明显的情境性，就是说往往是某些事件和情境引发了抑郁情绪，随着时过境迁，抑郁情绪就会逐渐淡化、消失，不会影响生理健康。

抑郁症是一种以情绪抑郁为主要表现的内源性精神病，是一种病理性的抑郁障碍，以情感持续低落为主要特点。抑郁症的典型症状为“三低”，即持久的情绪低落、思维迟缓及意志活动减少。患者会整日表现为情绪的低沉，如唉声叹气、愁眉苦脸、度日如年、生不如死，并且有自责、负罪感、无价值感，严重者会出现自杀倾向；自觉反应迟钝、思路闭塞，工作效率下降，回避社交；对曾经喜爱的活动丧失兴趣，快感、精力丧失，乏力，运动迟缓；而且还有注意力不集中、记忆力减退、失眠、食欲缺乏等症状。

四、他们的痛苦你是否懂——人们对抑郁症的误解

抑郁症是一个特别容易被误解的疾病。经常会被误认为“不开心”“自卑”“内向”“矫情”“没病找病”“懒”。很多人听到抑郁症，会说：“抑郁症就是心情不好，过段时间就好了”，或者“这么点小挫折就抑郁，抗压能力太差了吧”，以及“死都不怕，还怕活着吗？什么抑郁症，你就是想太多了”。其实，“抑郁症”不仅仅是心情不好那么简单，也不是意志不坚强、承受能力太差，更不是矫情；它与普通感冒一样，是一种很常见的疾病，需要寻求医师的帮助。

但是，由于人们对抑郁症的误解和偏见，以及患者本身的病耻感，导致约50%的抑郁症患者未得到诊断或治疗。

五、抑郁症的流行病学

抑郁症是最常见的精神疾病，据WHO统计，目前全球抑郁症发病率约为11%，患病人数约有3.5亿人，男性和女性发病率比约为1∶2，发病的平均年龄为25～35岁。在我国，抑郁症患者人数已达9000万以上，已成为中国疾病负担位居第二的疾病。抑郁症发病有“三高”的特点，即自杀率高、自残率高、复发率高。抑郁症是所有疾病中自杀率最高的一种疾病，为10%～15%，我国每年大约有28万人因抑郁症自杀。抑郁症的好发人群包括：①女性。女性患病率是男性的2倍，妊娠、流产、分娩后，以及围绝经期等特殊阶段，是女性抑郁症的高发期。②有遗传相关性的人群。如父母双方中一方患抑郁症，其子女抑郁症的患病率为25%。③处于人生的3期，即青春期、围绝经期、老年期阶段的人群。④处于高度压力、激烈竞争中的人群。⑤对酒精、毒品等滥用和依赖的人群。⑥患有躯体疾病或慢性疾病的人群。⑦处于应激状态的人群，如某些不良社会事件、天灾人祸的受害者等。

六、人为什么会得抑郁症——抑郁症的病因及发病机制

抑郁症的病因和发病机制比较复杂，目前尚未完全阐明，可能是遗传因素、心理因素、社会环境因素及生化因素等多个因素共同作用的结果。

（一）遗传因素

抑郁症有一定的家族遗传性，约 50%以上的患者有抑郁症家族史。在抑郁症患者中，其一级亲属患抑郁症的风险是一般人群的 2～10 倍。研究人员已发现了几个可能相关的基因，并认为它们之间的互相作用，加上与环境因素（如压力）的互动可能会让一些人更容易患上抑郁症。

（二）心理因素

研究结果表明，精神创伤尤其是早年的创伤会显著地增加成年期抑郁症的发病风险。一个人早期的不良经历，如双亲丧亡、缺乏关爱、受虐待、封闭环境无社交等，造成的心理创伤和压力可能在日后以抑郁症的形式表现出来；且一个人早期不良经历种类越多，发生重型抑郁障碍的风险也就越高，并且还会使患者发病年龄提前。

（三）社会环境因素

工作、学习、家庭等方面的压力及环境变动、人际关系的紧张、遭遇挫折等，都有可能诱发抑郁症。生活中的一些应激事件，如亲人的死亡、婚姻关系不良、失业、严重的疾病等，都可能是导致抑郁症发生的一些危险因素。

（四）生化因素

抑郁症患者脑内去甲肾上腺素、5-羟色胺和多巴胺系统的缺陷，与抑郁症的发病关系密切。这也是目前公认的抑郁症发病机制假说（单胺类神经递质假说）。这 3 种单胺类神经递质遍布于我们的整个大脑，并且相互联系，它们能调控情感、认知以及行为。这 3 种“快乐递质”相互作用，能保持一个人正常的情绪状态。抑郁症患者脑内单胺类神经递质活动减少、耗竭或功能紊乱，造成正性情感太少或负性情感太多。正性情感减少会导致心境低落，幸福感、愉悦感、兴趣、快乐、能量和激情等的丧失；负性情感太多不仅会导致抑郁心境，还会产生内疚、恐惧、焦虑、敌意和孤独感。

既然我们身边有这么多人饱受抑郁症的折磨，你是不是很想知道有没有什么对抗抑郁症的好办法？下面，就让我们一起来看看对抗抑郁的有力武器吧。

第二节　抑郁症的治疗

抑郁症的治疗包括药物治疗、心理治疗、电休克治疗、综合治疗等。

一、药 物 治 疗

抗抑郁药是目前治疗各类抑郁症的主要治疗方式，也是最有效的治疗手段之一，有效率为 60%～80%。抗抑郁药的种类很多，更新换代也快，对于患者而言，可能只有一些抗抑郁药有效，而其他药物无效。因此，患者需要寻求医师的帮助，做到因人而异，合理用药。

根据化学结构及作用机制不同，抗抑郁药可分为 6 大类，大多以抑郁症发病机制之一——单胺类神经递质假说为基础。目前，临床上主流的抗抑郁药都是作用于去甲肾上腺素、5-羟色胺和多巴胺这 3 种神经递质的，药物起效时间一般在 2～4 周。临床常用的抗抑郁药包括以下几类：①三环

类抗抑郁药，也称为非选择性单胺摄取抑制药，主要代表药物为丙米嗪、阿米替林等；②选择性单胺氧化酶抑制药，如吗氯贝胺，现已少用；③去甲肾上腺素再摄取抑制药，如地昔帕明；④选择性5-羟色胺再摄取抑制药，代表药物为氟西汀，属于临床最常用的一线抗抑郁药；⑤5-羟色胺和去甲肾上腺素再摄取抑制药，代表药物为文拉法辛，为20世纪90年代开发的新型抗抑郁药物；⑥去甲肾上腺素和特异性5-羟色胺能抗抑郁药，代表药物为米氮平。

（一）三环类抗抑郁药

三环类抗抑郁药的应用始于20世纪50年代末，是第一代抗抑郁药，包括丙米嗪、氯米帕明（氯丙米嗪）、阿米替林、多塞平，属于非选择性单胺摄取抑制药。三环类抗抑郁药用于各种原因引起的抑郁症，因选择性低且不良反应多，目前该类药物一般作为二线抗抑郁药物使用。

1. 作用及机制 抑郁症患者连续应用丙米嗪2～3周，可出现情绪高涨、症状减轻。丙米嗪主要通过阻断去甲肾上腺素和5-羟色胺在神经末梢的再摄取，使突触间隙的递质浓度增高，促进突触传递功能而发挥抗抑郁作用。治疗量的丙米嗪可阻断M胆碱受体及α受体，引起口干、视物模糊、便秘、尿潴留及低血压等不良反应。此外，丙米嗪还可阻断组胺H_1受体，引起过度镇静、嗜睡、体重增加。

2. 不良反应 常见的不良反应包括口干、瞳孔扩大、视物模糊、便秘、排尿困难和心动过速等抗胆碱作用，还可出现乏力、头晕、失眠、低血压等。因三环类抗抑郁药易导致尿潴留、眼内压升高及麻痹性肠梗阻，所以前列腺增生、青光眼和肠麻痹患者禁用。

因为三环类抗抑郁药选择性低，副作用相对较大，治疗依从性差，且安全范围窄，过量可危及生命（如心律失常），目前已经不作为首选。

（二）选择性5-羟色胺再摄取抑制药

选择性5-羟色胺再摄取抑制药是20世纪80年代末开发用于临床的一类新型抗抑郁药，也是目前临床最常用的一类抗抑郁药。代表药物有氟西汀（商品名为百忧解）、帕罗西汀、舍曲林、氟伏沙明、西酞普兰等。因选择性更强、疗效高、抗抑郁效果突出，被誉为抗抑郁药的“五朵金花”。该类药物克服了三环类抗抑郁药的缺点，对中枢和外周的受体几乎无亲和力，不良反应较少，耐受性、安全性均优于三环类抗抑郁药，很少引起镇静，对心血管和自主神经功能影响小，且具有抗抑郁、抗焦虑的双重作用。主要用于治疗抑郁症，对强迫症、神经性贪食症亦有效。不良反应主要包括恶心、腹泻、失眠、不安和性功能障碍等，多数情况下持续时间短，为一过性，可耐受。

（三）5-羟色胺及去甲肾上腺素再摄取抑制药

5-羟色胺及去甲肾上腺素再摄取抑制药是20世纪90年代继选择性5-羟色胺再摄取抑制药后开发研制的抗抑郁药。代表药物为文拉法辛、度洛西汀等，该类药物可同时抑制5-羟色胺和去甲肾上腺素的再摄取，安全性及耐受性较好，疗效优于选择性5-羟色胺再摄取抑制药，对选择性5-羟色胺再摄取抑制药无效的患者也有效。属于临床比较常用的抗抑郁药。

（四）氯胺酮

传统抗抑郁药物的缺点是起效慢，一般需要用药2周甚至更长的时间才能发挥抗抑郁作用，且对大约1/3的抑郁症患者无效，这部分患者成为难治性抑郁症患者。对于难治性抑郁症患者而言，急需开发有效的新型抗抑郁药物，尤其是能快速起效的抗抑郁药。

2019年3月，美国食品药品监督管理局（FDA）批准了第一款氯胺酮衍生的鼻喷雾剂——艾司氯胺酮，它由强生旗下的杨森制药研制。氯胺酮因此成为50多年来首批上市的新型抗抑郁药。

已经有几十项临床试验表明，低剂量的氯胺酮注射可以在数小时内缓解抑郁症的症状，如自杀倾向，有望快速治疗抑郁症，并揭示情感障碍的发病机制。

氯胺酮不同于传统抗抑郁药物靶向单胺能神经系统，它作为 *N*-甲基-*D*-天冬氨酸（*N*-methyl-*D*-aspartate，NMDA）受体的拮抗药，可以直接作用于谷氨酸能神经系统，改善大脑内的突触可塑性，恢复抑郁造成的神经连接损伤。

需要注意的是，氯胺酮有一个更为人们所熟知的名字——“K 粉”，即使剂量很低，氯胺酮也会产生强烈的中枢作用，如灵魂出窍的感觉、生动的幻觉、混乱感，以及恶心等。因此，在治疗抑郁症的道路上，氯胺酮是把双刃剑，必须要在医师的指导下使用，并保证合适的剂量。

二、心理治疗

部分抑郁症患者的抑郁症状与社会心理应激、内心冲突、人际困难或其他心理因素有关，心理治疗对该部分患者尤其有效。对于轻中度抑郁，心理治疗和药物治疗疗效相似，而且患者更易于接受；对于重度抑郁症患者，心理治疗起效慢，而且疗效不及抗抑郁药，需采用综合治疗。

三、电休克治疗

电休克治疗（electroconvulsive therapy，ECT）亦称电抽搐治疗，系指以一定量电流通过患者头部，导致全身抽搐，而达到治疗疾病的目的。该疗法属于抑郁症的二线疗法，主要用于重症及有严重自杀倾向抑郁症患者，如果其他治疗手段都基本无效，且症状比较严重，则可能会考虑电休克疗法。与早年的电击疗法不同，近年来改进完善后的电休克疗法相对更安全可控，但一般还是以药物和心理治疗优先。主要优点是起效快，有效率可达 80%～90%，不良反应为短暂性记忆缺失及头痛等。

四、其他抗抑郁方法

（一）光疗

北欧国家如瑞典、芬兰、冰岛等抑郁症患者人数多，原因之一是由于冬季长、光照少而引起的季节性抑郁症。光疗主要用于治疗季节性抑郁症，也有研究表明，光疗对其他类型的抑郁同样有效。光疗治疗抑郁症的机制可能是因为光照能改变体内褪黑素及其代谢产物的浓度，从而增加中枢神经系统的多巴胺功能活性，最后缓解抑郁症状；同时也有研究表明，光照可以调节神经递质的活性，减少神经递质如 5-羟色胺的再摄取，并提高了情绪调节区（如前扣带回和前额叶皮质）的神经递质水平。考虑到抗抑郁药对胎儿的风险（孕妇摄入抗抑郁药物会导致新生儿大脑发育障碍），光疗对于孕妇特别有帮助。光疗也可以与其他疗法联合使用。

（二）运动

运动是对抗轻、中度抑郁的强有力武器，也是保持精神健康的一剂良药。体育运动能释放内啡肽，是一种提升情绪及减轻疼痛的神经递质。规律的锻炼会提高自我接纳能力、改善睡眠、舒缓压力并增强活力。任何形式的适度运动，从游泳到慢跑，对抑郁症患者均有帮助。

2022 年 4 月，精神病学领域权威期刊 *JAMA Psychiatry* 的一篇报道，首次明确了运动与抑郁风险之间存在量效关系，每周快走约 2.5 h，抑郁症风险降低 25%；并指出，运动不仅可以治疗抑郁症，还能预防抑郁症。如果大家都能做到有意识地加强运动，达到世界卫生组织的推荐运动量，每 9 名抑郁症患者中将有 1 名可以预防。

（三）饮食与抑郁症

研究表明，食用单不饱和脂肪酸（存在于橄榄油、鳄梨和坚果中）、多不饱和脂肪酸（存在于坚果、种子、鱼和多叶绿色蔬菜中），以及含有十二碳五烯酸的膳食补充剂能降低患抑郁症的风险。

地中海膳食模式——一种富含水果、蔬菜、坚果、全谷物和富含不饱和脂肪酸的鱼类的膳食，也与罹患抑郁症的风险降低有关，而含肉类和大量乳制品以及反式脂肪酸的膳食，随着时间推移，可能增加患抑郁症的风险。

2015 年，国外抑郁症患者 Matthew Johnstone 绘制了插画来表现抑郁症患者的感受，并创作了短片《我有一条黑狗，它名叫抑郁》，后来成为世界卫生组织的公益宣传片。这是一部关于如何与抑郁相处的短片。他给出的建议就是，不要做它的敌人，做它的朋友，才能远离抑郁这条传说中的“黑狗”。

总之，抑郁症没有那么可怕。正视它，是战胜它的第一步；寻求帮助，是第二步。丘吉尔曾这样评论抑郁症：“心中的忧郁就像黑狗，一有机会就紧咬着我不放”，但他不仅战胜了抑郁症，而且带领着英国人打赢了二战，还活到了 91 岁。正如他自己所说：“当黑狗离开，彩色终于又回到了我的生命中。”

正如作家许莎莎在她的《你好，抑郁》这本书中所写：“抑郁症这种病，它随处可见，给人痛苦，也带来灵感。它是医学问题，更是社会问题。我们可以做的就是接受它，然后战胜它。”

又是美好的一天，你准备好了吗？

小　结

抑郁症是一类严重威胁人类健康的精神疾病，具有发病率高、自杀率高、复发率高的特点。但人们对于抑郁症仍有很多误解，导致多数抑郁症患者未能及时就医寻求专业的帮助。抑郁症的发病涉及遗传因素、心理因素、社会环境因素及生化因素等多个方面；抑郁症的治疗措施包括药物治疗、心理治疗、电休克治疗及综合治疗等。药物治疗是抑郁症最为有效的治疗方式。目前，临床常用药物大多以提高脑内单胺类神经递质的水平为作用基础。除此之外，还有很多其他对抗抑郁的方法，如运动、饮食、光疗等。总之，抑郁是一类可以被治疗的疾病，并不可怕，积极面对并寻求帮助，就一定可以战胜它！

（娄海燕）

第五章　窈窕淑女，君子好逑

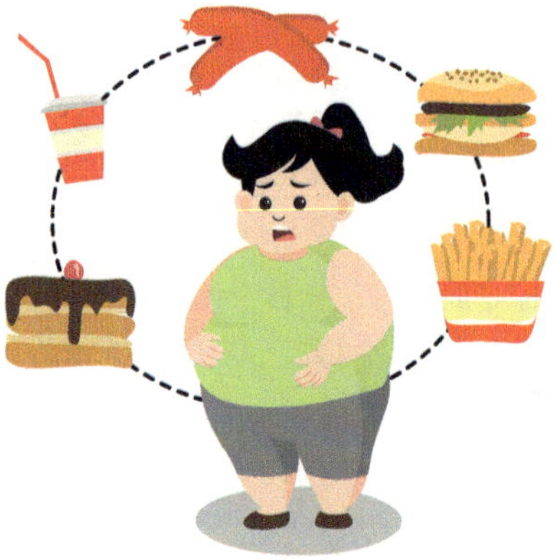

第一节　肥胖的标准及发生基础

小贴士　　**肥　胖　症**

是不是看起来很胖就是肥胖症呢？肥胖症是一种由多种因素引起的慢性代谢性疾病，指体内脂肪堆积过多和（或）分布异常，通常伴有体重增加。

一、肥胖的判断标准

（一）体重指数

体重指数（body mass index，BMI）的计算：BMI=体重（kg）/［身高（m）］^{2}。如患者是 70kg，身高是 1.65m，他的 BMI 就是 70 除以 1.65^2。根据中华医学会内分泌学分会肥胖学组的标准，BMI 正常范围为 18.5～23.9kg/m^2，小于 18.5kg/m^2 为体重过低，大于等于 24kg/m^2 为超重，大于等于 28kg/m^2 为肥胖。

（二）腰臀比

分别测量肋骨下缘至髂前上棘之间中点的径线即腰围与股骨粗隆水平的径线即臀围，再算出其比值。正常成年人腰臀比男性小于 0.85，女性小于 0.80，超过此值为腹型肥胖。也可以只测量腰围，男性腰围大于 90 cm、女性大于 85 cm 即为腹型肥胖。

（三）理想体重计算

理想体重等于身高减 105，或等于身高减 100 后再乘以 0.9（男性）或 0.85（女性）。实际体重超过理想体重的 20%者为肥胖；超过理想体重的 10%又不到 20%者为超重。

（四）其他方法

可用 X 线和 B 超测定各部位皮下脂肪厚度，或通过磁共振成像（MRI）、计算机体层成像（CT）

扫描或双能 X 射线吸收法测量体脂分布，或应用第 3 腰椎/第 4 腰椎（L_3/L_4）的 CT 或 MRI 扫描来计算内脏的脂肪面积。脂肪面积大于 130 cm^2 与代谢性疾病相关，小于 110 cm^2 则危险性低。

二、肥胖的分类

（一）根据原因分类

肥胖一般分为单纯性肥胖、继发性肥胖和药物性肥胖，具体如下。

1. 单纯性肥胖 是各种肥胖最常见的一种，约占肥胖人群的 95%，单纯性肥胖按发病年龄又分为体质性肥胖和过食性肥胖两种。体质性肥胖是由于脂肪细胞数目增多造成的，与 20～25 岁以前的营养过度有关，多半有家族性遗传史。过食性肥胖也称为获得性肥胖，是由于 20～25 岁以后有意识或无意识地过度饮食，使摄入的热量大大超过身体生长和活动的需要；或由于体力活动过少导致热量消耗少，多余的热量转化为脂肪，脂肪大量堆积而导致肥胖。

2. 继发性肥胖 是由于内分泌系统的一些疾病导致的肥胖，约占肥胖人群的 2%～5%，属于病理性肥胖，肥胖只是这些疾病的重要症状与体征之一，如下丘脑垂体病变、甲状腺功能减退症等。甲状腺功能减退性肥胖是一种黏液性水肿性肥胖，应该给予甲状腺激素替代治疗。继发性肥胖还可由肾上腺皮质激素分泌过多导致，可出现满月脸、向心性肥胖、高血压、低血钾等症状。另外，还有胰岛素性肥胖症、性腺功能减退性肥胖症。治疗继发性肥胖首先要明确原发病，再给予对因治疗。

3. 药物性肥胖 这类肥胖患者约占肥胖人群的 2%。有些药物在有效治疗某些疾病的同时，还有导致肥胖的副作用，如肾上腺皮质激素类药物、抗精神病药物等。药物性肥胖一般都是暂时的，表现为一过性肥胖，很少造成真正的肥胖。该病主要通过及时停服相关药物，改善生活方式，如饮食、运动等来减轻体重。

（二）根据脂肪分布的部位分类

肥胖分为全身性肥胖、向心性肥胖、上身肥胖、下身肥胖、腹型肥胖、臀型肥胖等，其中腹型肥胖是导致心脑血管疾病的重要类型。

三、肥胖的病因及发病机制

（一）肥胖的病因

当人们的身体能量摄入大于能量消耗时，长期的机体脂肪过度蓄积会导致肥胖的发生。其为遗传因素、环境因素等多种因素相互作用所引起。环境因素主要是指能量与脂肪摄入过多、进食行为不良（如暴饮暴食、进食过快）、体力活动减少，以及其他因素（如文化因素、社会心理因素等）。遗传因素是体质性肥胖的重要因素。研究表明，双亲中有一方有肥胖症，其子女发生肥胖的概率为 50%，如双亲均有肥胖症，那么其子女肥胖发生率为 80%。

（二）发病机制

1. 神经-内分泌网络系统与肥胖 因为脂肪代谢受到人体复杂的神经-内分泌网络系统调控，故网络系统各环节出现障碍，都可引起脂肪积聚和肥胖的发生。下丘脑是控制能量平衡的重要中枢，其上的两对神经核与摄食行为密切相关。一对被称为饥饿中枢，另一对则被称为饱中枢。当饱中枢出现问题，就会出现饮食不节制，从而导致肥胖的发生。

2. 脂肪组织与肥胖 人体的脂肪有白色脂肪和棕色脂肪两种，白色脂肪以甘油三酯的形式储存能量。棕色脂肪通过产热消耗能量，能够减少白色脂肪组织中的脂肪存储量；棕色脂肪产热是由线粒体上的解偶联蛋白-1（uncoupling protein 1，UCP1）实现的。研究显示，肥胖者的棕色脂肪产热活性比瘦人低，故对棕色脂肪组织的激活有可能成为治疗肥胖的靶点。

在调节脂肪的合成和脂肪细胞的分化过程中，过氧化物酶体增殖物激活受体-γ（peroxisome proliferator-activated receptor gamma，PPAR-γ）、CCAAT 增强子结合蛋白 α（CCAAT enhancer binding protein alpha，C/EBPα）起着重要作用，PPAR-γ 可促进甘油三酯的积累。腺苷酸活化蛋白激酶（AMP-activated protein kinase，AMPK）是真核细胞中的能量感受器，能够调节机体的能量代谢。当饥饿、运动等因素引发机体代谢应激反应时，AMPK 活化后使其下游乙酰辅酶 A 羧化酶（acetyl-CoA carboxylase，ACC）亦活化，同时抑制固醇调节元件结合蛋白-1c（sterol regulatory element-binding protein-1c，SREBP-1c）、脂肪酸合成酶（fatty acid synthetase，FAS）转录表达，将抑制脂肪酸及胆固醇的合成。使脂肪组织磷酸化 AMPK 表达升高，PPAR-γ、C/EBPα 表达下降已经成为治疗肥胖的作用靶点。

脂联素（adiponectin，APN）也是脂肪细胞分泌的一种蛋白质，其能够调节葡萄糖和脂肪酸氧化，具有减轻炎症反应、抗动脉粥样硬化等作用。有研究证实，APN 水平降低在肥胖症、2 型糖尿病和心血管疾病的发展中起重要作用。

3. 胰岛素抵抗与肥胖 胰岛素是由胰岛 β 细胞分泌的，参与调节人体三大营养物质的代谢，是促进蛋白质、脂肪合成的激素。肥胖患者由于异位脂肪沉积，应激、炎症后引起胰岛素抵抗，机体为了满足生理糖代谢的稳态，需要保持在高胰岛素水平状态，从而促进脂肪的合成增多且分解减少，脂肪的堆积增加，进一步加重肥胖，由此也进一步导致糖代谢紊乱。

4. 肠道菌群与肥胖 现代医学发现肠道菌群的生态平衡与临床很多疾病的发生密切相关。肥胖亦如此，人们发现当个人的进食量发生异常改变时，肠道微生物的平衡被打破，从而使人体的 BMI 失调。并且与正常个体相比，肥胖者体内肠道微生物的基因多样性降低，体重减轻则会使肠道拟杆菌数量及微生物多样性升高。有学者认为，肠道菌群可能通过影响能量平衡、调节脂肪储存和引发慢性炎症转移肥胖表型，故调节肠道菌群作为治疗肥胖和相关并发症具有很大的潜力。

第二节 肥胖的生活方式调节

减肥的本质是摄入的热量小于消耗的热量，从而代谢掉身上的脂肪，因此，减肥最重要的是医学营养治疗和运动治疗，通俗来讲就是“管住嘴、迈开腿”。但在日常饮食中存在以下几个误区。

1. 不饿不吃、饿了再吃 一日三餐，我们应在“饭点”将早、中、晚各餐食用完毕，但很多青少年的进食时间不规律，导致到了饭点却因为不饿而少吃一顿饭，或者等到感觉饿的时候再加餐。这种不饿不吃、饿了再吃的进食习惯并不健康。当我们感到饥饿时再吃饭，大脑会发出警告信号，吃饭速度会明显加快。长此以往，我们的身体会形成记忆，只要捕捉到进食的时机就会加倍吸收，以防产生长时间的饥饿。

2. 烹饪蔬菜必须无油 减肥期间，很多人为了起到快速减脂的效果，会控制饮食中油盐的摄入量，并为此想出了一些“健康烹饪法”，如吃蔬菜时会选择无油烹饪法。但人体有一些必需的脂肪酸是需要通过油摄取的，如亚油酸能软化血管、降低血脂；植物油中的植物固醇能稳定血液胆固醇平衡。所以，滴油不沾的无油煮烹饪未必健康。

3. 不吃碳水化合物 许多人认为，不吃碳水化合物是一种有效的减肥方法。虽然，减肥时适当调整自己的饮食结构，减少碳水化合物的摄入量能减少热量的摄入，但一味追求瘦身速度，过少地摄入碳水化合物也是不可取的。因为，碳水化合物是我们身体供能的主要来源，长期缺少碳水化合物时，身体失去的是水分而不是脂肪，为了保持平衡，身体还会消耗蛋白质，导致肌肉流失，从而降低代谢能力。这时，体重不但减不下来，还会造成体内激素失调。而且，长期不吃碳水化合物，还会导致营养不良、影响肝脏功能、使人易怒等。

有些碳水化合物食物的膳食纤维很丰富，可促进肠道蠕动，帮助排便，并且天然的淀粉类食物都含有丰富的 B 族维生素，对减肥是有帮助的。碳水化合物的摄入不足会导致体内营养不均衡，摄入量过低还会引起低血糖。因此，平时摄入碳水化合物时，可以减少脂肪的摄入，以此把控摄入的总热量不超标。选择未经过深加工或细加工的碳水化合物食物，更有利于减肥，如糙米、玉米、芋头、豆类等。

4. 不吃晚饭 吃得越少越容易瘦，这是很多青少年在减肥时坚信的“真理”。晚饭作为一天中的最后一顿饭，常常被忽视，因此，人们往往选择牺牲晚饭来达到节食减肥的目的。其实，节食减掉的不是脂肪，而是身体中的水分、一旦恢复正常饮食，会发现胃口大开，比节食前还能吃，所以很多节食减肥的人其体重都会反弹。

此外，如果正常摄入晚饭，最好不要刚吃完就休息，一定要给肠胃留出足够的消化吸收时间，才能避免没有消耗完的脂肪堆积在腰腹部。

5. 减肥期间只吃水果蔬菜 不可否认，蔬菜水果相较主食的确热量偏低，多吃素食、蔬菜水果等富含纤维的食物，对减肥的确有帮助。但如果只吃蔬菜水果，而不吃主食和肉类的话，会造成营养摄入不均衡，对减肥没有任何帮助。另外，其实很多蔬果都含有大量的碳水化合物，且部分水果的热量也相当高，摄入太多碳水化合物含量高的水果，能量会直接转换成脂肪储存起来。

综上所述，减肥不存在捷径，只有合理健康饮食、适量运动，才能达到最佳减肥效果。

第三节 合理使用减肥药物

当 BMI≥28 kg/m^2 或者 BMI≥24 kg/m^2 伴有合并症，经过 3～6 个月的综合生活方式的干预（包括医学营养治疗和运动治疗等）仍不能减重 5%，甚至体重仍有上升趋势者，才可以考虑用药物治疗。

目前，普遍使用的减肥药一般有 3 类：第 1 类是将带有保健功能的保健品作为药品使用，如各类减肥茶或减肥中药；第 2 类为服用后能降低体重的处方药物，如二甲双胍等；第 3 类是国家批准的真正用于降低体重指数（BMI）的药品，如奥利司他。还有一类减肥药是食欲抑制药，但在我国还未批准使用。

（一）中药减肥

中药减肥，长期用会伤身。如减肥茶或减肥中药，制造工艺和质量标准与药品不同，可靠性存疑，一般都是以通肠道、通便的手段减少身体对食物中营养成分的吸收。尽管是保健品或食品的标准，但长期服用，仍然可能会对身体造成一定的伤害，如胃肠道功能紊乱、厌食等。

（二）降糖药减肥

降糖药为处方药，需在医师指导下使用，在我国仅用于肥胖型糖尿病。

其实临床上并不是单纯用降糖药来降低体重，只是由于药物作用机制的多样性，该类药物会对人体代谢产生一定的影响而引起体重减轻的可能（注意，仅仅是可能，是否能减重还不确定）。事实上，降糖药物属于处方药，需要由医师通过患者的实际情况来判断是否需要用药及用药剂量，切忌患者自行给药。在做增强 CT 检查之前 3 d，应该停服二甲双胍，否则会导致药物蓄积而产生肾脏的损伤，这并非每个减肥者都知晓的。

1. 二甲双胍 降糖“神药”二甲双胍是否可以用来减肥呢？事实上，该药在“减肥”方面的效果要视不同人群而言。临床上，把肥胖人群分为糖尿病肥胖人群和正常无糖尿病肥胖人群。美国糖尿病预防计划研究小组针对 2 型糖尿病患者进行的大样本、长期研究显示，二甲双胍适用于肥胖型糖尿病患者，不仅能降低血糖，还有减轻体重的作用。但对糖耐量未受损且无明显糖尿病体征的人群却不会改变其体脂比例，无明显的减肥效果。

同样来自美国的另一项大样本研究表明，对于无糖尿病、无妊娠、糖耐量水平在正常范围内的偏肥胖患者，在接受二甲双胍治疗 6 个月后，平均减重 2～5.8kg，但约有 20%接受治疗患者的体重没有减轻。

事实上，对于普通的肥胖人群而言，引起肥胖最主要的原因是体内脂肪组织堆积造成的体重上升。二甲双胍虽能降低肝糖原的输出，增加周围组织细胞对糖的利用，但并不能解决脂肪堆积的问题。

因此，FDA 认为二甲双胍仅能引起一部分人的体重略微下降，但并不具备普遍性，因而不批准其作为减肥药来使用。

还应注意，将二甲双胍作为减肥药使用不仅缺乏循证医学的依据，还会产生一系列的问题：①要想体重明显下降，必须大剂量服用二甲双胍，这往往会使药物的不良反应凸显出来，大部分人用药后会出现腹泻、恶心、呕吐、腹胀、口腔异味等不良反应；②会影响维生素 B_{12}、叶酸等水溶性维生素的吸收，造成贫血、毛细血管和周围神经的损害，对微量元素钙、磷的吸收也有一定的影响；③常规剂量、肾功能正常的患者服用二甲双胍一般不会引发中毒。但是，增强 CT 扫描所用的碘对比剂在肾脏代谢时会使肾血管收缩，肾血流量减少，给肾脏造成一定的负担，这是做增强 CT 检查前后 72 h 内必须停用二甲双胍的原因。

2. 利拉鲁肽 利拉鲁肽是一种胰高血糖素样肽-1（glucagon-like peptide-1，GLP-1）类似物，可增加胰岛素的合成和分泌；抑制胰岛 β 细胞凋亡，抑制胰高血糖素的分泌。美国 FDA 批准用于治疗肥胖、抑制食欲及摄食、延缓胃内容物排空等。适用于 BMI≥30 kg/m^2 或 BMI≥27 kg/m^2 但有肥胖相关并发症如糖尿病或高血压的成年肥胖患者。

3. 司美格鲁肽 司美格鲁肽可以通过激活 GLP-1 受体，以葡萄糖浓度依赖的方式促进胰岛素分泌，抑制胰高血糖素分泌，延缓胃排空而增加饱腹感，并通过抑制下丘脑摄食中枢的作用而抑制食欲，从而达到降糖减重的效果。2021 年 6 月 4 日，美国 FDA 发布司美格鲁肽注射液批准用于肥胖或超重成年人的慢性体重管理。2021 年，该药在中国批准上市用于降糖。使用司美格鲁肽后往往会产生胃肠道不良反应，如腹胀、腹痛、便秘、呕吐等；此外，在动物实验里发现包括司美格鲁肽在内的 GLP-1 激动药有刺激甲状腺滤泡旁细胞增生的作用，所以该药禁用于有甲状腺髓样癌既往史或家族史，以及有多发性内分泌肿瘤综合征Ⅱ型的患者。另外，长期使用该类药物，抑制食欲和减重效果也会逐渐降低；停药后，倘若不注意饮食和运动，体重反弹的情况也会存在，因此建议谨慎使用。

4. 替尔泊肽 替尔泊肽是葡萄糖依赖性促胰岛素多肽（glucose-dependent insulinotropic ploypeptide，GIP）和 GLP-1 的双受体激动药。曾于 2022 年 5 月获得美国食品药品监督管理局 FDA 批准，用于“与控制饮食和锻炼联用，改善成年人 2 型糖尿病患者的血糖控制”。2023 年 11 月 8 日，获美国食品药品监督管理局批准，适用于成年人肥胖症患者和超重群体，以及因存在与体重相关的高血压、2 型糖尿病、心血管疾病等健康问题并需要长期维持体重管理的人群。

（三）非处方“专职”减肥药

此类药物是由国家相关部门批准专门用来治疗肥胖症的药品，是真正意义上的减肥药，奥利司他就是其中的代表。常规的服用方法是餐时或餐后 1 h 口服 1 粒，如果一餐中没有摄入任何脂肪则可以免服 1 次。

奥利司他主要是通过影响体内脂肪代谢来发挥作用，同时也会降低人体对于脂溶性维生素的吸收，导致维生素缺乏，因而服药期间需要额外补充脂溶性维生素 A、维生素 D、维生素 E 等。

尽管是非处方药，奥利司他也不是百分之百安全，作为一种药品，仍需严格按照指南用药。首先，此药不适合 BMI 低于 24 kg/m^2 的人群；其次，降低体重需结合特定的饮食方式，食物中的脂肪含量要低，还要结合适当的运动，才能达到较好的效果；再次，假如用药后短期内疗效不佳，不可随意地增加用药量，大剂量用药会增加药物不良反应发生的概率；最后，“是药三分毒”，奥利司他对肝功能会有一些影响，服药后需警惕如食欲减退、黄疸、尿色改变等情况。

（四）中枢食欲抑制药

中枢食欲抑制药一般适用于 BMI≥30 kg/m^2 或 BMI≥27 kg/m^2 但有肥胖相关并发症，如糖尿病或高血压的成年人肥胖患者。安非他酮/纳曲酮缓释片是 2014 年由 FDA 批准上市的；西布曲明（Sibutramine）已全球召回，成为禁药；氯卡色林（Lorcaserin）是 2012 年由 FDA 批准上市的，2020 年因可增加癌症风险被召回；芬特明/托吡酯复方制剂是 2012 年由 FDA 批准上市的，已有研究报道，此药可增加自杀倾向。

（五）其他与减肥可能有关的药物

1. 左旋肉碱 左旋肉碱是近几年减肥药中的明星产品，经商家推广后，其燃脂功能被宣传得“神乎其神”。事实上，左旋肉碱是一种人体内天然存在的氨基酸衍生物，当身体发出能量不足的信号时，左旋肉碱便会将脂肪酸输送到细胞线粒体中进行燃脂供能，只服用左旋肉碱起不到减肥效果。

中华医学会内分泌学分会专家指出，国家从未批准过用左旋肉碱来作为减肥的药物成分，市场上销售的左旋肉碱产品多为保健品。

2. 瘦素 瘦素是脂肪组织分泌的一种蛋白激酶，通过与下丘脑中的瘦素受体结合，可将脂肪细胞产生甘油三酯的信息传递给神经系统。正常情况下，随着机体产生甘油三酯的增减，刺激瘦素产生相应的变化，影响人体的食欲，从而促使脂肪细胞的消耗或者蓄积。如果先天性瘦素缺乏、瘦素受体突变、瘦素抵抗、瘦素信号通路障碍导致调节食欲和能量代谢的平衡失调，就会引起肥胖。目前，针对肥胖症是否可以用瘦素治疗、瘦素增敏剂是否具有更好的减肥前景，这些问题尚在研究阶段。

3. 瘦肉精 “瘦肉精”是一个统称，而不是一种特定的物质，任何能够抑制动物脂肪生成，并且还不损伤肌肉的东西都可以称为“瘦肉精”。在我国，瘦肉精通常是指克仑特罗，属肾上腺素β_2受体激动药，曾经作为药物用于治疗支气管哮喘，后来由于其严重不良反应而遭禁用。当克仑特罗以超过治疗剂量 5～10 倍的用量用于家畜饲养时，会增加瘦肉产量。因此，中华人民共和国农业农村部明文规定瘦肉精严禁用于猪饲料中；药监部门也有相应规定，克仑特罗不能作为减肥药应用。

4. 酵素 酵素最初来自日本。据宣称，酵素产品可以补充酶，实现促消化、提高免疫、降血压、降血脂等功效。实际上，酵素是为了补充日常蔬果不足所需的营养剂，作为发酵产品，里面确实含有酶，但是具体是什么种类、能发挥什么作用，就不得而知了。酵素虽然有清肠道的功效，但大多是保健作用，当作减肥药来用是不科学的。

5. 代餐 代餐，就其字义为“取代部分或全部正餐的食物”。一般代餐食品具有高纤维、低热量、易有持续饱腹感的特性，持续时间应在 3 h 以上，因此，利用代餐可以更严格正确地控制食量和热量，进而达到减肥的目的。一般人一餐热量摄取为 500～1000 kcal，而利用代餐者，可以依说明书将热量控制在 150～500 kcal 左右，热量摄取小于需要量，可以使体重减轻。据文献报道，利用代餐减肥的人，明显比一般只靠节食控制者效果好。代餐减肥法是最安全、最有效的减肥方法。

代餐减肥类产品的相关标准为国际食品法典委员会公布的《减肥用低能量配方食品标准》。然而，市场上有些代餐产品为了追求效果，无限制地减少代餐的能量，食用这种代餐只是变相的节食；只有专业营养代餐粉，全方位补充人体营养的才是真正的代餐。

减肥莫寄希望于某一种药品或手段而盲目治疗。事实上，短时间内的体重急剧下降，肯定会影响身体的健康。全面地评估自己的身体情况并结合适宜的运动来减肥，才是健康、有效、可持续的正确方式。

（孙 玉）

第六章　“药”定“性”福，相伴永久

第一节　生殖过程的生理学基础

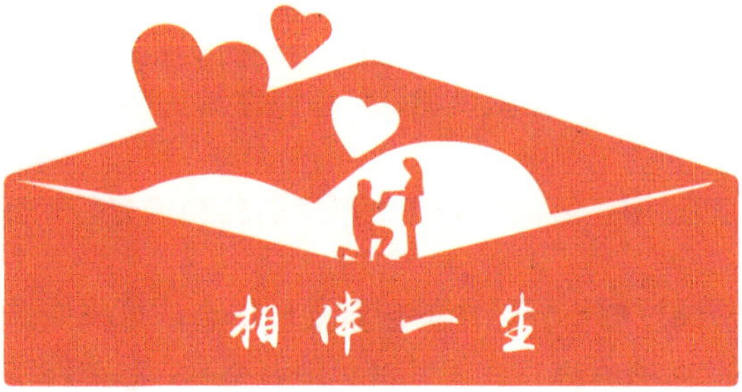

开启这个话题之前，让我们先了解一下人类的生殖过程。人类生殖依赖于完整的下丘脑-垂体-卵巢轴及子宫，需要多个器官系统的精密配合、协作才能完成。

女性胚胎 16～20 周时共含 600 万～700 万个生殖细胞，达到巅峰数值，自此开始逐渐下降，出生时约剩 200 万个，至青春期约 30 万个。生育期女性，每个月经周期有一批卵泡发育，但一般最终只有一个成熟并排出卵子，其余的通过凋亡机制而自行退化。也就是说女性一生中一般只有 400～500 次排卵，仅占总数的 0.1%左右。

男性每次射精精子数可达数亿个，但最终一般仅有一个“天选之子”。从阴道到输卵管的精子数量消耗很大，平均有 2 亿～3 亿个精子沉积在阴道中，最多只有几百个（很少达到 1000 个）能够接近卵子。

从受精开始算，大约 60%的受精卵可能是着床失败，或是早期的妊娠丢失（如生化妊娠）；仅约 40%临床可识别，其中，有 12%～15%是以流产为结局。从受精卵开始，最终仅有 25%受精卵达到活产的终点。

认识到生育的低效率，有些流产是正常的、常见的、不可避免的，并不能抚慰夫妇受伤的情感，也不能消除他们再次备孕的焦虑，但正确的认识是重要的，有助于我们去寻找可能的高危因素，正确对待检查结果，避免走弯路甚至误入歧途。

精子和卵子的结合是生殖的基本要素之一，精子和卵子经过运输、受精，受精卵在宫腔内实现着床。

一、受精卵形成

射精后，精子沉积在宫颈外口附近或阴道穹隆，精液在 1 min 内凝结，减少了精子回流到阴道外，并保护精子免受阴道环境的不良影响，但仍有 35%的精子通过阴道流出；随后凝结消化，精子开始进入宫颈管。子宫颈和子宫输卵管连接处是精子需要突破的两个机械屏障，大多数未进入女性生殖道的剩余精子要么被酸性环境灭活，要么被吞噬。

成熟精子不能立即使卵母细胞受精，需经过一系列变化后才具备此能力。经过一系列始于宫颈并发生在女性生殖道的分子和生理事件，包括获能、顶体反应、透明带反应，才能完成受精过程。

受精后 30 h，受精卵向宫腔方向移动，同时开始有丝分裂，形成多个子细胞，受精后第 4 天早期囊胚进入宫腔。受精后第 5～6 天早期囊胚透明带消失，总体积迅速增大，继续分裂发育，形成晚期囊胚。

在受精 6～7 天后，胚胎植入子宫内膜，依次经过定位、黏附和侵入 3 个过程完成着床。

二、受精卵着床

成功着床需要由黄体分泌的雌激素、孕激素支持的子宫内膜具有容受性。子宫内膜容受性仅在月经周期第 20～24 天之间才具有，即窗口期，子宫仅在极短的窗口期允许受精卵着床。

第二节 性激素的作用及应用注意问题

性激素通常指的是雌激素、孕激素和雄激素，均为甾体激素，甾体激素属于类固醇激素。孕激素、雄激素、雌激素的产生都是通过从胆固醇分子开始的一个共同途径实现的。没有胆固醇，就没有性激素，也就没有月经。有研究认为，最低脂肪含量为体重的 17%才能保证女孩来月经，且维持规律的排卵性月经需要体脂含量不低于 22%。正常体重的滑冰、游泳等女运动员，由于肌肉多、脂肪少，与其他女孩相比，更有可能发生青春期延迟或闭经。

人体内时时刻刻都有性激素的存在，只是在不同的组织器官中浓度不同。雌激素和雄激素不是女性或男性特有的激素，女性体内也有雄激素，男性体内也有雌激素。

一、雌激素的生理作用

（一）对生殖系统的作用

雌激素参与卵泡生长发育过程的调节。在优势卵泡选择机制中占重要地位。卵泡期随着雌激素水平增加，促进子宫内膜增殖、修复，排卵后雌激素、孕激素维持较高水平，如果没有怀孕，雌激素、孕激素含量快速下降，子宫内膜发生剥脱、月经来潮。雌激素使排卵前宫颈口松弛、扩张，宫颈黏液分泌增加，稀薄、有弹性，易成蛋清、拉丝样白带，这也是预测排卵的症状之一。

雌激素使阴道黏膜变厚，维持阴道酸性环境；青春期促使阴唇发育、丰满、色素加深；促使乳腺生长发育，乳头、乳晕着色；通过刺激垂体催乳素分泌，促进乳汁生成。

（二）对非生殖系统的作用

雌激素还有代谢作用，促进水钠潴留；促进肝脏高密度脂蛋白合成，抑制低密度脂蛋白合成，降低胆固醇水平，抑制动脉粥样硬化斑块的形成，扩张血管，改善血供。这是绝经后女性心血管疾病风险增加的重要原因之一。

雌激素能促进儿童期长骨生长，加速骨骺闭合，维持和促进骨基质代谢。绝经后妇女常见的骨质疏松与雌激素水平下降有关。

二、孕激素的生理作用

孕激素是维持妊娠的关键激素，它参与妊娠期间的所有过程。在月经周期的前半期，雌激素占主导地位，促进子宫内膜增殖、增厚，孕激素浓度相对较低；排卵后，雌激素有所下降，孕激素开始逐渐升高，抑制雌激素诱导的子宫内膜增殖，并将子宫内膜形态学改变为分泌型，使宫口闭合，黏液分泌减少、变黏稠，为受精卵着床做好准备。孕激素可以抑制子宫收缩，有利于受精卵着床及胎儿宫内生长发育。如果没有妊娠，黄体萎缩，孕激素下降，子宫内膜脱落，从而来月经。

一直到妊娠第 7 周，卵巢黄体是孕激素的主要来源，胎盘在妊娠 7～9 周期间成为孕激素的主要来源，这一转变被称为“黄体-胎盘转移”。研究表明，在妊娠 8 周之前进行卵巢切除会导致流产，但如果在妊娠 9 周之后进行该手术对妊娠没有影响。

孕激素可以兴奋下丘脑体温调节中枢，可使基础体温在排卵后升高 0.3～0.5℃，这是通过测定基础体温来判定排卵日期。

总之，孕激素在雌激素作用的基础上，进一步促使女性生殖器官和乳房的发育，为妊娠准备条件，这是两者的协同作用；另一方面，雌激素促进子宫内膜修复、增殖，而孕激素则限制子宫内膜增生，并使子宫内膜转化为分泌型，这是两者的拮抗作用。

三、雄激素的生理作用

雄激素对胚胎性别分化有着极其重要的作用，各种原因引起的男性胎儿睾酮分泌不足，会导致男性胎儿生殖器发育不良；相反，如果是女性胎儿在母体内受到过多雄激素（母体因疾病产生或服用含雄激素药物）作用，也会导致外生殖器呈男性发育。

男性青春期后，雄激素促进阴茎、阴囊及其他附属性器官发育、长大；促进阴毛、胡须出现；喉结增大、声音低沉、骨骼和肌肉发达等第二性征发育。还可以促进精子生成，刺激和维持性欲。而女性青春期阴毛和腋毛的生长，也主要是由雄激素分泌增加所引起的。

四、应用性激素需注意的问题

（一）缺啥补啥

女性最大的特点就是机体有规律的周期性变化，背后的机制是周期性的卵泡发育、成熟、排卵，周期性的雌激素和孕激素升高、下降和子宫内膜的增长、脱落。在一个月经周期的不同时间，雌激素和孕激素的水平是不同的。不能简单地根据一张基础状态的雌激素化验单就认为“雌激素低”，而盲目地补充雌激素，尤其是对于月经正常、排卵正常的妇女，不要盲目补充。

根据疾病的不同病因、机制，选择不同的药物组合，尽量模拟体内正常的激素分泌模式。有些疾病既缺乏雌激素，也缺乏孕激素，需要两者同时使用，如卵巢早衰、低促性腺激素性闭经。有些是卵巢里有卵子，但都是小卵泡，不能正常排卵，小卵泡也能分泌一定雌激素，一般只需要补充孕激素即可，如多囊卵巢综合征。没有子宫或切除子宫者，如存在雌激素低的情况，可以仅补充雌激素。

（二）使用黄体酮调节月经会产生依赖性吗

答案是肯定的。因为正常的月经，就是排卵后孕激素增加，如果没有妊娠，孕激素下降，子宫内膜脱落，然后来月经。正是因为周期性的孕激素升高、下降，导致了子宫内膜脱落产生月经流血，也就是说月经流血是依赖于孕激素，没有孕激素，也就没有月经。

（三）使用前要注意有无药物禁忌证

是药三分毒，几乎任何药物都有不良反应。药物使用前需要确认没有相关的禁忌证，包括原因不明的阴道出血、已知或可疑患乳腺癌、已知或可疑患性激素依赖性恶性肿瘤、最近6个月内患活动性静脉或动脉血栓栓塞性疾病、严重肝肾功能不全、血卟啉病、耳硬化症、脑膜瘤（禁用孕激素）。

另外，药物有口服、针剂、阴道给药、经皮等多种不同给药方式，根据患者不同情况进行选择。口服后胃肠道副作用明显的，可以换其他给药方式；肝功能受损、高凝状态的，尽量避免口服给药；为缓解泌尿生殖道萎缩等症状，首选经阴道局部吸收的药物。

第三节 如何进行生育调控

生育调控是指为没有生育需求的女性提供安全、高效、优质的避孕服务，避免意外妊娠，保护生育能力，终止意外妊娠；帮助有生育需求的夫妇提供科学的备孕指导和实现优生优育。

一、避孕节育

我国人工流产率居高不下。中国卫生健康统计年鉴的数据表明，2019 年人工流产数量高达 976 万例。人工流产会破坏妇女自身的防护屏障，损伤子宫内膜，对生殖系统造成潜在的危害。避孕节育是个人健康的基本组成部分，也是女性自主决定生育时间、间隔及数量，维护家庭幸福不可或缺的举措，包括避孕和对意外妊娠的人工终止。

（一）避孕

理想的避孕方法应具有安全、有效、简便、实用、经济的特点，且对性生活及性生理无不良影响，男女双方均能接受并愿意长期使用。

1. 甾体激素类避孕药 没有药物禁忌证和风险因素的健康育龄期妇女，可作为常规避孕措施，尤其是复方口服避孕药（combined oral contraceptives，COC）。目前更多的是需要解除对激素类避孕药的误解，改变“闻激素色变”的观念。相关内容详见本章第四节。

2. 宫内节育器 宫内节育器（intrauterine device，IUD）是一类放置在子宫腔内、局部发挥作用的避孕器具，俗称“上环”。IUD 放置后即可产生避孕效果，如无不适，可放置数年；取出后可很快恢复生育，是一种安全、有效、简便、经济、可逆、不直接影响性生活的长效避孕法。含铜宫内节育器（Cu-IUD）一次放置可有效使用 10 年；左炔诺孕酮宫内缓释系统（曼月乐）使用期限为 5 年，近期被美国 FDA 批准可使用 8 年。

3. 紧急避孕 紧急避孕是指在未避孕或觉察到避孕失败后（如避孕套破裂）采用的防止意外妊娠的紧急措施，包括服用紧急避孕药物和放置 Cu-IUD。常用的紧急避孕药主要有 3 类，即雌孕激素复合剂、单纯孕激素（左炔诺孕酮）和抗孕激素药物（米非司酮）。

目前人们对紧急避孕药的认识存在两方面的误解，一是如临大敌、避之不及，认为有巨大不良反应，坚决不用；另一个极端是把紧急避孕药用作常规避孕措施。WHO 指出，紧急避孕药可安全用于任何情况下的妇女，甚至常规口服避孕药禁忌证或慎用情况（如肥胖、个人或家族静脉血栓疾病史、既往或目前患有乳腺癌、既往异位妊娠病史、哺乳期、偏头痛、心血管疾病、肝脏疾病、糖尿病、高血压等）下也可以单次使用。

紧急避孕药可按需服用，重复服用紧急避孕药相当安全。但是，不能把紧急避孕药作为常规避孕方法，因为其避孕效果不如其他方法。如果在同一月经周期内多次使用，除了避孕效果降低，也会明显增加副作用。

紧急避孕药作为一种事后补救办法，尽早使用，只对服药前最近的一次性生活产生避孕作用。若 24 h 内多次发生无保护性生活，无须重复用药。服药后 2 h 内发生呕吐，应尽快补服一次。

服药后有少量阴道出血不代表着避孕成功，用药后应密切留意月经的变化，尤其是在预期月经延迟 1 周以上时，应及时检查，明确是否妊娠，并且注意排除异位妊娠。另外，紧急避孕药不能用于预防性传播疾病。

4. 屏障避孕 最常用的是避孕套，有男用和女用两种，是众多避孕措施中唯一既能避孕又能降低性传播疾病风险的措施。注意正确使用，如每次性交前要佩戴，使用前排气，射精后及时按住套口和阴茎同时撤出。

5. 其他避孕方法 外用避孕药、易受孕期知晓法（俗称“安全期”）及体外排精，失败率较高，应尽量避免采用。如“安全期”避孕，是推测女性排卵时间，避免在妊娠概率较高的时间性交，但女性排卵受精神、情绪、压力、饮食、运动等多种因素的影响，在不同的月经周期排卵日并非固定不变，因此，所谓的“安全期”避孕并不安全。

（二）绝育

绝育包括女性绝育和男性绝育，是通过手术方式阻止精子和卵子见面。女性绝育术有输卵管结扎切断、电凝、输卵管夹和药物粘堵输卵管腔，是安全、永久性节育措施。男性绝育为输精管结扎术，是将输送精子的输精管切断结扎，使精子无法通过输精管排出，达到绝育的目的。

（三）人工终止妊娠

人工终止妊娠（人工流产）是指妊娠 24 周前，用人为的方式终止妊娠，是避孕失败的补救措施。按妊娠周数不同可分别采取：①药物流产（妊娠 49d 内）；②早期妊娠人工流产术（妊娠 6～10 周采用负压吸引术，妊娠 11～14 周采用钳刮术）；③中期妊娠引产术（妊娠 13～27 周）。

人工流产后，需要加强对流产妇女、配偶或伴侣进行主动避孕的宣传教育，根据自身特点采用安全、高效的避孕方法，杜绝再次意外妊娠。

二、适龄孕育、促进自然妊娠

（一）年龄是影响生育力的重要因素

男、女双方生育力均随着年龄的增长而下降，但年龄对女性生育力的影响更为明显。女性生育力大约在 32 岁开始显著下降，37 岁后下降更为明显。男性≥40 岁被认为是高龄，男性年龄的增加与不孕和流产率的增加相关，也可能与一些新发的常染色体显性遗传病风险增加有关，如软骨发育不全、Apert 综合征、肾母细胞瘤、双侧视网膜母细胞瘤、神经纤维瘤病等。

随着女性年龄增加，不孕症的发生率逐渐升高，妊娠率和活产率显著下降，自然流产风险显著增加，各种妊娠合并症、并发症的发生风险不断上升。即便是进行辅助生殖，情况也是类似，不能逆转年龄对生育力的不良影响。

随着经济社会发展，女性受教育程度提高，对工作事业的追求以及避孕药物的使用，女性生育意愿下降，生育年龄延迟。全球生育变化的趋势是生育的孩子减少，生育时间变晚。根据女性生育力变化趋势，女性最佳生育年龄为 22～28 岁，建议生育年龄最好不超过 35 岁。

（二）孕前保健

孕前保健是通过评估和改善备孕夫妇的健康状况，有准备、有计划地妊娠，尽量避免高龄妊娠，减少或消除导致不良妊娠结局的风险因素，预防出生缺陷发生，提高出生人口素质。

普遍性指导内容：①合理营养，合理选择运动方式，维持正常体重。②保持心理健康。③补充叶酸，每日 0.4～0.8 mg。④合理用药，避免使用可能致畸的药物。⑤避免接触有毒有害物质（如放射线、高温、铅、汞、苯、砷、农药等），避免密切接触宠物。⑥改变不良的生活习惯（如吸烟、酗酒、吸毒、过量咖啡等）；避免高强度的工作、高噪声环境和家庭暴力。

个体化指导内容：①有遗传病、遗传病家族史、既往生育过遗传病或智力发育异常患儿的夫妇，孕前进行遗传咨询。②既往生育过神经管缺陷儿的女性，每日补充叶酸 4mg。③患高血压、糖尿病、甲状腺疾病等慢性疾病和传染病的妇女，应予以评估并指导。

进行孕前查体，包括全面体格检查、测量血压、计算 BMI、常规妇科检查。并检查以下项目：血常规、尿常规、血型（ABO 和 Rh 血型）、肝肾功能、空腹血糖、HBsAg、梅毒血清抗体筛查、HIV 筛查、地中海贫血筛查（广东、广西、海南、湖南、湖北、四川、重庆等地区）。

第四节 合理使用避孕药

口服避孕药的诞生，把女性从“生育枷锁”中解放出来，改变了整个节育技术和计划生育的形势，避孕药的使用可以有效避免孕产妇死亡，如果避孕需求被满足，每年将使孕产妇死亡率降低 29%（约 104 000 人）。全球约有 1 亿人使用甾体激素避孕药，是广泛使用的高效避孕方法之一。

发达国家育龄女性10%～30%使用避孕药，我国选用口服避孕药的妇女比较低，仅1%左右。主要有两方面的原因，一方面是老百姓对激素类药物的恐惧、误解心理，有着深深的偏见，“闻激素色变”，视激素为洪水猛兽，唯恐避之不及；另一方面，临床医师，即便是部分妇产科医师也对甾体激素避孕药认知不足，不会权衡使用的获益和风险，对其正确使用存在一些顾虑和误区。

应用甾体激素避孕药的主要目标是调整生育、避免意外妊娠，并在避孕同时获得额外的收益。应根据患者的不同情况，进行个体化处理，在高效避孕的同时，最大程度防止或减轻心血管疾病等不良反应。

一、应用于避孕

短效口服避孕药

健康育龄期妇女在排除复方口服避孕药（COC）的禁忌证及风险因素后，可把COC作为常规避孕措施，用药期间每6个月到1年进行定期随访体检。正确使用COC，避孕有效率可达99%以上，且具有高效、简便、可逆等优势。口服避孕药的禁忌证及慎用情况见表3-6-1、表3-6-2。

表3-6-1 口服避孕药的禁忌证

类别	描述
个人情况和生育史	母乳喂养产妇：产后<6周
	产后未哺乳且合并其他VTE风险因素的妇女：产后<21d
	吸烟：年龄≥35岁且每日吸烟≥15根
心血管疾病	冠状动脉疾病多风险因素，如老龄、吸烟、糖尿病、收缩压≥180mmHg和（或）舒张压≥110mmHg
	高血压：收缩压≥160 mmHg或舒张压≥100 mmHg或伴血管疾病
	DVT或PE：DVT或PE病史、急性DVT或PE、DVT或PE并且已经抗凝治疗、长期制动的大手术
	已知与血栓形成相关的突变，如凝血因子V莱登（Leiden）突变、凝血酶原基因突变及蛋白S、蛋白C、抗凝血酶缺乏
	缺血性心脏病病史或目前正在患病
	卒中（脑血管意外病史）
	复杂性瓣膜性心脏病：肺动脉高压、心房颤动风险、亚急性细菌性心内膜炎病史
风湿性疾病	抗磷脂抗体阳性或原因不明的SLE
神经系统疾病	持续的无先兆偏头痛，且年龄≥35岁
	有先兆偏头痛
生殖系统疾病	目前患乳腺癌
内分泌疾病	糖尿病合并肾、视网膜或神经病变
	糖尿病合并其他血管病变
	糖尿病病史>20年
胃肠道疾病	初发的病毒性肝炎急性期或发作期
	重度肝硬化（失代偿性）
	肝细胞腺瘤或肝细胞癌

注：VTE. venous thromboembolism，静脉血栓栓塞；DVT. deep venous thrombosis，深静脉血栓形成；PE. pulmonary embolism，肺栓塞；SLE. systemic lupus erythematosus，系统性红斑狼疮。

表 3-6-2 复方口服避孕药慎用情况

类别	描述
个人情况和生育史	母乳喂养产妇：产后≥6 周且<6 个月
	产后未哺乳且未合并其他 VTE 风险因素的妇女：产后<21d
	产后未哺乳且合并其他 VTE 风险因素的妇女：产后≥21d 且≤42d
	吸烟：年龄≥35 岁且每日吸烟<15 根
心血管疾病	高血压病史且不能评估血压（包括妊娠期高血压）
	充分控制的高血压且血压可被评估
	血压 140～159/90～99 mmHg
	已确诊的高脂血症
神经系统疾病	持续的无先兆偏头痛，且年龄<35 岁
	初发的无先兆偏头痛，且年龄≥35 岁
生殖系统疾病	乳腺癌病史：近 5 年未发病
胃肠道疾病	有症状且正在治疗的胆囊疾病
	正在发病的有症状的胆囊疾病
	使用 COC 后相关的胆囊炎病史

注：VTE. 静脉血栓栓塞；COC. 复方口服避孕药。

1. 用法 大多数 COC 于月经周期的第 1～5 天开始服用（具体时间、不同药物要求不同，服用前仔细阅读说明书），每日 1 片，尽量在每日的同一时间服用（如睡前、起床后等方便记忆的时间），根据药品说明书确定服药周期（28d 或 21d），停药 4～7 d，然后周而复始地使用，停药期间有少量阴道流血。如在月经出血第 2～5 天后开始服药，开始服药的 7 d 内最好加用其他避孕措施。导致 COC 避孕失败的主要原因是服药不规律和漏服，当 1 个周期中漏服 3 片甚至更多药片时，意外妊娠的可能性最大。

2. 漏服的处理策略

（1）漏服 1 片且未超过 12 h，按照常规服药 1 片，立即再补服 1 片，以后继续每日按时服用，无须增加其他避孕措施。

（2）漏服 12 h 或 2 片及以上时，立即补服 1 片。若剩余药片为 7 片及以上时，可继续常规服用剩余药片，同时加用避孕套等屏障避孕法最少 7 d，或采用紧急避孕方法；若剩余药片不足 7 片，可在常规服用完剩余药片后立即服用下个周期的药片。

（3）若漏服无活性药片，无论几片，可丢弃未服用的无活性药片，照常继续服用下个周期的药片。

3. 安全性

（1）与生育的关系：COC 对生育的抑制是可逆的，停药后很快恢复。无致畸作用，使用期间妊娠或妊娠期间误服，并不增加胎儿先天畸形的风险；停药后即可准备妊娠。

COC 对生育力有保护作用，减少了意外妊娠，减少因流产导致的并发症及对生育的不良影响；还能减少盆腔感染的发生，保护输卵管功能，降低异位妊娠风险。

（2）与心血管疾病的关系：COC 与静脉血栓栓塞（venous thromboembolism，VTE）、脑卒中和心肌梗死等心血管疾病的关系是用药安全的重要关注点。心血管疾病发生是多因素共同作用的结果，如存在吸烟、肥胖、高血压、高血脂、有血栓疾病病史等高危因素，服用 COC 会明显增加风险。但在无高危因素的健康妇女中使用，其发生的绝对风险极低。故重点应在用药前排除禁忌证，有高危因素的妇女应权衡利弊后做选择。

（3）与恶性肿瘤的关系：COC 可降低卵巢癌、子宫内膜癌和结直肠癌的发生风险，且随着使用时间的延长，对预防卵巢癌和子宫内膜癌的保护作用也逐渐增加。

COC 与乳腺癌的风险关系，不同研究结论不一致，目前认为 COC 不增加或仅轻微增加乳腺癌风险；对有乳腺癌家族史的女性，不是绝对禁忌证，但在使用的过程中，需定期随访。

HPV 感染是子宫颈癌的主要风险因素，如果没有 HPV，就几乎没有子宫颈癌。使用 COC 可增加子宫颈癌的发生风险，但可能不是直接影响，而是使用 COC 女性不再使用避孕套等屏障避孕工具，从而增加了生殖器官感染 HPV 的风险。

4. 常见不良反应

（1）类早孕反应：少数妇女常在服药的前 2 个周期发生，如轻度的恶心、食欲缺乏、头晕、乏力、嗜睡、呕吐等；一般可耐受，继续服药后即可自行缓解。

（2）异常阴道流血：一般发生在服药初期，多表现为点滴出血或月经样突破性出血；可在医师检查指导下处理。

（3）月经量减少或停经：出现月经量减少一般不需要处理，因为不影响健康，停药后自行恢复正常；但对停经的妇女，需排除妊娠的可能。

（4）乳房胀痛：一般不需要处理，随着服药时间延长，症状多可自行消失。

（5）体重增加：少数妇女长期服药后可能会有体重轻度增加，若增加明显可以停药观察，同时注意是否有不健康的饮食、生活习惯。

（6）皮肤褐斑：有 5%～8%的女性服药后出现面颊部蝶形斑或雀斑，停药后多能自行减弱。

（7）极少数使用者可出现精神抑郁、性欲改变（降低或增强）、皮疹、皮肤瘙痒等。

二、应用于非避孕

COC 还可用于多种原因导致的异常子宫出血（俗称月经不调）、经前期综合征、子宫内膜异位症、子宫腺肌病、痛经、慢性盆腔痛、多囊卵巢综合征、盆腔炎性疾病、子宫内膜息肉、痤疮、多毛症等疾病的治疗、辅助治疗或预防。因此，在妇产科或不孕症门诊，医师经常会针对上述情况开具避孕药，目的并不是避孕，而是利用避孕药的药理作用来针对性地治疗相应的疾病或改善症状。所以，当遇到医师给不孕症患者使用避孕药的时候，可不要觉得医师是“庸医”，不要误以为医师开错药了。

第五节 男性性功能障碍，如何“药”你“性”福

情侣间激情相拥、赤诚相见，准备一起享受性爱时却发现……
性生活到一半，准备换个姿势继续奋战时，却发现……
这到底是咋回事呢？很可能是勃起功能障碍。

一、勃起功能障碍怎么办

勃起功能障碍（erectile dysfunction，ED）是指持续或反复不能达到或维持足够阴茎勃起以完成满意性生活。ED 是一种同时影响患者及其性伴侣生理和心理状况的慢性疾病，对两性和谐有着负面影响。

在治疗 ED 时有一种药不得不提，那就是“伟哥”。1998 年 3 月“伟哥”在美国上市后于 2000 年 6 月在我国上市，处方药名为万艾可，成分是枸橼酸西地那非，上市 20 多年，给无数的患者带来了希望。

在性刺激过程中，阴茎勃起的生理机制包括阴茎海绵体内一氧化氮（nitric oxide，NO）的释

放。NO 激活环鸟苷酸（cyclic guanosine monophosphate，cGMP），导致 cGMP 水平增高，使得海绵体内平滑肌松弛，血液流入。5 型磷酸二酯酶（PDE5）抑制剂能占据 PDE5 的催化位点，使 PDE5 不能作用于 cGMP 而使 cGMP 水解，促使海绵体平滑肌舒张而增加阴茎动脉血流，阴茎海绵窦充血、膨胀，促进阴茎勃起。PDE5 抑制剂不能升高 NO 的水平，但是能增强 NO 的作用而激发勃起。如果没有性刺激来激发神经性和内皮性 NO 通路，这些抑制剂不会起作用。

除了西地那非，目前还有其他 3 种强效选择性 PDE5 抑制剂已被批准用于 ED 的治疗，包括他达拉非、伐地那非和阿伐那非。PDE5 抑制剂对 ED 患者的总体有效率接近 80%。用药后的疗效为能够勃起，硬度足以获得满意的性交。

（一）用药方式

1. 按需使用 PDE5 抑制剂按需使用是最常用的治疗方式。多次按需使用可以增强药物的疗效，提升患者的勃起硬度。

西地那非按需使用的剂量分为 50 mg 和 100 mg，推荐起始足量，后根据疗效和不良反应调整剂量。西地那非在口服 30～60min 后起效，高脂饮食可影响吸收。

服用他达拉非 10 mg 和 20 mg 的患者，有效率分别为 67%和 81%。他达拉非推荐起始足量，后根据疗效和不良反应调整剂量。

伐地那非的总体疗效和西地那非相似，服用伐地那非 10 mg 和 20 mg 的患者，有效率分别为 76%和 80%。高脂饮食可影响吸收，伐地那非在使用时应空腹口服。

阿伐那非是一种新型 PDE5 抑制剂，按需使用的剂量分为 100 mg 和 200 mg；阿伐那非仿制药于 2021 年在我国批准上市，与其他 PDE5 抑制剂相比，阿伐那非的 PDE5 选择性较高，起效较快，血浆半衰期与西地那非和伐地那非相近，不仅有效且耐受性良好。阿伐那非是目前唯一获准可在 15 min 内起效的 PDE5 抑制剂。

2. 规律服用 他达拉非半衰期（17.5 h）明显长于另外 3 种 PDE5 抑制剂，其有效浓度可以维持 36 h。他达拉非的较低剂量（2.5 mg 或 5 mg）每日 1 次（once daily，OAD），与根据需要使用更高剂量的效果似乎相当，可改善不同程度 ED 患者的勃起功能，并且具有良好的耐受性。每日服用他达拉非对“完全”ED 男性可能特别有效，“完全”ED 定义为持续不能达到性交满意的勃起状态。这些个体通常对按需使用 PDE5 抑制剂反应较差。

规律服用西地那非是另一种可供选择的治疗方式，推荐起始足剂量和多次使用。研究表明，持续规律使用西地那非 50 mg，10 周后能有效提高勃起硬度，同时可显著改善内皮功能；部分 ED 患者使用西地那非规律治疗一段时间后，可达到康复标准。

（二）服药注意事项

如果是第一次因为勃起问题服用 PDE5 抑制剂这类药物，推荐要吃足量，也就是同房前约 1 h 口服西地那非 50 mg 或 100 mg 或者他达拉非 10 mg 或 20 mg 等来帮助勃起。当然，这里指的是健康的年轻人，如果是老年人或者有肝肾功能异常或高血压心脏病患者，需要根据具体情况由医师推荐用药。在使用后，根据阴茎勃起的情况和不良反应调整剂量。

西地那非在口服后 30～60 min 起效，可以正常吃饭，但是不要吃得太油腻，也不要喝酒。研究显示，健康志愿者平均最大血浆酒精浓度为 0.08%时，西地那非（50 mg）不增强酒精（0.5 g/kg）的降压作用。酒精单用时收缩压最大降低 17.4 mmHg，而当同时服用西地那非时收缩压最大降低 18.5 mmHg；酒精单用时舒张压最大降低 11.1 mmHg，而当同时服用西地那非时舒张压最大降低 17.2 mmHg。

至于怎样才算是起效，目前没有一定的标准。不过，由于有些人服用后可能会有非常轻微的不良反应，如面色潮红、鼻塞等。因此，除了以 1 h 为标准外，也可以将出现这些不良反应作为起效标准（这些不良反应一般都能耐受，不影响性生活）。有些人也可能出现头晕、头痛、视物模糊等情况，如果能够耐受可以继续同房。

任何事情都有两面性，有好处也有坏处。西地那非带来疗效的同时，也有安全性的问题。使用 PDE5 抑制剂最常见的治疗相关不良反应通常性质温和且具有自限性，如头痛、面部潮红、消化不良、鼻塞、头晕、视力异常、背部疼痛和肌痛等；除了这些比较常见的不良反应外，药物的安全性也是我们关注的重点。

二、早泄可以吃什么药治疗

随着生活节奏的加快和工作压力的增加，早泄患者人数日趋增多。早泄（premature ejaculation，PE）是射精障碍中最常见的疾病。对于有早泄情况的人，首先应请医师判断是否属于真正早泄。有些人误认为自己有早泄，但其实是双方在性欲高潮的时间上不协调，女方尚未达到性欲高潮而男方过早地射精，这种情况相当普遍，并非真正的早泄。可以心理疏导来解除其顾虑，使其认识到零星的过早射精是正常射精过程中允许出现的正常现象。对于偶然的早泄，除非主动要求药物治疗，否则无须以药物来延迟射精。

在 PE 的治疗方面，应根据不同的病因和分类，从而选择不同的治疗方法。原发性 PE 应以药物治疗为主，可以选择口服药物和局部治疗；应该告知患者有关原发性 PE 的知识，嘱其定期复查，提高患者对治疗的依从性。继发性 PE 的重点在于治疗引起 PE 的潜在疾病，如前列腺炎症和甲状腺激素异常的治疗；对由于心理病变引起的 PE，应采取心理咨询，选择性 5-羟色胺再摄取抑制药（selective serotonin reuptake inhibitor，SSRI）或表面麻醉药治疗，应依据情况而行。

选择性 5-羟色胺再摄取抑制药（SSRI）是目前治疗 PE 最常用的药物，其机制是选择性抑制射精递质 5-HT 与突触后 5-HT 受体结合而发挥作用。

达泊西汀（30 mg 和 60 mg）是第一种按需口服药物，在许多国家被批准用于原发性和继发性早泄，也是国家药品监督管理局批准的唯一用于治疗早泄的药物，对于所有成年男性（18～64 岁）患者推荐的首次剂量为 30 mg，需要在性生活之前 1～3 h 服用，临床医师一般也可能会推荐提前 2 h。当然，这个时间没有严格限定必须在 1 h 还是 3 h 服用，效果也不会有太大的差异。如果选用达泊西汀来治疗早泄，应当在使用该药品治疗后首个 4 周评价风险与受益情况，或者在使用 6 次治疗剂量以后评估风险-利益平衡并决定是否继续使用该药进行治疗。因为任何药物都有副作用，达泊西汀也一样，治疗相关副作用的发生率呈剂量依赖性，临床试验中最常见的（≥5%）药物不良反应包括头痛、眩晕、恶心、腹泻、失眠和疲劳。最常见导致停药的事件包括恶心和眩晕，不过多数的不良反应是暂时的，症状一般很快会消失。

达泊西汀既不能与单胺氧化酶抑制药（monoamine oxidase inhibitor，MAOI）共同使用，也不能在单胺氧化酶抑制药治疗停止后 14 d 内使用；同样，在停用达泊西汀后 7 d 内不能使用单胺氧化酶抑制药。

达泊西汀不能与硫利达嗪共同使用，同样也禁用于同时服用酮康唑、伊曲康唑、利托那韦、沙奎那韦、泰利霉素、奈法唑酮、阿扎那韦等强细胞色素 P450 3A4 抑制药的患者；对于中度和重度肝损伤患者来说是禁止使用的；不推荐达泊西汀用于严重肾功能损伤的患者，轻度或中度肾损伤的患者应慎用。

达泊西汀不得用于有躁狂/轻躁狂或双相情感障碍病史的患者；同时，出现上述疾病症状的任何患者都应当停用达泊西汀。由于选择性 5-羟色胺再摄取抑制药可能会降低癫痫的阈值，出现癫痫发作的任何患者均应停用达泊西汀。

（秦莹莹 许 超 李 敬）

第七章　美丽的诱惑

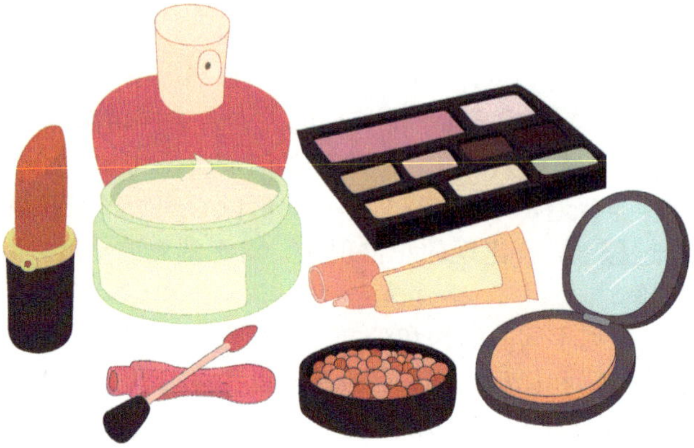

随着生活水平的不断提高和物质生活空前的富足，人们对于美的要求也越来越高，皮肤的生活美容和医学美容已成为一种潮流，越来越多的人开始关注化妆及微整形。

皮肤是人体最大的器官，总重量占体重的16%（大脑、肝脏等实质器官重量仅占体重的2%左右），总面积为1.5～2 m^2，厚度为0.5～4 mm（不包括皮下脂肪层）。不同部位的皮肤厚薄有差异，最厚的部位在背部和掌跖，最薄的部位是眼睑、外阴及乳房。

怎样判断皮肤是否健康呢？健康的皮肤肤色均匀，白里透红；质地细腻，光洁度高；表面纹理细小，皮肤光滑；有弹性，滋润舒展有光泽。

皮肤又有哪些功能呢？①屏障功能：皮肤包裹着人的全身，是保护机体免受各种外界环境刺激的第一道屏障。②吸收功能：皮肤的吸收作用并不如想象的那么简单，因为它是带有“过滤网”的吸收器，只有那些经过处理的特殊分子，才能穿过皮肤的透气孔，达到皮肤的深层，从而促进吸收，化妆品就是利用这种特性制成的。③身体的感应器：皮肤中有丰富的感觉神经末梢，能迅速感受到体外冷、热、触、痛等各种刺激，传送给大脑，大脑会迅速警觉起来，并发出命令，指挥身体各器官远离危险。④分泌汗液和皮脂的功能：通过汗腺和皮脂腺来完成。皮脂腺分泌的皮脂在皮肤表面与汗腺分泌的汗液混合乳化，形成皮脂膜，具有滋润和保护皮肤、毛发的功能。⑤体温调节：皮肤能透气，却不易传热。当外界的气温出现变化时，皮肤首先做出感应，通过调节血液循环和出汗来保持体温的恒定。⑥分裂增殖、更新代谢的能力：皮肤作为人体最大的器官，参与人体碳水化合物、蛋白质、脂类、水和电解质的代谢。皮肤新陈代谢最活跃的时间是在23时至凌晨5时，在此期间保证良好的睡眠对养颜颇有好处。⑦免疫功能：皮肤是人体重要的免疫器官，分布着多种免疫细胞（如淋巴细胞、朗格汉斯细胞、巨噬细胞、肥大细胞等）和细胞因子等，是保护机体的第一道免疫防线。

众所周知，不同民族、人种的肤色是不同的，即使同一种族的人，肤色虽然大致相似，但仍有深浅明暗之别，这是为什么呢？科学研究已经证明，人类肤色的差异与人体黑色素的多少、穿行皮肤血管的情况、胡萝卜素存在与否，以及皮肤角质层厚薄这四大因素有关。其中黑色素是决定肤色深浅最主要的因素，黑色素多时肤色就深，反之亦然。皮肤及皮下的毛细血管相当丰富，如果皮肤里流动的是殷红的鲜血，肤色就是红润的；如果血色发暗，皮肤也是灰暗的；而当人贫血时，由于红细胞数量减少导致了皮肤的苍白。因此，皮肤的颜色也可反映机体的健康状况。胡萝卜素是维生素 A 的前体物质，是一种黄橙色的脂溶性色素，主要存在于皮肤较厚的部位如掌趾，使皮肤呈黄色。胡萝卜素还存在于胡萝卜、番茄、柑橘、菠菜、黄玉米、豆类等食物当中，此类食物摄入过多也会出现皮肤泛黄。

皮肤的组成成分中，水和蛋白质占了较大比例，有人形容皮肤就像“浸在水中的胶状物”。皮肤中 50%～70%的成分是水，其中 10%在皮肤外层，65%在皮肤内层，越往皮肤深层水分含量越高。缺水对皮肤的危害较大，如阳光暴晒、食物中含水量少、身体内部失调与错误的清洁保养等都会造成皮肤缺水。皮肤中的蛋白质约占 25%，可提供充足的氨基酸、纤维蛋白等。皮肤中的脂肪酸和无机盐占 3%～5%，含量虽少，但发挥着重要作用，如构成角质层的无机盐有硫、氧、磷、氮、氢，其中硫的含量最高，起着最重要的作用。

健康皮肤的 pH 在 4.5～6.5，呈弱酸性，其中女性 pH 在 5.0～6.5，男性 pH 在 4.5～6.0。正常的皮肤偏弱酸性，是因为皮肤表面有一层弱酸性保护膜（皮脂膜），是由皮脂腺分泌的皮脂和汗腺分泌的汗液乳化形成的一层保护膜，可以保护、滋润、柔软肌肤，并可以抑制细菌增殖，但其易受到碱和高温的破坏。

当保护膜的酸度被碱性化妆品破坏时，皮肤会分泌皮脂与汗液，再次形成保护膜，使皮肤回到原来的正常 pH。健康的肌肤此过程可持续 20～30 min。随着年龄的增大，表皮的中和能力也逐渐减退，并容易受到碱性物质的损害而引起皮炎。故应尽可能减少碱性化妆品的使用。

第一节 皮肤美容的医学基础

在进行皮肤的生活美容和医学美容之前，首先要了解皮肤的解剖特点。皮肤从外向内依次由表皮层、真皮层、皮下组织及皮肤附属器组成。

（一）表皮层

表皮层由内到外依次由基底层、棘层、颗粒层、透明层和角质层组成。

1. 皮肤基底层 由一层矮柱状的角质形成细胞（角朊细胞）和少量黑色素细胞构成。基底细胞是皮肤的生发层。基底细胞分裂周期约 19 d。新生的细胞从基底层进入棘层，逐渐上移到颗粒层顶端，此过程约需 14 d，因此表皮更替时间为 28 d，而从开始形成新的角质形成细胞至角质层脱落约需 47 d，为表皮更新时间。其中，约 10 个基底细胞中有 1 个黑色素细胞，主要作用是产生黑色素。黑色素细胞内含有酪氨酸酶，能催化黑色素细胞内的酪氨酸转化为黑色素，黑色素可吸收紫外线，保护皮肤。黑色素颗粒是决定皮肤颜色的重要因素之一。使用含汞成分的化妆品可使皮肤在短期内达到美白的效果，其机制在于汞化合物可置换酪氨酸酶中的铜离子，降低其活性，黑色素生成减少，皮肤出现色素减退的现象。但不久，汞会结合体内的巯基，丧失活性，从而解除对黑色素的抑制，酪氨酸酶活性增加，生成大量的黑色素。造成褐斑的反弹和大量的色素沉着。一旦停用，还可以引起突发性暗疮印，斑点颜色变黑并剧增，甚至造成终身性皮肤伤害。另外应注意，汞及其化合物都可穿过皮肤的屏障进入机体所有的器官和组织，尤其对肾损伤最大，其次是肝脏和脾。

基底层对皮肤美容的影响包括：①决定皮肤的自我修复能力；②与瘢痕形成密切相关；③与肤色密切相关。

2. 棘层 与基底层合称生长带，也称种子层。由 4～8 层带棘的多角形细胞组成，可以不断地制造出新细胞，从而层层往上推移。各细胞间有空隙，储存淋巴液，供给细胞营养。

3. 颗粒层 由 2～4 层菱形细胞组成，棘层角质形成细胞向上发展时失去胞核，并在胞质中形成透明角蛋白颗粒，故称为颗粒层。颗粒层细胞对光线反射有阻断作用，可防止异物侵入，过滤紫外线，逐渐向角质层演变。

4. 透明层 由 2～3 层扁平无核细胞组成，只有手掌、足底等角质层厚的部位才有此层。透明层细胞可控制皮肤的水分，防止水分流失，细胞在这层开始衰老、萎缩。

5. 角质层 为表皮最外层的部分，主要由 10～20 层扁平、没有细胞核的死亡细胞组成。当这些细胞脱落时，位于基底层的细胞会被推上来，形成新的角质层。角质层细胞充满角质硬蛋白，既能防止一定的机械和化学损伤，又具有良好的保湿能力。在肌肤正常的水合作用中，角质层本身即有保湿作用，而角质层中的水分并非是自由流动的，而是依附在各种水溶性分子群中，此种分子群即是所谓的“天然保湿因子”（natural moisturizing factor，NMF），其保湿能力的大小会直接影响皮肤的纹理、润泽度及弹性。NMF 的组成分子包括氨基酸、尿素、乳酸盐及糖类，是皮肤的保湿剂，可预防皱纹形成、皮肤老化。一旦保湿因子从角质层排出后，肌肤保湿的能力便会减弱，呈现脱水现象。若将 NMF 用于护肤产品的制造，则可使皮肤对水分的吸收能力增强，具有良好的亲肤性。

（二）真皮层

真皮层位于表皮下，与表皮锯齿状连接。表皮层与真皮之间有一层通透性的膜，称为基底膜，表皮的营养与代谢可通过基底膜进行交换，当基底膜受破坏时，皮肤形成瘢痕。真皮层分为乳头层和网状层两层。乳头层由胶原纤维组成，内含丰富的神经末梢和毛细血管；网状层位于真皮的下层，由胶原纤维（结缔组织）和弹性纤维组成。随着年龄的增长或缺乏保养，以及皮肤缺水、缺油等原因，弹性会逐渐降低。皮肤失去弹性而松弛并产生皱纹。

当皮肤划伤深及真皮时，会产生疼痛和出血；创伤修复过程中纤维组织大量增生，伤愈后会留瘢痕。

（三）皮下组织

皮下组织位于真皮的最下层，由大量的脂肪细胞及疏松结缔组织组成，厚度与性别、年龄、部位及个体差异有关。皮下组织含有动脉、静脉、汗腺和神经等，主要功能是保护内脏器官、保湿、促进女性发育及构成人体柔美曲线等，与美容的关系不是很密切，

（四）皮肤附属器

1. 皮脂腺 ①皮脂腺分泌的皮脂决定皮肤的脂肪度，包括中性、油性、干性；②皮脂与皮肤表面汗水混合乳化形成弱酸性的皮脂膜；③皮脂也决定着皮肤的酸碱度（pH 为 4.5～6.5）；④皮脂抑制皮肤表面上存在的一些常见菌，如化脓菌、白癣菌，有助于皮肤的自净作用；⑤皮脂腺受内分泌调节，在青春期，皮脂腺很不稳定，易生粉刺、痤疮。

2. 汗腺 包括①顶泌汗腺：分布于腋窝等部位，开口于毛囊，而非开口于皮肤表面。也称为大汗腺，可产生带特殊气味和带颜色的汗液。②局泌汗腺：遍布全身，以手足部最多。也称为小汗腺，主要功能为调节体温，对抗微生物的入侵及调整皮肤的酸碱度。

对皮肤解剖结构的学习，可以帮助我们更好地了解皮肤问题，有针对性地进行处理（图 3-7-1）。

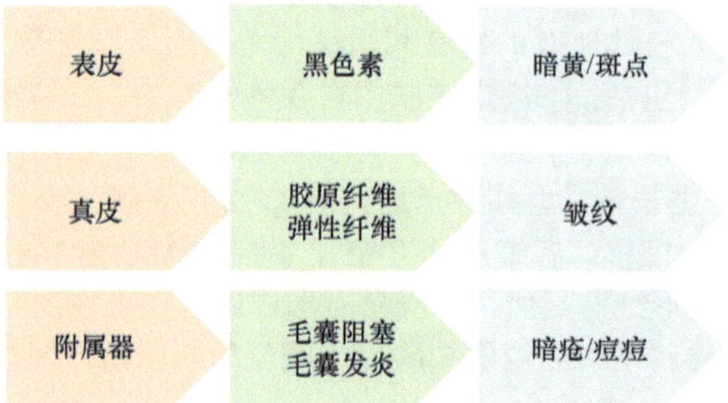

图 3-7-1　常见的皮肤问题与皮肤各层及附属器的关系

第二节　皮肤的特点

一、皮肤的生物钟

1. 6～7 时　肾上腺皮质激素分泌抑制人体的蛋白合成，皮肤的再生作用减缓，此时由于水分积聚于细胞内，淋巴循环缓慢，会有眼皮肿胀的情形，俗称“熊猫眼”。

2. 8～12 时　肌肤的机能和活力达到高峰，组织的抵抗力最强，皮肤的分泌也最为活跃。

3. 13～15 时　此时血压及激素分泌降低，身体逐渐产生倦怠感，皮肤易出现细小皱纹。

4. 16～20 时　微循环增强，血液中含氧量提高，心肺功能增加，此时胰腺也十分活跃，肌肤的吸收力开始增强。

5. 21～23 时　此时最易出现过敏反应，微血管抵抗力最弱，血压下降，人体易水肿、出血及发炎。

6. 24～5 时　细胞生长和修复最旺盛，细胞分裂的速度要比平时快 8 倍左右，肌肤的吸收力最强。

二、皮肤的 pH

皮脂膜中的尿素、尿酸、乳酸、脂肪酸、游离脂肪酸及中性脂肪等混合物，使皮肤 pH 处于 4.5～6.5。每层皮肤组织都有不同的 pH，由内层的 7.4 至外层的 4.5。皮肤的弱酸性环境使其有自我净化作用，同时皮肤有中和性能，皮肤表面对外来碱性溶液具有缓冲、中和的能力。因此，我们平时的护肤产品需要接近皮肤的 pH，不能破坏皮肤的弱酸性环境。例如，我们最常用的面霜制品 pH 为 7.33，而收敛性化妆水制品 pH 为 3.4，洗面奶国家标准规定 pH 为 4.5～8.5，pH 为 4.0 的女性护理液被认为是最健康的护理液。

三、皮肤的类型

皮肤常随着季节、年龄、环境、食物，以及体内激素分泌等因素而改变。同时也因为个人天生的皮肤状态而有所差异。不同的皮肤有不同的保养方式，所以在保养之前，一定要清楚自己皮肤的类型。通常根据皮肤所含水分的多少、皮脂腺的分泌状况，以及皮肤对外界刺激的反应性，将皮肤分为 5 种类型，即干性皮肤、中性皮肤、油性皮肤、混合性皮肤和敏感性皮肤。

（一）干性皮肤

角质层含水量低于 10%，pH＞6.5，如果您的皮肤白里透红、又细又嫩，而且毛孔细小、皮肤干燥不出油，就属于干性皮肤。这种类型的皮肤，优点是看起来干净美观；缺点是经不起风吹日晒的刺激，稍有刺激即会引起皮肤发红、刺痛，甚至脱皮，且容易出现皱纹。

（二）中性皮肤

角质层含水量在 10%～20%，pH 为 4.5～6.5。若您的皮肤既不太细，也不太粗，既不干燥，也不油腻，处在干性和油性两种类型之间，那么就属于中性皮肤。它比干性皮肤的耐受性大，看起来又不太粗糙，既美观对外界刺激又不太敏感，属于理想的皮肤类型。

（三）油性皮肤

角质层含水量为 20%左右，pH＜4.5。如果您的脸部皮肤很粗糙、毛孔很大、油腻发亮，那么属于油性皮肤。这类皮肤的优点是不容易长皱纹，经得起风吹日晒等刺激；缺点是不够美观，容易长“青春痘”。

（四）混合性皮肤

常见的表现为额部、鼻部、口周及下颌部位油脂分泌旺盛，但两颊很干燥，且容易过敏，应属于混合性皮肤。这种皮肤兼有油性和干性双重的特征，即脸上T型区为油性，双颊为干性。

（五）敏感性皮肤

这类皮肤通常极干燥，表皮特别薄，微血管容易破裂，经常有斑疹及发痒现象，在季节变换时或换用化妆品时更为明显。敏感性皮肤经常要去医院皮肤科诊治，属于问题皮肤。

男性和女性皮肤也存在差异，男性皮肤角质层较女性厚24%～40%，对外界的抵抗力较强，受到刺激反应较少，皮肤毛孔数目多且粗大，体毛多，皮肤含色素较多，肤色偏暗；相比之下由于女性皮肤含色素少，白中透红。另外，男性皮肤皮脂腺分泌旺盛，较女性出油多，汗腺更发达，接触污尘机会更多，皮肤毛孔皮脂腺口易致堵塞，造成细菌感染，形成“粉刺”，而女性皮肤形成粉刺概率相对较少。

四、影响皮肤健康的因素

皮肤的健康状态受到内因及外因的影响。

（一）内因

1. 年龄因素 一般从30岁左右皮肤开始老化，此为唯一的不可避免的因素。随着年龄增长，出现外部形态、内部结构和功能衰退等现象。皮肤衰老的表现包括：①皱纹增加，尤其在面部；②出现黑斑、老年斑；③皮肤松弛、下垂；④眼睑、额部、耳部有皮肤下垂，下眼睑肿胀、出现眼袋；⑤出疹，出现大量红斑、白斑、粟粒疹；⑥颈部皱纹增长，肤色变黄，毛发减少；⑦指甲盖容易起皱，指甲无光泽，带褐色；⑧细胞间质胶原纤维交联增多，皮肤角质化，出现真性皱纹或假性皱纹。

一般在25～30岁皮肤开始出现表情线，30～35岁皮肤开始松弛，35～40岁表情线开始加深，40～45岁小皱纹加深，45～50岁皮肤组织下层开始老化。

2. 健康因素 患有肾病、肝病、妇科病等慢性消耗性疾病影响皮肤的健康。

3. 精神因素 用脑过度、思虑过多、心情烦闷也会影响皮肤的健康。

4. 生活习惯 熬夜、过度疲劳及抽烟、饮酒均可加速皮肤衰老，细胞再生能力衰退。

5. 营养因素 咀嚼不良和胃肠功能衰弱、营养失调，或饮食中缺乏蛋白质和各种维生素时，皮肤易老化。

6. 内分泌紊乱 妇女绝经后，雌性激素分泌减少，从而影响皮肤的充实度和弹性。

（二）外因

1. 皮肤保养不当 如过度按摩（过于用力地按摩或错误按摩会使胶原纤维变弱，产生皱纹），不充分清洁、滋润或使用劣质化妆品。

2. 环境因素 如空气污染，空气中的硫可使皮肤失去水分；如过热环境、过度暴晒、风吹雨淋或海水侵蚀者，皮肤易衰老；温度过高易使皮肤干燥；强烈的紫外线能穿透表皮，破坏组织和结构，引起色斑等症状。长期受到光照引起的皮肤老化（光老化）可表现为皮肤粗糙、增厚、松弛、深而粗的皱纹，局部有过度的色素沉着或毛细血管扩张，甚至可能出现各种良性或恶性肿瘤。因此，在日常护肤中防晒特别重要。

皮肤美容的两大敌人：日晒和自由基。①适当的日光照射能促进皮肤的新陈代谢，生成维生素

D 和黑色素。但过多的日晒或暴晒，则加速皮肤的老化。局部受热，早期可致皮肤萎缩、色素沉着、血管扩张；长期热暴露会引发严重弹性纤维增生并合并胶原纤维降解。红外线可引起色素沉着。②活跃的自由基与体内的不饱和脂肪酸结合，会导致皮肤细胞出现一种褐色物质的堆积，皮肤变黑并形成斑点。自由基还会使胶原蛋白活性下降、弹性降低、吸收和保持水分的能力减弱，皮肤失去张力和弹性，变得干燥、粗糙，出现皱纹。因此，自由基被公认为皮肤老化的元凶。

第三节　皮肤的保健和美容

皮肤的美容分为生活美容和医学美容，前者是指应用化妆品、保健品及非医疗器械对皮肤进行按摩、护理等具有保养或保健性的非侵入性美容；后者是应用药物、医疗器械、手术等对人体进行侵入性或非侵人性治疗，达到对皮肤或机体的形态等进行重塑的目的。

一、皮肤的生活美容

（一）皮肤基础护理（清洁、爽肤、滋润保湿）

使用软质水、适合的清洁剂、适宜水温清洁皮肤可预防皮肤老化。水温过冷（20℃以下）对皮肤有收敛作用，可锻炼肌肤，使人精神振奋，但长期使用过冷的水洁肤，会引起皮肤血管收缩，皮肤变得苍白、枯萎，皮脂腺、汗腺分泌减少，弹性丧失，出现早衰，对皮肤滋养不利。水温过热（38℃以上）有镇痛和扩张毛细血管的作用，但经常使用会使皮肤脱脂、血管壁活力减弱，导致皮肤毛孔扩张，皮肤容易变得松弛无力，出现皱纹。合适的水温应在 34℃左右，略高于皮肤温度，但低于体温，用手试，有温热感，但不会觉得烫。这种温水既能洁肤，又有镇静作用，有利于皮肤的休息和解除疲劳，对皮肤无伤害。

正确的洗脸方式是采用温水（34℃）和冷水交替的方法，即温水清洗面部→顺面部肌肉纹理走向涂抹清洁剂（洗面奶等），时间不宜过长，以 3～4 min 为宜→用温水将清洁剂洗去→用冷水冲洗面部。采用这种温水和冷水交替的方法，不仅能达到清洁皮肤的目的，而且通过水温的冷热变换，可使皮肤浅表血管扩张和收缩，增强皮肤的呼吸，促进面部的血液循环，达到美容的效果。

（二）皮肤的护理

1. 皮肤的基本护理步骤　清洁→爽肤→润肤（家居洗脸三部曲）。①早上：清洁→爽肤→润肤→防晒（清爽毛孔呼出为主）；②晚上：卸妆→洗面→爽肤→（眼霜→精华素）→润肤（滋养、吸收为主）。

2. 常用皮肤护理产品的使用　①去角质：不宜太勤，每月 1 次为宜；②面膜：最好每周 2 次；③爽肤：爽肤水有再度清洁皮肤、平衡皮肤 pH、补充水分、强化皮脂膜的功效，任何皮肤类型的人士、任何季节都应使用爽肤水；④眼霜：眼睑皮肤非常娇嫩，需要涂抹专门眼霜；⑤精华素：建议在秋冬季节或皮肤有需要的人士在润肤前使用；⑥其他：润肤、防晒霜、面膜（保湿、美白）。

（三）防晒

光线可分为紫外线、红外线、可见光线 3 部分，紫外线又可分为紫外线 A（UVA）、紫外线 B（UVB）、紫外线 C（UVC）3 部分。其中 UVC 因为波长较短，在大气中就已经被臭氧层吸收、散射掉了，无法到达地面；UVB 的波长居三者之中，波长仅能达到皮肤的表皮；波长较长的 UVA 会深入皮肤的深层，伤害皮肤的真皮层，而造成皮肤老化。

1. 与防晒有关的名词术语　①防晒系数（sun protection factor，SPF）：防止 UVB 伤害的防晒效果数值，SPF 的数值适用于每一个人。如果一个没有任何防晒措施的人在阳光下暴露 20 min 后，皮肤会变红，当他使用 SPF15 的防晒品时，表示可延长 15 倍的时间，也就是在暴露 300 min 后皮肤才会被晒红。②防晒指标（protection UVA，PA）：防止 UVA 伤害的防晒效果数值。

2. 防晒措施 10～16 时 UVB 最强，应减少外出，做好防晒措施。主要包括以下 3 种：①物理遮蔽，在阳光很强的天气外出，应穿戴防晒衣帽、携带遮阳伞、佩戴太阳镜。②口服抗氧化剂，如维生素 C、维生素 E、番茄红素、绿茶等。③涂抹防晒剂，是目前最主要的防晒方式。对于防晒剂的适用人群，因紫外线对任何年龄人群的皮肤均有损害作用，因此从小孩到老人都应该注重防晒。从使用时间上看，一年四季都应该防晒，尤其是在春夏季或户外活动时，涂抹防晒霜 10min 后再外出。因为防晒霜涂抹后需要经过一些时间才会被皮肤吸收和发挥作用，因此，游泳和大量出汗、擦汗之后，还应及时补涂防晒产品。

（四）抗自由基

除紫外线外，影响皮肤美容的另一个重要因素是自由基，因此，应用抗氧化剂抗自由基在皮肤美容中也非常重要。常用的抗氧化剂包括：①非酶类抗氧化剂，如维生素 E、维生素 C、硒和硒化合物、类胡萝卜素类、β 胡萝卜素、虾青素等；②酶类抗氧化剂，如超氧化物歧化酶（SOD）、谷胱甘肽过氧化物酶、过氧化氢酶、谷胱甘肽还原酶、辅酶 Q10 等。

虾青素（astaxanthin）是强大的抗氧化剂，抗氧化能力是维生素 C 的 6000 倍、维生素 E 的 1000 倍、辅酶 Q10 的 800 倍，并具有增强细胞再生能力。虾青素对皮肤的抗氧化作用包括以下几方面：①改善皮肤质量，缓解皮肤干燥，增加皮肤弹性，让皮肤有光滑感；②抗衰老，减少皱纹、鱼尾纹，帮助逆转皱纹；③缓解色素过度沉积的症状（即通常所说的老年斑）；④防止晒伤及促进晒伤后修复，降低皮肤对灼热阳光的敏感度，并延长耐受阳光的时间，清除晒伤后产生的大量自由基。

二、医学皮肤美容

医学皮肤美容包括果酸嫩肤、激光美容、光子嫩肤、射频紧肤，红外紧肤和注射美容（微整形）等。其中，注射美容是将物质注射于人体局部，达到修正皮肤缺陷的美容方法，注射时间短，有“午休美容”之称，受到广泛关注。

注射美容的适应证包括：①皱纹，减少因年龄、抽烟、睡觉时挤压、重力的牵引和表情运动造成的面部皱纹；②唇型，修饰唇型，改变随着老化萎缩而出现嘴角皱纹和下垂；③脸型，改善老化会造成皮下组织的分布改变；④体积的修饰，如鼻子的高低、鼻孔的外形、耳垂的大小、嘴唇的外形等可通过填充改变；⑤缺损的填补，如痤疮瘢痕、外伤手术瘢痕和凹陷、先天缺损的不对称等可以通过填补重建。

常用的填充物包括玻尿酸和肉毒毒素。玻尿酸又称透明质酸，是一种直链高分子多糖，是天然存在于组织中的物质，大量分布于人体的结缔组织及真皮层中。玻尿酸是一种透明的胶状物质，具有强大的保湿功能和强大的锁水能力，与胶原蛋白能携带相当于自身 30 倍的水分相比，玻尿酸可携带相当于自身 500 倍的水分，是目前发现的自然界中保湿性最好的物质，被称为理想的天然保湿因子。其在美容方面的应用主要包括两个方面：①美容化妆品的成分。惊人的吸水能力让玻尿酸成为公认的最佳保湿产品。改善皮肤营养代谢，使皮肤柔嫩、光滑、去皱、增加弹性、防止衰老，在保湿的同时又是良好的透皮吸收促进剂。②用于注射美容，即将不同颗粒的玻尿酸注入皮肤，填充皱纹，同时可以修饰脸形、唇形等。

玻尿酸注射除皱的原理：将皱纹处的皮肤撑起，并与四周的皮肤组织整合在一起，几周后，随着胶体四周胶原纤维及微血管的形成，皮肤开始出现自然纹理，皱纹被抚平。由于其特有的润滑、保水作用，能够润滑四周组织，使皮肤呈现光滑、细致的效果。

玻尿酸隆鼻的原理：注射后皮肤会膨胀，根据受术者的个人五官比例捏出适合美丽的鼻形，没有副作用，隆鼻的疗效很好，但可能会产生红、肿、瘀青等现象，有时候皮肤会有颗粒感，大概 1

周后消失。

另一种注射美容的重要物质是肉毒毒素（又称肉毒神经毒素、肉毒杆菌毒素、肉毒梭菌毒素），是肉毒梭菌在生长繁殖过程中产生的一种细菌外毒素，能抑制神经肌肉接头处乙酰胆碱的释放，使肌肉张力下降或麻痹，皱纹随之消失，造成局部暂时性的类似“面神经瘫痪”的症状，除皱效果一般可维持 6 个月左右，可反复注射。有消除面部表情纹（额纹、眉间纹、颈纹）及瘦脸、瘦小腿的作用。它还能使注射部位的皮肤绷紧，改善局部松弛现象。其缺点是会导致表情不自然、上眼睑下垂，反复注射还会导致肌肉纤维永久性萎缩。

（张　艳）

第八章　青春美丽痘，只“药”美丽，不“药”痘

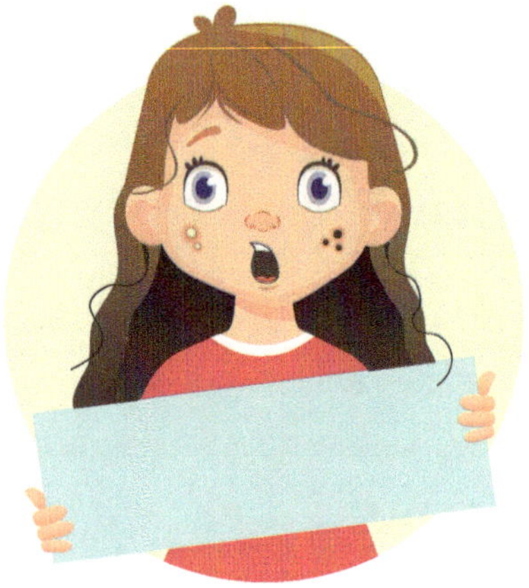

每个人在花样年华的时候都多多少少碰到过这样的情况，外面朝阳初生，本以为起床会拥抱一个美好的清晨，或去奔赴一场美好的约会，一切的期待却都在看到镜子里一个个新生的青春痘戛然而止。怎么又长青春痘了呢？

青春期常见的青春痘——医学上称为寻常痤疮，这是目前对青春期身心健康影响最大、也是最常见的皮肤疾病。那么究竟为什么会长寻常痤疮呢？说到长寻常痤疮，就要先聊聊“青春”。青春带给我们的不仅仅是活力，还有“油腻”的感觉。随着青春期的到来，人体内变化最大的莫过于性激素水平，青春期逐渐出现的雄激素是导致皮脂腺增生和脂质大量分泌的主要诱发因素（放心，在这一点上男女平等，都会有）。寻常痤疮的出现与皮脂腺过度分泌脂质密切相关，过多的皮脂导致毛囊漏斗部脱落的上皮细胞更为黏着，从而累积堵塞毛孔，也就形成了“闭合粉刺”——这也就是早期寻常痤疮的形态之一。丰富的皮脂像是给面部的痤疮丙酸杆菌开了“自助餐”，使其得以在我们的脸上肆意“拓荒进军”，将面部的甘油三酯分解为游离脂肪酸，进而导致炎症的形成。我们面部的免疫系统也不甘被侵犯，释放更多的炎症介质以对抗痤疮丙酸杆菌，炎症进一步加重，最终受伤的还是我们的脸——这片“无辜的战场”。

当然，寻常痤疮不仅与青春有关，还与遗传密切相关。遗传因素在痤疮发展中的作用尚不明确，但皮脂腺的数量、大小和活性是有遗传性的。有研究发现，痤疮的患病率和严重程度在同卵双生儿之间具有极高的一致性。我们从父母那里遗传的易感基因决定了我们是否容易患上痤疮，但是如果没有长痤疮，并不意味着我们就没有这些基因，因为这些基因只有在条件合适的时候才会表达出来。这些条件包括高糖、高脂或高乳制品饮食，以及肥胖、不正确的皮肤护理、彩妆、日晒、不良情绪和熬夜等。我们无法改变基因，但我们可以控制这些使基因表达的条件，从饮食和生活习惯入手去改变，才能控制不长或少长寻常痤疮。

俗话说“知己知彼，才能百战百胜”，抗痤疮药也一样，了解了寻常痤疮的具体情况，才能更好地控制寻常痤疮。

第一节　寻常痤疮的自我判断

寻常痤疮几乎是每个人多多少少都经历过的事情。大家往往只看到自己长了寻常痤疮，但却对寻常痤疮的具体情况不是很清楚。现在我们一起认识一下寻常痤疮的各种表现和类型。

痤疮的临床表现

痤疮临床表现多种多样，主要表现为粉刺、丘疹、脓疱、结节、囊肿、瘢痕等多形性损害。病

程呈慢性经过，反复发作，时轻时重，部分女性可随月经周期有一定规律性。严重者可形成结节、囊肿、窦道、瘢痕，称为聚合性痤疮，少部分患者可出现发热、关节痛、贫血等症状，称为暴发性痤疮。

说了这么多，你的痘痘属于哪种类型呢？可以根据以下分类对号入座哦！

（一）粉刺

初发者有白头和黑头粉刺两种。白头粉刺又称闭合性粉刺，为皮色丘疹，毛囊开口不明显，不易挤出；黑头粉刺又称开放性粉刺，丘疹中央为扩大的毛孔，皮脂栓阻塞于毛囊口，用手挤压，可见有顶部黑色而体部呈黄色半透明皮脂栓排出，因顶部暴露在皮肤表面，皮脂氧化及灰尘影响，形成黑头，故而称为黑头粉刺。粉刺中除了有皮脂氧化及角质脱落碎屑，同时还包含多个炭化的毛发。

（二）丘疹

痤疮炎症可继续发展扩大并深入，在毛囊被角质细胞堵塞以后，毛囊皮脂内缺氧，厌氧性痤疮丙酸杆菌大量繁殖，形成炎性丘疹。

（三）脓疱

炎性丘疹如果不及时治疗，会进一步发展和加重，这时大量脓细胞堆积于皮肤表面，形成脓疱。

（四）结节

在脓疱的基础上，毛囊内有角质物、皮脂和脓细胞堆积，使毛囊形成高于皮肤表面、呈淡红或暗红色、质地较硬的结节。

（五）囊肿

结节形成以后，毛囊皮脂内既有脓液、细菌残体、皮脂腺和角化物，又有感染炎症浸润，把毛囊皮脂结构完全撑破，触摸起来有肿块感觉，挤压出脓。

（六）瘢痕

丘疹或脓疱性痤疮破坏腺体而形成凹坑状萎缩性瘢痕。

由于每个人的痤疮严重程度各有不同，临床依据皮损性质将痤疮分为 3 度、4 级，即轻度（Ⅰ级，仅有粉刺）、中度（Ⅱ级，有炎性丘疹；Ⅲ级，出现脓疱）、重度（Ⅳ级，有结节、囊肿）。

第二节 常用抗痤疮药有哪些

大部分长过痤疮的人从父母长辈口中听到最多的话是“这个年纪就该长痘痘，不用管它，过几年就好了”，真的是这样吗？实际上痤疮对青少年身心健康的影响不容小觑。有研究证实，痤疮患者焦虑和抑郁的发生率远高于健康青少年。面对放肆的痤疮，我们既不该像长辈说的那样忽视，也没有必要过度担心，适当的治疗完全可以控制痤疮，现在可用于治疗痤疮的药物非常多。

一、外用药物——应对偶发的、程度较轻的“痘痘”（轻度痤疮）的便携利器

（一）外用溶粉刺药物

外用溶粉刺药物可减轻毛囊上皮的角化过度及角质层的黏性，加速粉刺的排出。主要为维 A 酸类药物，如 0.1%阿达帕林凝胶、0.1%他扎罗汀凝胶、0.05%异维 A 酸凝胶等。这类药物常见的不良反应是用药部位的红斑、烧灼感，持续应用 1～2 周后往往可耐受。

（二）外用抗微生物药

外用抗微生物药包括抗菌药和非抗菌药两种。治疗痤疮常用的抗菌药较多，除了直接的杀菌作用外，还有抗炎作用，如红霉素、克林霉素、氯霉素、氧氟沙星、莫匹罗星、夫西地酸、新霉素、四环素等都是临床常见的治疗痤疮的抗菌药物。这些药物有乳膏、凝胶、溶液等多种剂型，对于丘疹、脓疱类的皮损效果较好。只要没有药物过敏的情况可以选择其中一种使用，但应注意使用时间不宜过长，可交替使用，以免增加细菌耐药性。另一类非抗菌药包括过氧化苯甲酰、壬二酸、二硫化硒，也可抑制痤疮丙酸杆菌的生长，这些药物不会产生耐药性，可优先考虑使用；常见的不良反应包括红斑、鳞屑、瘙痒、烧灼感等。

二、系统药物——针对难缠的“痘痘”（中重度痤疮）更强劲的武器

（一）抗菌药

1. 四环素类 有很好的抑制痤疮丙酸杆菌和抗炎作用，常用药物为多西环素、米诺环素、四环素。适用于Ⅲ级寻常痤疮及Ⅱ级寻常痤疮外用治疗效果不佳者备选；Ⅳ级寻常痤疮早期可先使用抗菌药物，序贯使用口服维 A 酸类药；对于特殊类型痤疮，如暴发性痤疮的早期治疗。需注意保证足够的疗程且避免滥用。这类药物的常见不良反应为胃肠道反应和长期使用导致的菌群失调，也可见肝损伤，儿童和孕妇禁用。特别要注意的是本类药物与维 A 酸类药物同服可能会出现假性脑瘤，因此要注意避免。

2. 大环内酯类药物 常用药物为红霉素、阿奇霉素，这类药物不良反应较少，对于患者耐受性较好。但应注意近年来该类药物的耐药性逐渐增加，其应用逐渐减少。

（二）维 A 酸类药物

维 A 酸类药物具有显著抑制皮脂腺的皮脂分泌、纠正毛囊导管口异常角化、改善毛囊厌氧环境、减少痤疮丙酸杆菌繁殖及抗炎和预防瘢痕等作用，是目前针对寻常痤疮发病 4 个关键病理生理环节唯一的口服药物，治疗效果佳。临床常用异维 A 酸，适用于Ⅳ度寻常痤疮、有瘢痕或瘢痕形成倾向的寻常痤疮患者，以及其他治疗无效的频繁复发的Ⅱ级及Ⅲ级寻常痤疮、寻常痤疮伴严重皮脂溢出及特殊类型痤疮（如暴发性痤疮），可在使用抗菌药物和糖皮质激素控制炎症反应后使用。这类药物的不良反应也比较明显，特别是致畸胎作用。因此，服药前后 3 个月及用药期间应严格避孕。皮肤黏膜干燥为该药物最常见不良反应；少数用药者会出现关节疼痛、夜盲、光敏感、脱发、血脂升高、肝功能异常等不良反应。因此，用药期间要注意观察。另外抑郁症病史或家族史患者用药也要谨慎，该药可能会加重抑郁病情。

（三）激素类药物

1. 抗雄激素类药 可通过减少或拮抗雄激素活性而减少皮脂腺分泌脂质，进而改善寻常痤疮，常用抗雄激素类药主要包括雌激素、孕激素、螺内酯及胰岛素增敏剂等。适用于女性伴有高雄激素表现的寻常痤疮；女性青春期后痤疮；常规治疗，如全身使用抗生素、维 A 酸治疗反应较差，或停药后迅速复发者。这类药物的常见不良反应有子宫出血、乳房胀痛、深静脉血栓、黄褐斑等。

2. 糖皮质激素 小剂量、短期的糖皮质激素有反馈性抑制肾上腺源性雄激素前体分泌及抗炎的作用。常用的口服糖皮质激素为甲泼尼龙、泼尼松，注射用糖皮质激素为地塞米松、甲泼尼龙。适用于Ⅲ级、Ⅳ级寻常痤疮及暴发性痤疮等的早期治疗。

当然，具体药物的选择要根据每位患者的具体情况决定，具体的治疗方案应在皮肤科专业医师的指导下选择，切记药物是把“双刃剑”，不能盲目使用。

了解了寻常痤疮的表现、分型及药物治疗，以及生活中面部清洁、护肤方式、饮食和作息习惯都对痤疮有一定的影响，那我们平时对寻常痤疮该怎么护理呢？

第三节 寻常痤疮的日常护理和生活小贴士

痤疮患者受疾病本身炎症反应、不正确护肤、外用药物、化学剥脱及物理治疗等影响，可诱发皮肤敏感，皮肤护理程序上应精简，做好基础清洁、补水保湿、防晒即可，功能上以修复皮肤屏障为指导原则。油性皮肤选择以控油为主；干性皮肤以保湿为主；混合型皮肤应分区护理，即 T 区以控油为主、面颊部以保湿为主；敏感性皮肤以舒缓保湿、修复为主。

（一）寻常痤疮该如何清洁、保湿、防晒

除了尽量避免促进皮脂腺分泌的因素外，科学地护肤也是重要一环，以下为护肤三部曲——清洁、保湿、防晒。

1. 清洁 避免过度清洁，每日洁面次数不超过 2 次，避免使用强力清洁产品，如磨砂膏、洗脸神器等。过度清洁会促使皮脂腺分泌更多油脂，越洗越油，还会破坏皮脂膜，损伤皮肤屏障。

2. 保湿 护肤程序要精简，做好基础清洁、补水、保湿、防晒即可，以免增加皮肤负担，可以选择一些具有控油保湿类功效的产品。如吸附控油可选择高分子微球、多孔硅石；成分控油可选择烟酰胺、水杨酸、维生素 A（视黄醇）、一些植物提取物（金缕梅、金盏花、马齿苋等）。注意外敷面膜不宜频繁，过度补水有可能引起皮肤过度水合而加重痤疮。

3. 防晒 紫外线可破坏皮肤屏障功能，直接引发痤疮或间接加重痤疮，还可能造成痤疮患者发生炎症后色素沉着。外出活动应进行物理防晒，如戴帽子和使用遮阳伞进行防护，除此之外还应涂抹防晒霜。

此外，应谨慎使用或选择粉底、隔离、防晒剂及彩妆等化妆品，避免化妆品性痤疮发生。

（二）寻常痤疮需要涂抹乳液或者面霜吗？会堵塞毛孔吗

不少寻常痤疮患者，由于担心“堵塞毛孔”、增加“油腻”感，所以没有保湿的习惯。其实是不对的，做好保湿是维持皮肤正常屏障功能的基础。有效保湿包括促进皮肤水合的水性基质和阻止水分蒸发的油性基质两部分。因此，仅使用爽肤水、喷雾和面膜，并不能有效保湿，反而容易因蒸发造成皮肤本身含水量的丢失。正确的做法是在上述产品后使用乳或霜，即先“补水”，再“锁水”。即使对于油性皮肤，也需要在清洁后使用质地轻薄的、易吸收、肤感舒适的乳液或霜进行保湿。

需要注意的是，痤疮患者在口服异维 A 酸类药物期间，油脂分泌会显著减少，此时一定要外用保湿性能强的乳液或面霜。外用维 A 酸类、过氧化苯甲酰类药物或化学剥脱剂时，容易使皮肤

屏障功能减弱，需加强皮肤保湿和修复，可配合使用具有舒缓保湿、修复皮肤屏障作用的功效性护肤品。

（三）寻常痤疮期间的注意事项

1. 管住自己的手，不要随意抠挠、挤压痤疮。

2. 青春期的寻常痤疮，虽然饮食因素不是最主要的，但注意饮食可以让治疗效果更好，也可以避免寻常痤疮大量生长。少吃甜食及油脂性大的食物，少喝脱脂牛奶。

3. 寻常痤疮大量生长及治疗期间，务必注意防晒，否则痘印持续得会更久一些、颜色更深一些。

4. 大部分外用治疗药物都会有或多或少的刺激，注意初期少量尝试使用，直至建立耐受。

5. 不必为了短期好转后遗留的些许痘印太过费神，一是外用药物对痘印没有特别好的效果；二是痤疮还可能会继续发生，治疗痘印最好是放在治疗痤疮之后；三是青春期恢复能力是整个人生中最强的，做好防晒，不久以后你会惊讶地发现，痘印已经不知不觉消退或淡化了。想要快些恢复可以去医院就诊，做一些医学美容项目，如光子嫩肤。

6. 痘坑远比痘印影响大，没有什么外用药物是对痘坑发挥明显作用的，但可以考虑医学美容手段，如点阵激光、黄金微针等。

7. 对痘印、痘坑的预防永远大于治疗，如果已经有痘坑形成或有痘坑形成倾向的，及时就诊。

小贴士

对于痤疮患者，饮食上要注意避免食用过多的高糖和油腻食物以及奶制品，尤其是脱脂牛奶的摄入；适当控制体重，不熬夜，规律作息；避免过度日晒。都有助于改善痤疮的发生。

小　　结

如果寻常痤疮不可避免，我们需要做到的是尽可能减少寻常痤疮带给我们生活及心理的影响，调整作息和饮食习惯，适当给予药物干预。切不可放弃干预，听之任之，即便寻常痤疮最终可以自行缓解，不加干预所形成的痘印、痘坑，绝对会让你悔不当初。痤疮的治疗需要一段时间来修复，根据治疗反应医师才能及时调整治疗及护肤方案，因此定期复诊也十分重要。合理的作息和饮食加上科学的护肤理念，相信一定可以摆脱痤疮困扰，重拾自信。

（张春红　刘　瑛）

第九章 “老了脑子不好使”是咋回事

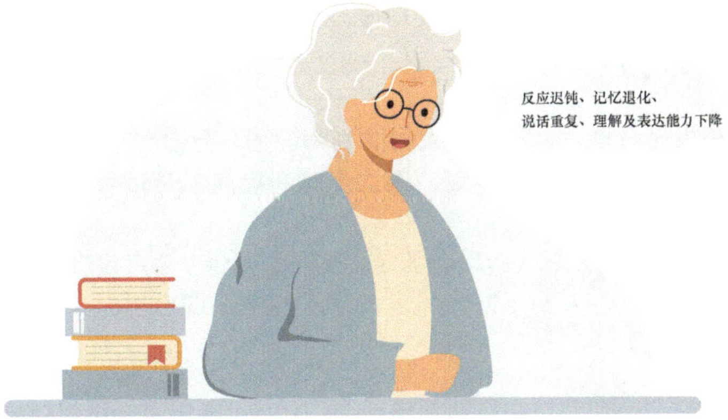
反应迟钝、记忆退化、
说话重复、理解及表达能力下降

扩展阅读 **案例1则**

老王，男，原来思维敏捷，退休后2年开始变得健忘，有几次独自外出后找不到回家的路，最近一段时间更是连家人的名字都记不起来。老伴不放心，带他去医院检查。医师了解到平时老王的身体没有什么大问题，体格检查也大致正常，没有吃过什么药。交谈中医师注意到老王说话很流利，但经常用错词，甚至连现在住在哪个城市都答不上来。老伴怀疑他得了阿尔茨海默病（老年痴呆），因为她婆婆20年前就死于这种病。

关于阿尔茨海默病，人们比较熟悉的叫法是“老年痴呆”。你知道为什么现在又常称为“老年失智”，它的典型症状又有哪些呢？让我们一起来揭秘吧！

第一节 什么是老年失智

1906年，德国精神和神经病学家阿尔茨海默博士（Dr. Alzheimer）关注到一个智力衰退的患者，当时患者只有50多岁，却丧失了记忆，失眠，有语言和写作表达障碍，患者描述为“我丧失了自我”。在患者过世之后，阿尔茨海默博士在患者的大脑里发现了神经原纤维缠结和老年斑，按照医学界的惯例，这种疾病被命名为“阿尔茨海默病”（Alzheimer's disease，AD）。

阿尔茨海默病，以往俗称老年痴呆症，但由于“痴呆”二字具有负面含义，现在医学界、媒体等常以“老年失智症”称之。在多数人看来，老年失智的诊断并不复杂，正像一些影视作品中看到的表现一样，患者记忆力消退，不认识家人；迷失方向，找不到回家的路；有时行为乖张，制造出种种麻烦。很多观众容易对这些行为做出诊断，认为他们患有“老年失智症”——老年痴呆。事实上老年人为何会出现失智的症状是一个非常复杂的科学问题。“失智”是指人们对周围事物的认知能力下降甚至消失，医师称之为“认知功能减退”，这种认知功能的下降源于大脑功能的退化及损伤，而损伤的原因是多种多样的。

阿尔茨海默病的常见临床症状包括以下几方面。

（一）记忆力减退

记忆力减退是阿尔茨海默病患者最常见的症状，80%以上的患者都以“记性不好”为最初的主诉。记忆力减退是指对刚刚发生过的事情或短时期内发生的事情不能记忆。阿尔茨海默病患者往往抱怨自己的记性越来越差，丢三落四，每日总是在寻找东西，惶惶不可终日，十分痛苦。

一旦老年人出现记忆力减退，特别是近记忆力的减退，应该引起家人及亲朋好友的注意，不要忽略这个最常见而且疾病早期即可出现的重要信号。

（二）定向力障碍

所谓“定向力”是指人对地点、时间和人物的判断能力，一般包括 3 方面的内容，首先是地点（方向）定向，是指对自己身在何处的判定；其次是时间定向，是指对季节、昼夜、时间的判定；最后是人物定向，即对人物的识别能力。

一旦发生失智的状况，阿尔茨海默病患者的定向力往往受损，地点定向最先出现障碍，“走失”也成为最常见的临床症状之一。人物定向障碍多在疾病的中晚期出现。

（三）语言障碍

1. “找词困难”，如找不出适当的词语来表达自己的意思，有时说说停停，或者仅重复几个词句。
2. 只能说短句子，甚至一个一个地往外“蹦字”，常词不达意。
3. “不知所云”，是指丧失了对语言的理解和逻辑能力。
4. “命名性失语”，典型的症状是叫不出一些常用物品的名字。
5. “刻板语言”，如只说一句话，“我们的祖国是花园”。
6. 模仿他人的语言，也是一种语言障碍，表现出重复别人讲的话。

几乎所有的阿尔茨海默病患者在疾病的不同阶段都会出现不同的语言障碍，了解不同类型的语言功能损伤既有助于对阿尔茨海默病的诊断及分型，也有益于对认知康复和训练方法的探索。

（四）计算能力下降

计算能力减退是阿尔茨海默病患者的常见症状，他们往往总是算不清楚，甚至连最简单的加减乘除法都不能做，因此表现为“总是算出一笔糊涂账”。

（五）思维能力减退

思维判断能力的减退会使阿尔茨海默病患者的工作能力下降，到后期会发展到日常生活不能自理。他们对以往十分熟悉的工作不能胜任，甚至会出现一些匪夷所思的举动。

（六）情感发生变化

多数阿尔茨海默病患者的情感会在发生失智症状后变得十分不稳定，没有任何原因的情绪高涨或低沉。有人口若悬河，有人变得消极被动，有些人的情感变得十分脆弱，还有些阿尔茨海默病患者的情感十分冷漠，似乎对任何人、任何事都无所谓。

（七）性格发生改变

常常可以听到阿尔茨海默病患者的家人这样抱怨：“和过去相比，他（她）变了一个人。”患者失智后，性格往往发生改变，甚至人格也出现衰退。

（八）精神行为异常

阿尔茨海默病患者出现精神行为异常是最令家庭照护者困扰的症状。患者变得十分多疑、猜忌，有时甚至出现幻觉和妄想，如被盗妄想、嫉妒妄想、易被激惹等都是很常见的症状。

到这里，你已经认识了“阿尔茨海默病”，但你知道“老年失智”并不完全等同于“阿尔茨海默病”吗？让我们进一步来认清这类疾病吧。

第二节 老年失智就是阿尔茨海默病吗

老年失智是由于神经退行性变、脑血管病变、感染、外伤、肿瘤、营养代谢障碍等多种原因引起的一组症候群。根据病因可分为退化性失智、血管性失智、混合型失智以及其他因素导致的老年失智。由此可见，之前所说的阿尔茨海默病是老年失智的一种。

阿尔茨海默病是老年失智的主要类型，占其患者总数的70%左右，是一种与年龄高度相关的、以进行性认知障碍和记忆力损害为主的中枢神经退行性变性疾病。因为患者的记忆及认知功能会逐渐退化，故属于退化性失智症，路易体失智症及额颞叶失智症也都属于退化性失智。AD发病率与年龄高度相关，在65岁以上人群为5%，在95岁以上人群则高达90%。随着人类寿命的延长和社会老龄化问题的日益突出，AD患者的数量和比例将持续增高。该病总病程为3～20年，确诊后存活时间为10年左右。本病要经历两种死亡，首先是精神死亡，然后是肉体死亡，给患者本人、家庭和社会带来相当沉重的负担。

AD与衰老有关，但与正常器官老化又有本质区别，其发病机制目前尚未完全明确，科学界提出的假说有10余种，但目前研究较多、比较被认可的主要有胆碱能学说、β-淀粉样蛋白毒性学说、Tau蛋白过度磷酸化和氧化应激学说等。在AD患者的大脑中发现胆碱能神经元明显减少，胆碱能活性降低，这些被认为与AD的认知症状有关。此外，AD患者最具特征的两大病理学变化为β-淀粉样蛋白沉积形成的老年斑和细胞内异常磷酸化的Tau蛋白聚集形成的神经原纤维缠结。上述关于AD发病机制的研究进展将为AD的药物治疗提供新的靶点。

另一种易发生于亚洲人的失智是血管性失智，泛指因血管因素而造成的失智，包括多重性卒中或多发性脑梗死等。混合型失智则是退化性失智与血管性失智的混合。另外，有些失智是其他因素导致的，如头部外伤、脑肿瘤、水脑症、缺乏维生素B_{12}或叶酸、酒精及药物中毒。这种类型的失智在发生早期是可以治疗的，若未把握治疗的黄金时间，会造成永久性的神经损伤，则无法恢复。

失智需要人们的关注和帮助，早发现、早诊治和干预支持都会很好地帮助失智患者。

第三节 如何帮助和管理老年失智患者

（一）观察老年人的智力状况，及早发现

老年失智主要是由大脑皮质衰退导致的疾病，大脑皮质负责记忆、语言、思维和情感等高级智力，因此，老年失智表现为此类智能受损，而且越是高级智能，越早出现问题。

随着病情的发展，老年失智患者的症状进行性加重。①早期的老年失智患者生活尚可自理，主要表现为逻辑和抽象思维障碍，不能有计划、有目的地进行日常生活，难以记住最近的事件和新技能，学习困难。②绝大多数的老年失智患者是在中期才被确诊，这个阶段患者已经丧失了空间记忆，常常迷失方位，找不到回家的路。语言和书写功能方面更加恶化，出现语言表达障碍，词汇和语法

越来越简单，口头表达不如原来流畅，沉默寡言，并常伴有抑郁；患者往往不能完成书写、绘画和穿衣等精细的动作，并表现出明显的记忆受损，如忘记如何使用刀叉和如何倒水，总是不断地找东西，甚至怀疑周围的人偷他们的钱包等。有的患者会出现明显的神经精神症状，如妄想、易怒、抗拒看护，甚至无征兆地攻击他人。中期的失智症患者需要专人看护。③晚期的老年失智患者则生活完全不能自理，需要全天候照顾。患者只能使用最简单的单词或词组沟通，甚至完全丧失说话的能力，但是，对于情感信号尚有反应。患者不能独立完成吃饭和喝水等最为简单的任务，大小便失禁，长期卧床不起。最后阶段，患者认不出他们最为亲近的人，包括配偶和儿女，对他们而言所有人都是陌生人。

因此，我们应仔细观察家里的长辈是否有以上症状出现，尤其是语言和思维状况这些早期较为特异的症状。空间记忆的丧失是标志性的老年失智。如果家人察觉到这些症状，请立即带老人就医。

（二）医师进行检查确诊

目前，诊断老年失智的常用方法是神经心理测试，通常使用的是“简易智力状态检查量表”（mini-mental state examination，MMSE），主要测量人的认知能力，包括注意力和计算能力、回忆能力、遵循简单命令的能力和空间定向能力等。测试由 30 个问题组成，每题 1 分，分数越低，智力衰退越严重。低于 24 分者可被认为是失智：19～23 分被认为是轻度失智；10～18 分被认为是中度失智；9 分以下为重度失智。MMSE 是通常的筛选方法，当出现得分低于 24 时，可能已经丧失了干预的机会。此外，临床诊断的方法主要是结合患者的病史、相应的体格检查，以及智能评定量表的检测、头颅磁共振和基因检测等实验室检查进行综合分析。

如果发现家里长辈出现了不同寻常的语言和思维混乱，可以请医师做更加深入的智力测量。研究表明，精心设计的神经心理测试可以提前数年（早至 8 年）鉴别出潜在的老年失智患者。

（三）呵护老年失智患者，积极乐观对待病情

对于老年失智患者，就诊、用药越早越好。目前，以胆碱酯酶抑制药为代表的药物可明显改善轻、中度老年失智患者的症状，即使它们并不能改变疾病的进程，因为老年失智负担太沉重，症状的有效缓解依然意义重大。对于老年失智患者，症状能够改善一分，他们的尊严和生活质量就高一分，家人的负担就减轻一分。遗憾的是，中国老年失智的就诊率只有 25%，得到有效药物帮助的就更少。相当多的老年失智患者失去了改善智力的黄金窗口，给自己和家人增添了负担。

研究表明，除药物干预外，生活方式和行为治疗也有用。健康的生活方式，如戒烟戒酒、低盐低糖、均衡膳食、适度运动等都有利于改善失智患者的症状，甚至延缓病情。保持一个活跃的社交网络，发展业余爱好和学习，心情愉快，都有利于老年人的智力。当然，儿女陪伴，儿孙绕膝，都可以更好地帮助老年失智患者。

阿尔茨海默病（AD），到底能不能治疗？有哪些推荐的药物，让我们来认识一下吧。

第四节　治疗阿尔茨海默病的药物有哪些

由于 AD 的病因仍未完全阐明，迄今尚无十分有效的治疗方法。近年来随着科学界对老年神经生理、生化、药理等方面研究的不断深入，AD 的药物治疗学有所进展，逐渐发现一些供临床选用的药物，也取得了一定的疗效。

现有的药物治疗基于以下机制。AD 主要表现为认知和记忆障碍，其主要解剖基础为海马组织结构的萎缩，功能基础为胆碱能神经兴奋传递障碍和中枢神经系统内乙酰胆碱受体变性、神经元数目减少等。目前，采用的较为特异性的治疗策略是增加中枢胆碱能神经功能。其中，胆碱酯酶抑制

药效果相对肯定，M 受体激动药正在临床试验中；其他，如 β 分泌酶抑制药、AD 疫苗、非甾体抗炎药、氧自由基清除剂、雌激素、神经生长因子及其增强剂等也正在开发中。

（一）乙酰胆碱酯酶抑制药

乙酰胆碱酯酶（acetylcholinesterase，AChE）抑制药是治疗老年失智的最基础药物，常见的药物如下。

1. 他克林（Tacrine）　是可逆性中枢 AChE 抑制药，既可抑制血浆中的 AChE，又可抑制组织中的 AChE。其具有高度脂溶性，易透过血脑屏障。他克林是首个获得美国 FDA 批准用于治疗 AD 的 AChE 抑制药。但由于其不良反应较多，特别对肝毒性较大，目前已停用。

2. 石杉碱甲（Huperzine A）　是我国学者从天然植物中提取的生物碱，是一种高选择性可逆性胆碱酯酶抑制药，20 世纪 90 年代初被批准为治疗 AD 的新药。石杉碱甲具有显著改善记忆和认知功能的作用，明显优于国外同类治疗药物，可用于各型 AD 的治疗。常见不良反应为恶心、头晕、多汗、腹痛、视物模糊等，一般可自行缓解，严重者可用阿托品拮抗；偶见腹泻、下肢痉挛、鼻炎等症状，继续治疗会自行消失。

3. 利斯的明（Rivastigmine）　是第二代 AChE 抑制药，1997 年底在瑞士上市，目前已获准在欧洲、亚洲及南美洲的一些国家使用。该药能选择性抑制大脑皮质和海马中的 AChE 活性，而对纹状体、脑桥/髓质及心脏中的 AChE 活性抑制效应很弱。本药具有安全、耐受性好、几无毒性等优点，且无外周作用，对伴有心脏、肝脏及肾脏等疾病的 AD 患者具有独特的疗效。利斯的明改善认知能力的效果显著，如记忆力、注意力和方位感的改善。因此，本药是目前该类药中唯一对日常生活中的认知行为及综合能力有显著疗效的 AChE 抑制药。

不良反应较少且轻微，最常见的是恶心、呕吐、眩晕和腹泻等症状，服药 2～3d 后大多可自行消失。

4. 加兰他敏（Galanthamine）　是第二代 AChE 抑制药，主要用于治疗轻、中度 AD，临床有效率为 60%左右，其疗效与他克林相似，但无肝毒性。加兰他敏对神经元的 AChE 有高度选择性，抑制神经元及红细胞 AChE 的能力较抑制血液 AChE 的能力强 50 倍，是 AChE 的竞争性抑制药。在胆碱能高度不足的区域（如突触后区域）活性最大，疗效与他克林相当。本药目前在许多国家被推荐为治疗轻、中度 AD 的首选药物。

不良反应主要表现为治疗早期（2～3 周）患者可有恶心、呕吐及腹泻等胃肠道反应，稍后即消失。治疗剂量偶见过敏反应。

5. 多奈哌齐（Donepezil）　是脑内 AChE 的可逆性抑制药，可使脑内 ACh 量增加，补充脑细胞功能。与他克林相比，本药效果强，选择性高，且无肝毒性。服用本药的绝大多数患者红细胞 AChE 的抑制率大于 60%，适于大多数轻、中度 AD 患者的治疗。

常见的不良反应有恶心、腹泻、疲劳和肌肉痉挛，这些反应轻微、短暂，连续服药 2～3 周后自行消失。

6. 美曲膦酯（Metrifonate，敌百虫）　是第一个问世的 AChE 抑制药。1952 年开发后作为杀虫药使用，到 20 世纪 80 年代被用于治疗 AD。该药是目前用于 AD 治疗的唯一以无活性前药形式存在的 AChE 抑制药，服用数小时后转化为活性的代谢产物而发挥持久的疗效。与其他药物相比，本药能显著易化记忆过程，既有益于改善 AD 患者的行为障碍，也可提高患者的认知功能，患者的幻觉、抑郁/焦虑、情感淡漠症状亦有明显改善。适用于轻、中度 AD。

（二）谷氨酸受体拮抗药

在 AD 患者的大脑中，以谷氨酸为兴奋递质的锥体细胞发生了神经原纤维缠结和退化。已知这些神经元受损、功能丧失时会导致 AD，但若功能过强，则会产生兴奋性毒性，引起神经元死亡，造成多种神经退行性变性疾病。因此，调控退化的谷氨酸神经元的突触活性可以治疗 AD。谷氨酸受体的部分激动药具有这样的优点，即当内源性谷氨酸低于正常水平时起激动作用，而当谷氨酸释放过量时起拮抗作用，对兴奋性毒性情况产生神经保护作用。兴奋性氨基酸受体拮抗药具有防止由于条件变化而神经元受损伤和死亡的可能性，包括神经性疼痛、AD、舞蹈病和艾滋病导致的痴呆。

美金刚（Memantine）是一种特异、非竞争性 *N*-甲基-*D*-天冬氨酸（NMDA）受体拮抗药，是第一个 FDA 批准用于治疗重度 AD 的药物。其作用机制可能是干扰谷氨酸能兴奋性毒性，或是通过影响海马神经元的功能而改善症状。美金刚可以适度结合 NMDA 受体，既可阻断 NMDA 受体过度激活所引起的兴奋性毒性，也可保留正常学习和记忆所需要的 NMDA 受体活性。应用美金刚后患者的认知功能显著改善，日常生活能力的进行性下降得到延缓。可以用于中、重度疾病患者。美金刚的不良反应多为一过性，临床安全性高。但该药的临床效果及其不良反应仍须进一步观察。

（三）神经生长因子增强剂

1. AIT 082（Neotrofin） 主要用于治疗轻、中度 AD。通过提高受损或退化神经元中的神经营养因子水平来增强神经细胞功能。本药能刺激轴突生长，加强神经营养因子的合成，改善记忆力。口服剂量范围大，能快速通过血脑屏障，单独一次大剂量给药作用持续 1 周，且未发现明显不良反应。

2. 丙戊茶碱（Propentofylline） 是血管和神经保护药，Ⅲ期临床试验显示其具有确切的改善痴呆症状的作用且有良好的安全性。能抑制神经元腺苷再摄取以及抑制磷酸二酯酶，不仅对痴呆症状有短期改善作用，且有长期的神经保护作用，从而改善和延缓 AD 患者的进程。常见不良反应有头痛、恶心、腹泻，但持续时间短。

（四）代谢激活剂与神经保护药

1. 吡拉西坦（Piracetam） 是 γ-氨基丁酸（GABA）的衍生物，可直接作用于大脑皮质，具有激活、保护和修复脑神经细胞的作用，促进学习能力，推迟缺氧性记忆障碍的形成，提高大脑对葡萄糖的利用率和能量储备，改善大脑功能。临床报告本药能显著改善轻、中度 AD 患者的认知能力，但对重度患者无效。

2. 吡硫醇（Pyritinol） 能促进大脑摄取葡萄糖，使紊乱的糖代谢恢复正常，增加脑血流量，改善脑电活动及大脑功能。正常人服用本药后，脑电图显示中枢神经激活，注意力集中，记忆力明显提高。临床可用于治疗 AD 以及脑功能障碍，如脑损伤后意识障碍、儿童学习能力低下等。

3. 都可喜（Duxil） 能增加大脑组织氧供应，有抗缺氧及改善脑代谢和微循环的作用，可改善皮层电活动及精神运动表现和行为，增强脑细胞功能。临床用于老年人智能障碍（如记忆力丧失、智能降低、注意力减退）、精神行为障碍（如活动能力减弱、个性改变、情感不稳定），亦可用于缺血性耳蜗前庭功能障碍。经国内临床试用，认为对脑缺血性头晕、AD 有一定疗效。

4. 脑活素（Cerebrolysin） 为脑蛋白水解物，可直接透过血脑屏障进入脑神经细胞，促进神经细胞蛋白质合成，使已损伤但未变性的神经细胞恢复功能；同时，可加速葡萄糖通过血脑屏障的运转速度，改善脑能量供应，增加 cAMP 的活性，有利于脑细胞记忆功能的恢复。临床用于脑动脉硬化、脑外伤后遗症、大脑发育不全、AD、记忆力减退等。其有效性有待进一步确定。

5. 盐酸赖氨酸（Lysine hydrochloride） *L*-赖氨酸是人体 8 种氨基酸之一，能促进人体发育、增强免疫功能，并有提高中枢神经组织功能的作用。临床多用于由于赖氨酸缺乏所致发育不良、食欲缺乏、低蛋白血症，以及脑动脉硬化、AD、记忆力减退、各种颅脑损伤等；高血氯、酸中毒及肾功能不全者慎用。

（五）M胆碱受体激动药

占诺美林（Xanomeline）、米拉美林（Milameline）等，直接激动中枢胆碱受体发挥作用，服用本类药物后，AD患者的认知功能和动作行为有明显改善。

总之，目前阿尔茨海默病虽然没有良好的治愈办法，但是通过服用药物、精细的护理和干预措施（如认知训练康复、生活能力训练等），以及家庭社会的支持，可以有效延缓认知功能的恶化，避免病情快速发展，减少并发症的出现，从而提高患者的生存质量。

（王 进）

第四篇　药到病除，效如桴鼓

第一章　感冒，一生爱你千百回

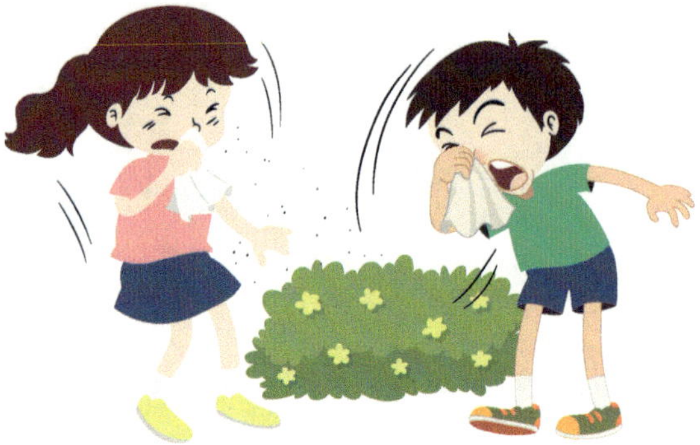

第一节　又感冒了——感冒的机制及表现

“啊嚏，又感冒了”，你是不是很熟悉这个场景。从小到大，每个人肯定都得过感冒。今天我们就来了解一下感冒。普通感冒是最常见的急性上呼吸道感染性疾病。但普通感冒并不“普通”，也可以说是个“不治之症”。据统计，成年人平均每年患普通感冒2～6次，儿童6～8次。也就是说，每个人一生要感冒200次以上。这么说来，每个人都会有若干次遭遇感冒的经历，而感冒药也因此成了我们的“亲密伴侣”，在家庭药箱中扮演着举足轻重的角色，堪称药物界“最熟悉的面孔”。

一、普通感冒

（一）什么是普通感冒

普通感冒（common cold）是由多种病毒引起的一种最常见的急性上呼吸道感染，俗称“伤风”。鼻病毒是引起普通感冒最常见的病原体，其他病毒包括冠状病毒、副流感病毒、呼吸道合胞病毒等。普通感冒看似很“普通”，但是发生率很高，乱用药物也会带来一些危害。

（二）普通感冒的诱因

引起普通感冒最常见的病原体——鼻病毒，平时就存在于我们的鼻腔中，在正常情况下并不会引起明显的症状，在气候变化、身体受凉、长期熬夜、过度劳累、缺乏锻炼、身体抵抗力下降，以及高脂、高糖、高盐饮食等情况下，我们机体的免疫能力降低，呼吸道的局部防御功能下降，病毒与机体之间的平衡被打破，病毒趁机大量繁殖，就会引发感冒。因此，平时我们应该注意劳逸结合、规律作息，养成健康的生活方式，就会远离感冒。

（三）普通感冒的症状

普通感冒以鼻部症状为主，打喷嚏、流鼻涕、鼻塞；也可以表现为咳嗽、咽喉痛等呼吸道症状；严重者还有发热、咳嗽、肌痛等全身症状。我们平时服用的抗感冒药就是针对上述症状的对症治疗药物。

普通感冒的一个重要的特点就是它是一种“不治之症”。目前没有专门针对普通感冒的特效药，绝大部分感冒药都是治标不治本，即只能缓解症状。但我们也不用太担心，因为普通感冒是一种自限性疾病，一般 5～7 d 就可以自愈。

（四）我们的机体如何与感冒病毒作斗争

普通感冒之所以能够自愈，主要归功于我们健全的免疫功能。感冒后人体的免疫系统会与感冒病毒展开激烈的斗争，最终清除病毒。那么，我们的免疫系统是如何与感冒病毒作斗争的呢？

在特异性免疫建立之前，我们是用鼻塞来阻挡、用鼻涕来粘住病毒，以及用打喷嚏、咳嗽等各种方式来驱赶病毒，之后免疫系统还会启动自然杀伤细胞，通过分泌穿孔素等毒素摧毁藏在细胞里面的病毒；免疫系统还通过释放白细胞介素-1（interleukin 1，IL-1）等细胞因子，促使人体体温升高，降低病毒的繁殖速度。继而免疫系统进一步启动 T 淋巴细胞和 B 淋巴细胞消灭病毒。

不过感冒中的发热、鼻塞、咳嗽等诸多症状总是会让人难受，而且对于身体状况不佳的人而言，如果不对感冒进行有效控制，也可能增加继发细菌感染的风险。因此，可以应用对症治疗的感冒药来缓解症状，同时注意休息、多饮水，保持室内空气流通。

二、流行性感冒

你可能听说过，普通感冒还有一个“好兄弟”——流行性感冒。那么这两类感冒是一回事吗？有什么区别？下面我们就来认识一下流行性感冒。

流行性感冒简称“流感”，由流感病毒引起，是一种传染性强、传播速度快的疾病。往往起病急，突然暴发、迅速扩散。患者鼻部症状轻，多呈现高热、头痛、乏力等全身症状，伴咳嗽、咽痛等急性呼吸道症状，传染性强，婴幼儿、老年人、有基础疾病或体质较弱者可出现肺炎、脑炎或心肌炎等并发症，严重危害人体健康。

（一）流感病毒分类

流感病毒属于正黏病毒科，为单股负链 RNA 病毒。病毒表面有一层脂质包膜，膜上有糖蛋白突起，由血凝素和神经氨酸酶构成。根据核蛋白抗原性不同，将其分为甲、乙、丙三型，国外也称 A、B、C 型。再根据血凝素和神经氨酸酶抗原性的差异将甲型流感分为不同亚型。甲型流感病毒是“主角”，极易发生变异，主要是血凝素 H 和神经氨酸酶 N 的变异。甲型流感病毒血凝素 H 有 15 种，N 有 9 种，是导致世界范围流感大暴发的主要病毒，并可危及生命；乙型和丙型流感病毒只是“客串演出”，宿主种类有限，较少发生流感大流行，一般不重。

流感病毒不能长期寄生在人体，但可以寄生在牲畜和野生动物体内。有一条可能的传播途径就是流感病毒从野生动物到牲畜，再到人类。流感病毒在牲畜和野生动物体内长期寄生的状态与人类鼻腔长期有鼻病毒寄生很相似。流感病毒可侵入人呼吸道的纤毛柱状上皮细胞内进行复制，借助神经氨酸酶的作用从细胞释放，再侵入其他柱状上皮细胞引起变性、坏死与脱落。由此我们可以看出神经氨酸酶在流感发病过程中的重要地位。而我们常用来治疗流行性感冒的药物属于神经氨酸酶抑制剂类药物。

（二）流感的传播途径

流感主要通过患者打喷嚏、咳嗽等进行飞沫传播，也可经口腔、鼻腔、眼睛等黏膜直接或间接接触传播；另外，接触被病毒污染的物品也可引起感染。人感染禽流感主要是通过直接接触受感染的动物或受污染的环境而获得。

（三）流感的高危人群

时至今日，流感依然是一个非常令人恐惧的“杀手”。全球范围内，每年都有数十万人死于流感。那么，哪些人容易患上流感呢？答案是所有人群均易感。但小孩、老年人、肥胖人士、有基础疾病者、孕妇是流感的高危人群，更容易发展为重症，引起严重的重症肺炎等并发症，可致死。

（四）流感的预防

1. 疫苗接种 国家卫生健康委员会《流行性感冒诊疗方案（2018 年版）》指出，接种流感疫苗是预防流感最有效的手段，可以显著降低接种者罹患流感和发生严重并发症的风险。推荐 65 岁及以上老年人、6 月龄至 5 岁儿童、孕妇、6 月龄以下儿童家庭成员和看护人员、慢性疾病患者和医务人员等人群，每年接种流感疫苗，可预防 60%以上的流感。

接种流感疫苗后并不能马上就具有免疫保护作用，而需经过 2～4 周才能发挥保护作用，这期间要避免接触流感患者，也就是说接种疫苗不等于就不会患上流感。但是话又说回来，即便是接种疫苗后患上了流感，疫苗也可以降低流感引发的严重并发症的风险。

2. 药物预防 当考虑感染流感病毒的概率较大时（如在未采取保护措施的情况下，明确与流感患者发生过近距离接触者），或感染后可能引起严重后果时，可考虑预防用药。药物预防不能代替疫苗接种，只能作为没有接种疫苗或接种疫苗后尚未获得免疫能力的重症流感高危人群的紧急临时预防措施。预防可使用的药物包括奥司他韦、扎那米韦等。但应注意，在未感染流感病毒时，使用奥司他韦是无效的。因此，奥司他韦不能代替疫苗。

3. 一般预防措施 保持良好的个人卫生习惯是预防流感等呼吸道传染病的重要手段。

小贴士 **流感和普通感冒的区别**

流感和普通感冒有很大的区别，从致病病毒、症状、有无并发症、治疗措施等方面都有很大差别。普通感冒主要以鼻部症状为主（如流鼻涕、鼻塞、喷嚏、咽喉部不适、咳嗽），往往全身症状轻微（如无发热，或有发热但体温不是很高）。流感与普通感冒相比，流感的鼻部症状（如流涕、鼻塞等）往往较轻，但它的全身症状（如发热、头痛、全身肌肉和关节酸痛、乏力）往往很重。流感患者常表现为突然发热，体温可达 39～40℃，伴头痛、肌肉和关节酸痛等症状，常有咽痛、咳嗽，可有鼻塞、流涕、眼结膜轻度充血等。婴幼儿常有呕吐、腹泻等症状。有的患者可并发肺炎、心肌炎、心包膜炎、神经系统损害等并发症。老年人、慢性疾病患者、婴幼儿是此类重症病例的危险人群。也就是说普通感冒一般不会危及生命，但流感可以，所以患流感后不要大意。

历史上曾经暴发过若干次大规模的流感。1918 年的西班牙大流感让人们第一次领教到流感的死亡威力，这一场前所未有的大流感，在 10 个月内横扫全球，导致至少 5 千万人死亡，死亡率高达 5%，成为历史上最惨痛的一次瘟疫。之后流感曾多次在世界范围内引起暴发和流行，如 1957 年的亚洲流感，1968 年的香港流感，2013 年暴发的 H7N9 甲型流感及 2009 年暴发的 H1N1 甲型流感等。

第二节 感冒的防治——揭开感冒药的神秘面纱

感冒了怎么办？要不要吃药？抗菌药物该不该用？抗病毒药物有效果吗？有哪些要注意的问题？下面我们就来一一揭秘。

目前，我们常吃的抗感冒药多为非处方药，主要是以对症治疗为主，大多为几种药物组成的复方药物。常用复方感冒药中的成分包括以下几种：①解热镇痛药：可缓解肌肉酸痛、发热等症状，如对乙酰氨基酚、阿司匹林；②抗组胺药：抗过敏，减轻流涕、喷嚏等过敏症状，如氯苯那敏、苯海拉明；③减充血剂：收缩鼻窦血管，减轻鼻塞流涕，如伪麻黄碱；④镇咳药：镇咳作用，如右美沙芬；⑤祛痰药：使痰液变稀、易于咳出，如氨溴索。

表 4-1-1 中列出了几种市售的常见抗感冒药及其主要成分。大家通过这个表格，可以得到什么信息呢？首先，这里面所有的药物都是对症治疗，不是对因治疗；其次，大多数药物虽然商品名不同，但是成分都有重叠，如几乎所有的药物中都含有“对乙酰氨基酚”这个组分。

表 4-1-1 常见抗感冒药及其主要成分

抗感冒药名称	组成成分										
	解热镇痛药		缓解鼻塞药	抗过敏药			中枢兴奋药	抗病毒药	镇咳药	镇静药	
	阿司匹林	对乙酰氨基酚	伪麻黄碱	氯苯那敏	特非那定	苯海拉明	咖啡因	金刚烷胺	右美沙芬	牛黄	苯巴比妥
新康泰克			•	•							
白加黑（日片）		•	•						•		
白加黑（夜片）		•	•			•			•		
日夜百服宁（日片）		•	•						•		
日夜百服宁（夜片）		•	•	•					•		
泰诺		•	•	•					•		
感康/快克		•		•			•	•		•	
速效伤风胶囊		•		•			•			•	

注：新康泰克为复方盐酸伪麻黄碱缓释胶囊；白加黑为美息伪麻片；日夜百服宁为氨酚伪麻美芬片（日）/氨麻美敏片（夜）；泰诺为对乙酰氨基酚；感康/快克为复方氨酚烷胺片/复方氨酚烷胺胶囊；速效伤风胶囊为氨咖黄敏胶囊。

下面我们分别认识一下常用感冒药中的各种成分。

一、解热镇痛药

代表药物包括阿司匹林（Aspirin）、对乙酰氨基酚（扑热息痛）、布洛芬（芬必得）、双氯芬酸（扶他林）等。其中感冒药中最常用的是对乙酰氨基酚。本类药物的主要特点详见第二篇第六节，这里仅做简要概述。

（一）主要作用

1. 解热 可降低发热患者的体温，但对正常体温无影响。

2. 镇痛 主要用于慢性钝痛，如牙痛、关节痛、头痛及痛经等。

3. 抗炎抗风湿 此类药物在大剂量时具有明显的抗炎作用，是治疗风湿性和类风湿关节炎的主要药物，可缓解红、肿、热、痛等症状。

4. 抗血小板聚集 小剂量阿司匹林具有很强的抗血小板聚集作用，可用于预防血栓的形成。

（二）作用机制

发热、疼痛及炎症都与体内产生的一种物质——前列腺素（prostaglandin，PG）有关。此类药物可抑制合成 PG 的关键酶——环氧合酶，从而减少具有致热、致痛和致炎作用 PG 的产生。

（三）不良反应

1. 胃肠道反应 是该类药物最常见的不良反应，包括上腹部不适、恶心、呕吐，诱发及加重溃疡等。

2. 加重出血倾向 阿司匹林有很明显的抗血小板聚集作用，可以增加出血的风险。因此，不可将阿司匹林与其他具有抗凝血作用的药物（如华法林）同时使用，在手术前1周也要提前停止服用。

3. 过敏反应 如过敏性休克、荨麻疹及诱发哮喘等。

4. 瑞氏综合征 儿童和青少年在病毒感染（注意，包括感冒）合并高热时，如果使用阿司匹林退热，可能会发生一种罕见但可致死的不良反应（瑞氏综合征，表现为急性肝脂肪变性-脑病综合征，可发生肝衰竭合并脑病）。因此，不能给18岁以下的孩子服用阿司匹林，包括含阿司匹林成分的复方药。

5. 肝、肾损害 对乙酰氨基酚剂量过大可引起肝损伤。美国FDA曾发出警告：感冒药里的退热成分对乙酰氨基酚过量可致肝损伤，甚至导致肝衰竭乃至死亡。3种容易引起肝损伤的情况包括：①服用超过说明书剂量的对乙酰氨基酚；②同时服用多种含对乙酰氨基酚的药（如重复服用不同名字的“感冒药”）；③服用对乙酰氨基酚时饮酒。

二、抗过敏药——让人犯困的感冒药

感冒药中抗过敏成分的代表为氯苯那敏（俗称扑尔敏），这是复方感冒药里最常用的组分。

抗过敏药的主要作用包括：①阻断组胺 H_1 型受体，可缓解感冒时的打喷嚏、流鼻涕等过敏症状。也可用于治疗荨麻疹、变应性鼻炎等其他过敏性疾病。②中枢抑制，表现为镇静、嗜睡、乏力等，是产生不良反应的主要原因，需要开车或进行危险作业时应避免使用。

小贴士

避免“药驾”，护佑健康

相信很多人对于“酒驾”这个词并不陌生，但是你是否听说过“药驾”呢？WHO列出了几大类可能影响驾驶的药物，其中就包括感冒药中的成分“氯苯那敏”。很多交通事故，是因为司机不知道药物也会影响驾驶而导致，往往属于司机的“无心之过”。据估计，我国每年因吃药后驾车造成的交通事故，占到全部交通事故的10%左右，而其中，又以吃感冒药造成的交通事故居多。因此，“药驾”是一种被忽视的交通杀手，如确需开车，尽量不吃含有让人“犯困”成分的感冒药。

三、减鼻黏膜充血药

本类药物的代表有伪麻黄碱和麻黄碱，其中感冒药中常用成分为伪麻黄碱。

（一）主要作用

该类药物可收缩上呼吸道血管，消除鼻黏膜充血，减轻鼻塞、流涕，使呼吸变通畅。

（二）注意事项

这类药物可引起全身血管收缩，使用后有可能会造成血压上升。这对于血压正常的人尚不足以构成威胁，但对于患有高血压、心脏病的人要特别注意。另外，伪麻黄碱对中枢有一定的兴奋作用，被认为是一种兴奋药，因此运动员在比赛前应该避免使用。此外，患有甲状腺疾病、糖尿病、前列腺增生等疾病的患者，也要谨慎使用含有伪麻黄碱的药物。

四、镇 咳 药

本类药物的代表有右美沙芬、可待因等。

（一）主要作用

抑制咳嗽中枢，发挥镇咳作用。

（二）注意事项

不推荐儿童使用右美沙芬、可待因等中枢性镇咳药，因为此类药物抑制咳嗽反射，使痰液不容易咳出，而儿童咳嗽经常是因为有痰。另外需要注意可待因属于阿片类药物，长期使用可成瘾。

五、抗病毒药

（一）抗病毒药的分类

1. 利巴韦林　又称病毒唑、三氮唑核苷，为广谱抗病毒药，可抑制病毒核酸合成，主要用于呼吸道合胞病毒引起的病毒性肺炎与支气管炎、皮肤疱疹病毒感染等病毒性疾病的治疗。不良反应包括致畸、肿瘤、溶血性贫血等，现已少用。

2. 金刚烷胺和金刚乙胺　可预防和治疗甲型流感病毒，对乙型流感病毒无效。可引起中枢神经系统毒性反应，且容易产生耐药性。临床已少用。

3. 神经氨酸酶抑制剂　如奥司他韦（商品名达菲）、扎那米韦等。可抑制流感病毒神经氨酸酶活性，阻止新形成的病毒颗粒从被感染的细胞中向外释放，是目前治疗流感最好的一类药物。不良反应相对较少，但价格较贵。

小贴士　**奥司他韦不能滥用**

使用奥司他韦可使流感的病程缩短 30%，并可使病情严重程度减轻 38%，与未使用者相比，死亡风险降低 19%，若在发病 48h 内使用，病死率可降低 50%；还可使发生流感并发症并且需要抗生素治疗的概率降低约 50%。然而，奥司他韦也存在一些不良反应：①胃肠道症状，以恶心和呕吐最多见，其次是腹痛。②咳嗽和支气管炎。③头晕和疲劳。④神经系统症状，如头痛、失眠、眩晕；有报道称，儿童和青少年使用本类药物可引起抽搐和神经精神障碍。需要注意的是，奥司他韦是处方药，只是针对“流感”，对“普通感冒”无效，千万不要滥用。

（二）抗病毒药使用原则

1. 普通感冒　无须使用抗病毒药。2012 年，中国医师协会等曾发布《普通感冒规范诊治的专家共识》，明确指出“目前尚无专门针对普通感冒的特异性抗病毒药物，普通感冒无须使用抗病毒药物治疗。对于没有合并其他病症、免疫功能正常的个体，应用抗病毒药物获益很有限。过度使用抗病毒药物有明显增加相关不良反应的风险”。普通感冒仍以对症治疗、缓解感冒症状为主。

2. 流感　推荐使用抗病毒药。由于流感易出现喉炎、急性中耳炎、急性支气管炎、毛细支气管炎、肺炎、心肌炎、心肌病、脑病、脑炎、肌炎等并发症，且病情发展迅速。据统计，全球每年有 300 万～500 万例重症流感，其中 25 万～50 万人死亡。因此，国家卫生健康委员会发布的《流行性感冒诊疗方案(2018 年版)》中指出，推荐使用抗流感病毒药物神经氨酸酶抑制剂(neuraminidase inhibitor，NAI)，包括奥司他韦、扎那米韦、帕拉米韦等。

需要注意的是，治疗感冒能用到的抗病毒药对于“趁早”有很高的要求，通常需在发病 48 h 以内尽快服用，不然能起到的作用很有限。发病 48 h 内进行抗病毒治疗可减少流感并发症、降低住院患者的病死率、缩短住院时间；发病时间超过 48 h 的重症患者，依然能从抗病毒治疗中获益。重症或有重症流感高危因素的患者，应尽早给予抗流感病毒治疗，不必等待病毒检测结果。重症且无重症流感高危因素的患者，在发病 48 h 内，在评价风险和收益后，也可考虑抗病毒治疗。

第三节　如何正确合理使用感冒药

（一）普通感冒的总体治疗原则

普通感冒是一种自限性疾病，病程一般为 5～7 d，可以自行痊愈。因此，普通感冒可不用药，处理策略为多喝水、多休息、防止继发细菌感染；症状严重者，可采取对症治疗。

（二）避免重复用药

市售感冒药组成成分常常会出现重叠，如果同时服用多种药物可能会造成其中某些成分服用超量。无论哪一类的感冒药，随意加大服药剂量和任意延长服药时间，都会对人体造成损害。因此，未经医师允许，不要同时服用 1 种以上的感冒药，尤其是复方药。

（三）儿童用感冒药需谨慎

儿童感冒时用药要特别慎重，多数成年人用的感冒药对儿童不适宜，甚至有害。症状较轻无须药物治疗，症状明显影响日常生活则需服药，以对症治疗为主，并注意休息、适当补充水、避免继发细菌感染等。目前，临床对于儿童普通感冒存在重复用药、不恰当联合用药和盲目用药等问题。例如，含退热成分的复方感冒制剂与退热药联用；给予无发热患儿使用含退热成分的复方感冒制剂；同时服用两种以上感冒药等，以致超量用药并增加不良反应。

（四）特殊人群用药需谨慎

对于孕妇，因妊娠前 3 个月为致畸敏感期，尽量不用或慎用抗感冒药物，孕妇尽量不使用阿司匹林、双氯芬酸钠、苯海拉明、布洛芬、右美沙芬等药物，以免影响胎儿发育。哺乳期妇女感冒时尽量选择单一成分的药物，禁用苯海拉明、金刚烷胺等药物，因可通过乳汁影响婴幼儿。老年人感冒用药一般无特殊禁忌，但应注意药物的相互作用。

（五）不要随便输液

感冒患者使用药物治疗时应首选口服药物，避免无根据地盲目静脉补液。静脉补液仅适用于以下几种情况。

1. 因感冒导致患者原有基础疾病加重，或出现并发症，需要静脉给药。
2. 由于患者严重腹泻或高热导致脱水、电解质紊乱，需补充水和电解质。
3. 由于胃肠不适、呕吐而无法进食，需要通过补液维持身体基础代谢。

（六）不要滥用抗菌药

感冒属于病毒感染性疾病，抗菌药对病毒没有任何效果，使用抗菌药反而会增加身体的耐药性。因此，普通感冒不必使用抗菌药物。感冒患者如有持续高热或其他特殊情况，为预防继发细菌感染，可在医师的指导下，在血常规检验的基础上给予正规的抗菌治疗。

（七）注意药驾问题

感冒药中常见的抗过敏药（如氯苯那敏）可引起头晕、嗜睡，如确需开车或进行较危险的作业时，尽量不吃带有犯困成分（抗过敏药）的感冒药。

（八）服用对乙酰氨基酚期间请勿饮酒

感冒药里的退热成分对乙酰氨基酚本身就会引起肝损伤，如果服用该药期间饮酒，会加重对肝脏的损伤，引起严重不良反应。所以，服用对乙酰氨基酚期间请勿饮酒。

小　结

普通感冒是一种自限性疾病，病程一般为 5～7 d，因此，普通感冒可不用药，多喝水、多休息，防止继发细菌感染；症状严重者可进行对症治疗。服用感冒药物时需注意避免饮酒、避免驾车，不要滥用抗菌药。流感和普通感冒有很大区别，其危害更为严重，可引起严重的并发症，因此，重症流感高危患者应尽早服用神经氨酸酶抑制剂等抗病毒药物。

（娄海燕）

第二章　“消炎药”，你用对了吗

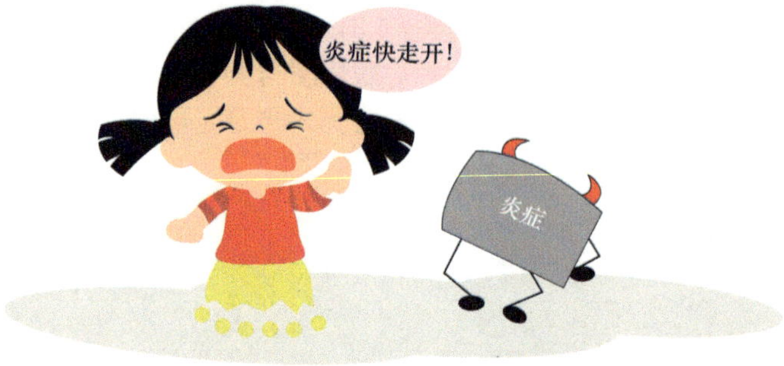

“消炎药”在老百姓的日常生活中常被提到，当我们头痛脑热、咳嗽咳痰、牙痛、咽喉痛的时候，常会想到吃点药来消炎。经调查得知，如头孢类、青霉素、红霉素等抗菌药都是老百姓心目中的消炎药，在很多家庭的小药箱里也常能见到它们的身影。那么，“消炎药”就是抗菌药吗？或者说抗菌药就是“消炎药”吗？二者之间有怎样的关系呢？当我们身体有炎症的时候怎样正确使用“消炎药”呢？下面，让我们一起进入本章的学习，相信你会有所收获。

“消炎药”是啥？解释这个之前，我们先来了解一下什么是炎症。因为，“消炎药”毕竟是用来消除炎症的。

第一节　什么是炎症

炎症（inflammation）的定义摘选于《病理学》教材，当机体组织被各种致病因子损伤时，损伤区域及其周围组织会发生以血管反应为中心的一系列变化，以便消除和局限致病因子、清除坏死的组织细胞，随后过渡到修复阶段，机体这种复杂的、以防御为主的反应就称为炎症，俗称“发炎”。炎症作为一种常见的病理过程，在很多疾病中都有发生，如外伤感染、疖、扁桃体炎、肺炎、阑尾炎、胃肠炎、肝炎、肾炎等，其本质是致炎因子攻击机体后引起的机体防御反应，是人类在进化过程中获得并不断完善的抗病能力。通常情况下炎症是有益的，但是过于剧烈的炎症“敌我不分”时，会造成对正常组织细胞的伤害，如“炎症风暴”，可导致严重后果，危及患者生命。

扩展阅读　　**“炎症风暴”**

“炎症风暴”，也称“细胞因子风暴”，是机体免疫系统针对致病因子而产生的过度反应，是免疫系统的过度激活，一旦发生可迅速引起器官功能衰竭，威胁生命。“炎症风暴”在流感、SARS 和新型冠状病毒感染疫情中都是导致患者死亡的重要原因。目前，还没有诊断“炎症风暴”的金标准，如何区分“正常的炎症反应”和“过度的炎症反应”尚存在分歧。有国外学者提出，诊断“炎症风暴”需要符合 3 个条件，即血液循环中细胞因子大量增加、急性系统性炎症反应症状及炎症导致的器官功能障碍。

一、炎症是如何引起的呢

（一）生物因素

细菌、病毒、支原体、衣原体、立克次体、螺旋体、真菌、寄生虫等病原体，是最常见的致炎因素，它们引起的炎症称为感染性炎症。若感染的病原体数量较多、机体抵抗力低下时，则不仅引起局部的组织损伤，还能导致病原体在体内扩散、繁殖。

（二）理化因素

物理性损伤，包括高温、低温、放射线、激光、微波造成的损伤，以及针刺伤、切割伤、挤压伤等；化学性损伤，包括强酸、强碱、某些药物，以及病理条件下体内堆积的尿酸、尿素等代谢产物造成的损伤。

（三）组织坏死

缺血缺氧等原因可引起组织坏死，坏死组织是潜在的致炎因素。

（四）变态反应

各型变态反应都可损伤组织细胞，引起变态反应性炎症，如链球菌感染后的肾小球肾炎。某些自身免疫病也表现为炎症，如溃疡性结肠炎等。

以上因素是引起炎症的重要条件，但炎症是否产生、程度如何，还与机体的免疫力等内在因素有关。例如，新生儿虽然神经系统发育不完善，但由于从母体获得了一定的抗体，所以对白喉棒状杆菌和麻疹病毒有免疫作用，不易感染白喉和麻疹。反之，免疫缺陷患者，却易发生正常人一般不会发生的机会性感染。

小贴士　**什么是“机会性感染”**

机会性感染，是指正常菌群（寄居在人体表皮、呼吸道黏膜、消化道黏膜的病原微生物）以及环境中的非致病微生物，在机体免疫功能降低（如服用免疫抑制药、艾滋病、过度疲劳、长期消耗性疾病等）、寄居菌群发生定位转移或菌群失调等特定条件下引起的感染。引起机会性感染的微生物称为机会性致病菌，也称条件致病菌，主要为一些细菌，也包括真菌、病毒、寄生虫等。机会性致病菌毒力弱，常为耐药菌，在机体免疫功能正常时一般不致病。然而一旦引起感染，如肺孢子菌肺炎、卡波西肉瘤、巨细胞病毒性视网膜炎、隐球菌性脑膜炎、弓形虫脑炎等，则比常见致病菌所致感染更难治疗，应引起高度重视。

二、炎症的临床表现

（一）局部反应

局部反应以红、肿、热、痛和功能障碍为特征。血管扩张、血流加快、代谢增强可使局部组织出现发红、发热的现象。炎性渗出、炎细胞浸润可使局部组织出现肿胀。炎性介质的直接刺激以及局部的肿胀压迫，均可作用于神经末梢引起疼痛。病灶中实质细胞的变性坏死、渗出液的机械性阻塞和压迫、疼痛性保护性反射引起的活动受限都可能导致组织器官的功能障碍。

（二）全身反应

全身反应主要有发热、外周血白细胞计数增高，有时还可见全身单核巨噬细胞系统的增生。发热，俗称“发烧”，在感染性炎症中十分常见，适当的体温增高可使机体代谢加快，增强白细胞的吞噬作用和抗体生成，有利于炎症的康复。外周血白细胞的增多具有重要的防御意义，但在某些情况下，如病毒感染、伤寒、严重感染，以及机体抵抗力极度降低时，白细胞计数可无明显增高，甚至降低。另外，有些炎症，如伤寒，因为细菌或毒素进入血液，刺激单核巨噬细胞系统增生，可导致肝、脾、淋巴结肿大。

经过对炎症的了解，你是否明白了一个问题，即抗菌药只对细菌性炎症是有效的，而对其他因素如病毒、理化刺激、过敏反应等引起的炎症是无效的，即使吃再多抗菌药也没用。也就是说，抗菌药并不是“全职消炎人才”，不能将“消炎药”的帽子完全扣在抗菌药的脑袋上，二者之间不能画等号。那么什么才是“根正苗红”的“消炎药”呢？

下面开始我们的探秘之旅吧！

第二节 “消炎药”的分类

“消炎药”，医学上一般称为抗炎药（anti-inflammatory drug），是指用于治疗组织受损引发的炎症反应的药物，可消除或减轻多种原因导致的炎症症状。抗炎药有两大类，即非甾体抗炎药和甾体抗炎药。甾体是一种化学成分，上述分类的依据是药物化学结构中是否含有甾体。

（一）非甾体抗炎药

非甾体抗炎药（nonsteroidal anti-inflammatory drug，NSAID），又称为解热镇痛抗炎药，是一类具有解热、镇痛，而且大多数还有抗炎、抗风湿作用的药物，包括阿司匹林、对乙酰氨基酚、吲哚美辛、双氯芬酸、布洛芬、吡罗昔康、美洛昔康、萘丁美酮、舒林酸、塞来昔布、罗非昔布等。当机体组织受到损伤刺激时，有些物质，如前列腺素、细胞黏附分子、白三烯、肿瘤坏死因子-α、白细胞介素等均可促进炎症发生，而本类药物的抗炎作用与抑制体内环氧合酶（COX）活性，从而减少局部组织前列腺素的合成，抑制多种细胞黏附分子的分泌有关。

（二）甾体抗炎药

甾体抗炎药主要是指糖皮质激素类药物，包括可的松、氢化可的松、泼尼松、泼尼松龙、甲泼尼龙、地塞米松、曲安西龙、倍他米松、氟轻松、布地奈德、曲安奈德、莫米松等。本类药物不仅使前列腺素、白三烯等炎症介质产生减少，还可抑制肿瘤坏死因子-α、白细胞介素等炎症细胞因子的产生，并且抑制黏附分子的表达。在炎症早期，可改善红、肿、热、痛等症状，在炎症后期，通过抑制肉芽组织增生，可防止粘连及瘢痕形成，减轻后遗症。对感染性、物理性、化学性、免疫性及无菌性组织损伤等多种原因引起的炎症反应，都具有强大的抗炎作用。

以上是从医学专业的角度对“消炎药”的分类。然而，在疾病治疗中，由于抗菌药可以通过抑制或杀灭细菌而起到消炎的作用，因此，老百姓普遍把抗菌药当成“消炎药”也是有一定道理的。下面我们一起来学习你我心中的各类“消炎药”。

第三节 非甾体抗炎药

前列腺素是炎症反应中一类活性很强的炎症介质，可扩张血管、增加微血管通透性、促进渗出、致热、产生痛觉过敏等。NSAID 抑制前列腺素的合成，发挥解热、镇痛、抗炎作用，可用于头痛、牙痛、肌肉痛、痛经及感冒发热，对风湿性关节炎等炎症免疫性疾病也有肯定的疗效，但并不能消除病因，不能阻止疾病的继续发展，停药后可复发或加重。以阿司匹林作为代表，我们认识一下非甾体抗炎药。

（一）临床应用

1. 镇痛　小剂量即可有效缓解多种原因引起的钝痛，特别是伴有炎症者。镇痛作用温和，常用于治疗头痛、肌肉痛、关节痛、牙痛、神经痛、痛经等。对创伤性剧痛和平滑肌痉挛性疼痛（如胃肠绞痛）无效。

2. 解热　对体温过高、持久发热者可使体温降至正常。降温的同时，使机体耗氧量和代谢水平升高，大剂量会造成发热者大汗乃至脱水。但其解热作用无特异性，对疾病进程没有影响，只能在短时间内使患者主观感觉有所改变。因此，对一般发热者，不急于用药。

3. 控制急性风湿热　能控制急性风湿热的渗出性炎症过程，但不能改变疾病的进程，也不能预防肉芽组织及瘢痕的形成。足量用药后 24～48 h，受损关节的红、肿、热、痛可明显减轻，关节活动改善，体温降至正常。继续服药可预防受损关节恶化，但对关节外的损害无影响。成人一般 3～5 g/d，分 4 次服用，一般症状控制后，剂量减半，疗程为 6～8 周，并根据患者情况适当调整剂量和疗程。

4. 治疗类风湿关节炎　对类风湿关节炎的患者，可迅速镇痛，消退关节炎症，减轻或延缓关节损伤的发展。起始剂量一般每次 0.6 g，每日 4 次，无效时再加大剂量，有时每日总量达 4～6 g 才能有效，控制症状后逐渐减量。

5. 其他　本药还可防止血栓形成、预防心肌梗死发作，治疗胆道蛔虫病，缓解癌痛等。

小贴士　**阿司匹林的常用制剂**

普通片：口服后在胃内崩解，起效较慢，宜饭后服用，可减少对胃黏膜的直接损害。

泡腾片：在体外放入水中崩解溶出药物，成为溶液，口服后在胃肠道大面积分布，起效较快，宜饭后服用，可减少对胃黏膜的直接损害。

肠溶片：外面包裹一层耐酸不耐碱的包膜，口服后在肠道崩解吸收，可减少对胃黏膜的直接刺激，因此不宜掰开服用，宜饭前服用。

（二）不良反应及注意事项

阿司匹林用于解热镇痛时剂量小，短期应用不良反应较轻，而抗风湿剂量大，长期应用不良反应多且较重。如在胃肠系统，可引起胃溃疡及胃出血，因此，胃溃疡患者慎用或禁用本药，饮酒前后也不可服用，以免损害胃黏膜屏障功能而致出血；在泌尿系统，可引起蛋白尿、管型尿；在肝脏，可引起肝细胞坏死；在血液系统，可加重出血倾向，引起血小板减少。因此严重肝损伤、低凝血酶原血症、维生素 K 缺乏的患者避免服用本药，术前 1 周也应停药，以免加重出血倾向；在神经系统，可引起头痛、头晕、耳鸣等，注意耳鸣为本药的早期症状，一旦出现应及时调整剂量，尤其注意儿童对耳鸣的耐受性较大，易被忽视；在呼吸系统，可诱发哮喘。

其他 NSAID 的特点见表 4-2-1。

表 4-2-1　NSAID 的特点

药物	临床应用	不良反应	注意事项
对乙酰氨基酚（扑热息痛）	解热镇痛，常用于感冒发热、关节痛、神经痛等	较轻，无明显胃肠刺激，偶见皮疹等过敏反应	过量服用可造成致死性肝损伤和肾损害

续表

药物	临床应用	不良反应	注意事项
布洛芬	抗炎、解热、镇痛作用显著，主要用于类风湿关节炎、骨关节炎、强直性脊柱炎、痛经等	胃肠道反应，如恶心、上腹不适常见，也可引起胃出血、头痛、耳鸣、眩晕、血小板减少、视力障碍等	哮喘、孕妇、哺乳期妇女禁用，消化性溃疡和有出血倾向者慎用
吲哚美辛（消炎痛）	抗炎及解热作用显著，对炎性疼痛也有明显效果。对强直性脊柱炎、骨关节炎有较好疗效，也可用于治疗癌性发热和其他顽固性发热	发生率高且较重，甚至可诱发消化道溃疡穿孔、精神失常、再生障碍性贫血、哮喘等	不宜作常规解热镇痛药，也不宜用作抗风湿和类风湿关节炎的首选药，仅用于其他药物不能耐受或疗效不好的病例。孕妇、儿童及癫痫、消化性溃疡、阿司匹林哮喘等患者禁用
双氯芬酸	强效抗炎镇痛，用于各种中等程度疼痛，如类风湿关节炎、粘连性脊柱炎等引起的疼痛及神经痛、手术及创伤后疼痛，以及各种疼痛所致发热等	较轻，可引起胃肠道反应、头痛、头晕、皮疹等	有哮喘史者不宜应用，消化性溃疡患者、肝肾功能不良者、孕妇慎用
吡罗昔康	解热镇痛、抗炎抗风湿作用强，主要用于风湿性及类风湿关节炎，对急性痛风、腰肌劳损、肩周炎、痛经也有效	偶见头晕、水肿、胃部不适、腹泻或便秘、粒细胞减少、再生障碍性贫血等；长期服用可引起胃溃疡及大出血	不宜长期服用，如需长期服药，应注意血常规及肝肾功能，注意粪便色泽有无变化，必要时进行粪便隐血试验
萘普生	解热镇痛抗炎作用均强于阿司匹林，主要用于风湿性及类风湿关节炎和骨关节炎、强直性脊柱炎，以及各种原因引起的疼痛及发热	较轻，可引起胃肠道反应、头痛、头晕、失眠、疲劳、抑郁、耳毒性等	对阿司匹林过敏者、妊娠后期及哺乳期禁用，消化性溃疡患者慎用
塞来昔布	主要用于风湿性、类风湿关节炎和骨关节炎，以及手术后疼痛、牙痛、痛经	胃肠道症状、出血和溃疡发生率较低、心血管系统不良反应较重，长期使用可能增加心肌梗死和卒中的风险	对阿司匹林或磺胺类过敏者、有血栓形成倾向者、高血压控制不佳者禁用
尼美舒利	可用于类风湿关节炎和骨关节炎、手术和急性创伤后疼痛、牙痛、痛经，以及上呼吸道感染引起的发热等	常见胃灼热、胃痛等胃肠道症状，还可引起肝肾毒性、消化道出血、视神经损伤及皮疹等过敏反应	对阿司匹林过敏者禁用，活动期溃疡患者禁用，儿童发热慎用

第四节 甾体抗炎药

请见第二篇第五章。

第五节 抗 菌 药

对细菌有抑制或杀灭作用的药物称为抗菌药，属于抗微生物药。抗微生物药是指用于治疗病原微生物所致感染性疾病的药物，也称为抗感染药，主要包括抗菌药、抗真菌药和抗病毒药。抗感染药有

3 种来源：①微生物在生长过程中为了生存的需要，能产生抑制或杀灭其他微生物的化学物质，这些由微生物合成的化学物质称为抗生素，如青霉素 G、红霉素、四环素、庆大霉素等都是抗生素；②以抗生素为基础，对其化学结构进行改造后获得的新化合物称为半合成抗生素，如氨苄西林、头孢唑啉、米诺环素、利福平等都是半合成抗生素；③完全由人工合成的药物，如磺胺类药物、喹诺酮类药物。

按照化学结构，抗菌药主要分为以下几类。①β-内酰胺类抗生素：主要包括青霉素类、头孢菌素类，以及碳青霉烯类等非典型β-内酰胺类；②大环内酯类：如红霉素、乙酰螺旋霉素、麦迪霉素、罗红霉素、克拉霉素、阿奇霉素、泰利霉素等；③氨基糖苷类：如链霉素、庆大霉素、阿米卡星、阿司米星等；④四环素类：如四环素、土霉素、金霉素、地美环素、多西环素、米诺环素等；⑤氟喹诺酮类：如诺氟沙星、氧氟沙星、环丙沙星、洛美沙星、莫西沙星等；⑥磺胺类：如磺胺嘧啶、磺胺甲噁唑、磺胺多辛、柳氮磺吡啶等；⑦其他：如万古霉素、林可霉素、氯霉素、杆菌肽、磷霉素等。

由此可见抗菌药的种类比较多。目前临床上应用较多的有青霉素类、头孢菌素类、大环内酯类、氟喹诺酮类及氨基糖苷类药物。

一、青霉素类

青霉素类分为天然青霉素（如青霉素 G）和半合成青霉素（如普鲁卡因青霉素、青霉素 V、苄星青霉素、氨苄西林、阿莫西林、哌拉西林、美洛西林、阿洛西林）。

（一）临床应用

青霉素类是治疗革兰氏阳性菌感染的重要药物。例如，肺炎链球菌、溶血性链球菌、厌氧球菌、白喉棒状杆菌、破伤风梭菌和梅毒螺旋体等感染；也可用于脑膜炎奈瑟菌、敏感淋病奈瑟菌等所致的感染。普鲁卡因青霉素和青霉素 V 宜用于敏感菌所致的轻、中度感染；苄星青霉素主要用于治疗梅毒及预防风湿热；氨苄西林适于治疗伤寒沙门菌、奇异变形杆菌、李斯特菌属、肠球菌属和流感嗜血杆菌所致感染；阿莫西林的适应证同氨苄西林，优势是口服吸收更完全；哌拉西林、美洛西林、阿洛西林均可用于铜绿假单胞菌、多数肠杆菌科细菌和厌氧菌引起的感染。

小贴士　**抗　菌　谱**

每种抗菌药都有其抗菌谱，抗菌谱是指抗菌药的抗菌范围，包括广谱抗菌药和窄谱抗菌药。广谱抗菌药是指对多种病原微生物有效的抗菌药，如四环素、氯霉素、第三代及第四代氟喹诺酮类、部分青霉素类和部分头孢菌素类。窄谱抗菌药是指仅对一种细菌或某属细菌有效的药物，如异烟肼仅对结核分枝杆菌有效，而对其他细菌无效。

抗菌药的抗菌谱是临床选药的基础。当我们身体遭受细菌感染时，若要选择真正合适的抗菌药，前提是要知道是哪种细菌感染。因此，临床上通过痰培养、尿培养、血培养等检查手段，以明确细菌感染的类型及敏感的药物。当然，多数情况下，我们在使用抗菌药时并没有做类似检查，而是凭经验用药，因此就可能出现用药后效果不明显的结果。

（二）不良反应与注意事项

1. 过敏反应　青霉素类，尤其是青霉素 G 最易引起过敏反应，如皮疹、接触性皮炎、血清病样反应、哮喘、药物热、过敏性休克等，以皮疹最常见，过敏性休克最严重。过敏性休克一旦发生，必须立即就地抢救。为防止严重过敏反应的发生，用任何一种青霉素制剂前必须明确是否有青霉素过敏史、药物过敏史等，对青霉素过敏者禁用，对其他药物过敏者慎用。应用青霉素类制剂前（初次使用、用药间隔超过 3 d 或更换批号）必须先做青霉素皮肤试验（皮试），青霉素皮试对预测青霉素过敏有重要作用，但皮试阴性者不能排除出现过敏反应的可能。此外，还应避免局部用药，避免饥饿时用药。

2. 赫氏反应 应用青霉素G治疗梅毒感染、钩端螺旋体感染、雅司病、鼠咬热或炭疽时，可有症状加剧的现象，表现为全身不适、寒战、发热、咽痛、肌痛、心跳加快等症状，一般发生于青霉素治疗6～8h后。此反应可能是大量病原体被杀死后释放的物质所引起的免疫反应。注射青霉素前服用糖皮质激素类药物，可防止赫氏反应的发生。

3. 其他不良反应 肌内注射青霉素G钾盐可产生局部疼痛、红肿或硬结。大剂量摄入青霉素G钾盐或钠盐可导致高钾血症或高钠血症，大剂量青霉素G钠盐可能导致心力衰竭。剂量过大、静脉给药过快或鞘内注射时，可因脑脊液药物浓度过高而导致青霉素脑病，表现为腱反射增强、肌肉痉挛、抽搐、昏迷等，尤其多见于老年人、婴儿及肾功能不全患者。

二、头孢菌素类

头孢菌素类分为一代头孢（如头孢唑啉、头孢氨苄、头孢拉定）、二代头孢（如头孢呋辛、头孢克洛、头孢孟多）、三代头孢（如头孢噻肟、头孢他啶、头孢哌酮、头孢曲松、头孢克肟）、四代头孢（如头孢匹罗、头孢吡肟）及五代头孢（如头孢吡普、头孢洛林）。

（一）临床应用

第一代头孢菌素主要用于甲氧西林敏感葡萄球菌及其他敏感细菌所致呼吸道感染、皮肤及软组织感染和尿路感染等，也可预防手术后切口感染。第二代头孢菌素用于治疗大肠埃希菌、克雷伯菌属、变形杆菌属、流感嗜血杆菌、肺炎链球菌等引起的呼吸道感染、胆道感染、菌血症、尿路感染等，亦可预防手术后切口感染。第三代头孢菌素用于肠杆菌、铜绿假单胞菌及厌氧菌等引起的严重败血症、脑膜炎、肺炎、骨髓炎及尿路感染的治疗。第四代头孢菌素可用于治疗对第三代头孢菌素耐药的细菌感染。第五代头孢菌素对耐药的革兰氏阳性菌作用强，主要用于复杂性皮肤与软组织感染，以及革兰氏阴性菌引起的糖尿病足感染、社区获得性肺炎和医院获得性肺炎等。

（二）不良反应与注意事项

1. 过敏反应 如皮疹、荨麻疹等，过敏性休克罕见，发生率较青霉素低，与青霉素存在部分交叉过敏反应，因此，对于既往有青霉素类药物过敏史的患者，在应用本类药物前需进行皮试。

2. 肾脏毒性 大剂量使用或与强效利尿药、氨基糖苷类等其他有肾毒性的药物合用时易造成肾功能损害，出现蛋白尿、少尿等。以第一代头孢菌素最为显著。

3. 双硫仑样反应 头孢菌素与乙醇同时应用时可产生双硫仑样反应，所以治疗期间和停药3 d内应忌酒及其他含有乙醇的食品、药品。

4. 凝血功能异常 长时间应用头孢菌素可致潜在的出血倾向，多见于肾功能减退者，用药同时加用维生素K，可有效降低出血风险。

小贴士 **双硫仑样反应**

双硫仑，又名戒酒硫。双硫仑样反应又称醉酒样反应，是指双硫仑抑制乙醛脱氢酶，阻碍乙醇的正常代谢，致使少量饮酒也可引起乙醛中毒的反应。表现为四肢乏力、胸闷、气短、全身潮红、头痛、眩晕、眼花、多汗、恶心、呕吐、呼吸困难、心率增快、血压下降、嗜睡、幻觉，甚至休克、意识丧失等。严重程度与用药剂量和饮酒量成正比。反应轻者可自行恢复；若出现呼吸抑制、惊厥等剧烈反应时，应采取相应的救治措施。

除双硫仑外，甲硝唑、呋喃唑酮、甲苯磺丁脲、氯磺丙脲及头孢菌素等药物均可引起本反应。因此，用药期间应禁酒和禁用含乙醇的食品与药品。

三、大环内酯类

大环内酯类药物分为一代（如红霉素、乙酰螺旋霉素、麦迪霉素）、二代（如罗红霉素、克拉霉素、阿奇霉素）及三代（如泰利霉素、喹红霉素）。

（一）临床应用

本类药物可用于治疗溶血性链球菌、肺炎链球菌、化脓性链球菌等引起的急性扁桃体炎、咽炎、鼻窦炎、猩红热、蜂窝织炎；嗜肺军团菌或其他军团菌引起的肺炎；衣原体、支原体引起的结膜炎、肺炎、支气管炎、尿道炎、宫颈炎、盆腔炎；还可用于白喉、棒状杆菌败血症，以及对青霉素 G 过敏的敏感细菌感染者的治疗。红霉素由于抗菌谱窄、不良反应大、耐药性等问题，已逐渐被二代药物取代，广泛用于治疗呼吸道感染，如阿奇霉素对肺炎支原体的抗菌活性为本类中最强，克拉霉素对军团菌、肺炎衣原体的抗菌活性最强，且不良反应发生率也较低。

（二）不良反应与注意事项

1. 胃肠道反应　口服红霉素可出现厌食、恶心、呕吐和腹泻。

2. 肝损伤　长期大剂量应用可引起发热、胆汁淤积、黄疸、转氨酶升高等，宜短期减量使用，肝功能不良者应慎用。

3. 耳毒性　大剂量应用时可引起耳毒性，表现为耳鸣、听力减退、前庭功能受损，肝肾疾病患者及老年患者发生耳毒性的风险增大，需慎用。

小贴士　**阿奇霉素吃 3 d 必须停药吗**

阿奇霉素一般情况下需要吃 3 d 后停药 4d，即以一周为周期，因为阿奇霉素半衰期比较长，又具有良好的抗生素后效应，因此，即使用药 3 d 后停药 4 d，阿奇霉素依然可以在这段时间内发挥抗菌作用，并且 3 d 后停药也有助于降低药物不良反应的发生。但并不是所有疾病在用阿奇霉素治疗时都必须服用 3 d 后停药，具体是否需要停药，一定要听从专业医师的建议。

四、氟喹诺酮类

喹诺酮类药物可分为四代，第一代以萘啶酸为代表，已被淘汰；第二代以吡哌酸为代表，仅限于治疗革兰氏阴性菌引起的肠道和尿路感染，现较少应用；第三代包括诺氟沙星、环丙沙星、氧氟沙星、左氧氟沙星、洛美沙星、氟罗沙星、司帕沙星等氟喹诺酮类；第四代包括莫西沙星、加替沙星等新氟喹诺酮类。目前，第三代、第四代，即氟喹诺酮类是临床治疗细菌感染性疾病的重要药物，既用于需氧菌感染，也用于厌氧菌感染及混合感染。

（一）临床应用

治疗泌尿生殖道感染，如肠球菌属、铜绿假单胞菌、多数肠杆菌属细菌，甚至多重耐药的假单胞菌引起的前列腺炎、尿道炎和宫颈炎；治疗肠道感染，如弯曲菌属、大肠埃希菌、志贺菌属和沙门菌属引起的胃肠炎、细菌性痢疾，沙门菌属引起的伤寒或副伤寒；大肠埃希菌引起的旅行性腹泻。治疗呼吸道感染，如左氧氟沙星、莫西沙星与万古霉素合用，可用于治疗对青霉素 G 高度耐药的肺炎链球菌感染；环丙沙星、氧氟沙星、左氧氟沙星可用于治疗结核病和非典型分枝杆菌感染；左氧氟沙星、加替沙星及莫西沙星可替代大环内酯类药物用于治疗衣原体肺炎、支原体肺炎及军团菌病。此外，除诺氟沙星外的其他氟喹诺酮类可用于治疗敏感菌导致的骨关节感染、皮肤软组织感染（如糖尿病足部感染、五官科感染和伤口感染）、化脓性脑膜炎和败血症等。

（二）不良反应与注意事项

1. 胃肠道反应 较轻，如食欲减退、恶心、呕吐、腹痛、腹胀、腹泻等。

2. 中枢神经系统毒性 轻者表现为头痛、眩晕、失眠、情绪不安；严重者可出现精神异常、抽搐、惊厥，与茶碱类或非甾体抗炎药合用时常见。有癫痫病史、精神病史者不宜使用此类药物。

3. 光敏反应 使用本类药物可使光照部位的皮肤出现瘙痒性红斑，甚至剥脱性皮炎。司帕沙星、洛美沙星、氟罗沙星的光敏反应发生率较高，用药期间应避免日照。

4. 心脏毒性 罕见但后果严重，可引起 Q—T 间期延长、尖端扭转型室性心动过速、心室颤动等。因此，应避免与可引起 Q—T 间期延长的药物（如胺碘酮、奎尼丁、普鲁卡因胺、索他洛尔、红霉素）合用，心脏病患者需慎用。

5. 软骨损害 本类药物可与软骨中的 Mg^{2+}形成络合物，并沉积于关节软骨中，致软骨损伤，儿童用药后可出现关节痛和关节水肿，故 18 岁以下的青少年不宜使用，孕妇和哺乳期妇女禁用。

6. 其他 氟喹诺酮类药物还可引起横纹肌溶解、跟腱炎、肝肾毒性、过敏反应、血糖变化等。糖尿病患者应慎用。

五、氨基糖苷类

氨基糖苷类包括天然和半合成品两大类。天然来源如链霉素、卡那霉素、妥布霉素、大观霉素、新霉素、庆大霉素、小诺米星、西索米星、阿司米星等；半合成品包括奈替米星、依替米星、异帕米星、阿米卡星、地贝卡星、阿贝卡星等。临床上以庆大霉素、妥布霉素的应用较普遍，阿米卡星、异帕米星可用于对庆大霉素耐药的细菌感染。

（一）临床应用

氨基糖苷类主要用于需氧革兰氏阴性杆菌所致的全身感染，如呼吸道、泌尿道、胃肠道、皮肤软组织、烧伤、创伤及骨关节感染等；对于败血症、肺炎、脑膜炎等严重感染，单独应用时效果有限，常需联合应用其他抗革兰氏阴性杆菌的药物（如广谱青霉素、第三代头孢菌素或氟喹诺酮类）；还可作为葡萄球菌属、草绿色链球菌、肠球菌属所致重症感染（如心内膜炎）的联合用药。氨基糖苷类口服不吸收，可用于胃肠道感染、肠道术前准备。外用软膏、眼膏或冲洗液可治疗局部感染。此外，链霉素可作为治疗结核的一线药物，还可与其他抗菌药联合用于治疗兔热病、鼠疫。

（二）不良反应与注意事项

1. 耳毒性 包括前庭功能障碍（如头晕、恶心、呕吐、视力减退、眼球震颤、共济失调）及耳蜗听神经损伤（如耳鸣、听力减退、永久性耳聋），具有不可逆性，与强效利尿药或万古霉素等有耳毒性的药物合用时风险更大。

2. 肾毒性 可损害肾近曲小管上皮细胞，出现蛋白尿、管型尿、血尿等，甚至引发氮质血症和肾功能减退，故应避免与其他有肾毒性的药物（如强效利尿药、第一代头孢菌素、万古霉素）合用。

3. 神经肌肉阻滞 表现为心肌抑制、血压下降、肢体瘫痪和呼吸衰竭，常见于大剂量腹腔或胸腔内给药或静脉滴注速度过快时。临床用药应避免合用肌肉松弛药、全身麻醉药等。重症肌无力患者、血钙过低者，需禁用或慎用氨基糖苷类药物。

4. 过敏反应 常见皮疹、发热、血管神经性水肿等，链霉素可引起过敏性休克，发生率仅次于青霉素 G，防治原则同青霉素 G。

抗菌药种类繁多，不胜枚举，它们都各有特色，对治疗感染性炎症发挥着重要作用。然而，由于抗菌药的广泛应用，耐药性的问题日益严峻，耐药发生率逐年增加。为了减少和避免耐药性的产生，应严格控制抗菌药的使用，做到合理用药。例如，能用一种抗菌药控制的感染决不使用多种抗菌药，窄谱抗菌药可控制的感染不用广谱抗菌药，严格掌握抗菌药预防应用、局部使用的适应证等。为保障人们用药安全及减少细菌耐药性，我国自 2004 年 7 月 1 日起，要求各种抗菌药的购买必须有医师的处方，任何人不得在药店随意购买。

小　结

炎症的产生有多种原因，在感染性炎症中，除细菌外，人们还会受到病毒的侵袭。其中，最常见的病毒感染就是“感冒”。感冒是一种上呼吸道感染，普通感冒发生率高，多呈自限性；由流感病毒引起的上呼吸道感染，即“流感”，是季节性传染病，需要重视。近年的新冠病毒感染更是给全人类的生命健康造成很大的危害。对于病毒性感冒，抗菌药不起作用，而且目前也缺乏特效的抗病毒药，所以，通常以对症治疗为主，包括减充血剂（减轻鼻塞、流涕、打喷嚏）、抗组胺药（抗过敏）、解热镇痛药（缓解头痛、发热、肌肉酸痛）、镇咳祛痰药，以及一些中草药、中成药；同时注意休息，适当补充水分，保持鼻咽、口腔卫生等，避免继发细菌感染。

总之，能够正确认识炎症，了解抗炎药物的特点，对于防治炎症性疾病具有重要的意义。具体药品的使用，请结合自身情况在专业医师指导下遵医嘱用药。

（见文成）

第三章　“胃”你而笑

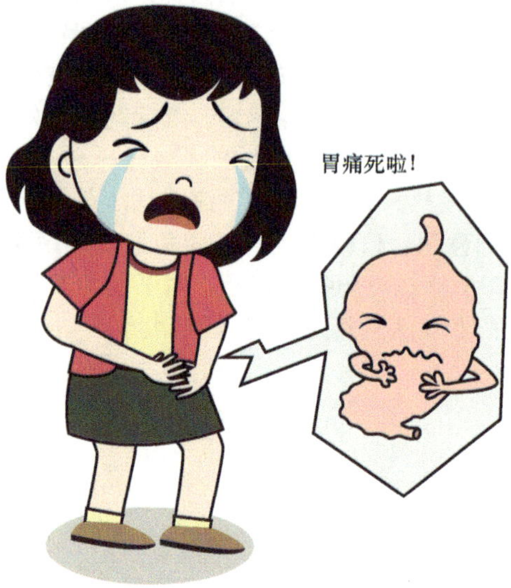

民以食为天，食物给我们的身体提供营养。身体利用这些营养物质来建造和修复细胞，维持各项生命活动。作为“能量转换器”的消化系统，在其中发挥非常重要的作用。当食物进入人体并通过食管和胃的时候，消化系统的作用就开始了。随后小肠分解食物、吸收营养物质并将其送入血液。剩下的食物残渣进入大肠，大肠壁吸收水分，而剩余的残渣则排出体外。

随着生活水平的提高和现代工作节奏的加快，人们的饮食和生活方式发生了巨大的变化，这些变化给我们的消化系统尤其是胃肠道带来诸多问题，关注这些问题，会使你的胃肠健康工作，快乐生活。

“工作忙起来，饭就没个正点，胃，开始痛了！”听到这熟悉的广告语，经常犯胃病的人一定特别有共鸣。胃病从何而来，工作学习压力大、饮食不规律、食物过于辛辣，再加上不节制地喝酒，胃痛、胃胀、呕吐可能随之而来。

第一节　胃肠健康的自我监测

一、胃肠健康自我检测

您是否具有胃肠功能异常的表现，如腹泻、腹胀；食欲缺乏、口气不清新；便秘；面色暗黄、长痘痘等皮肤问题；情绪低落、容易生病等？

胃肠道健康与我们的饮食习惯和生活方式密切相关，可从以下几个方面监测自己的饮食和生活方式是否健康。

1. 您平时的饮食习惯如何？是否按时吃饭、膳食是否合理？还是经常在外就餐、饥一顿饱一顿，或者只吃自己喜欢的食物？

2. 您是否吸烟？

3. 您是否嗜酒？

4. 您是否经常参与锻炼？

5. 您的作息时间是否规律？是否经常熬夜？

6. 您是否有学习或生活上的压力？

7. 您平时重视胃肠道健康吗？是不是只在腹部不舒服的时候才关注这个问题？

8. 如果胃肠道健康出现问题，您会采取什么措施呢？是去医院找医师看，还是自己找点药吃，或者不管它任其发展？

当然，很多外部因素也会影响胃肠道健康，如长时间使用电脑、手机等电子设备，以及长时间处于空调房等密闭环境、经常服用抗菌药等。

二、消化道疾病的典型症状和自我检查

消化道疾病很多，但往往由于症状不明显，容易被忽视。如果有一些典型症状，则可据此而进行自我检查。

1. 进食时有胸骨后受阻、停顿、疼痛感，且时轻时重者，可能有食管炎、食管憩室或早期食管癌。

2. 饭后饱胀或终日饱胀、嗳气但不反酸，以及胃口不好、体重逐渐减轻、面色轻度苍白或发灰，对于中老年人要想到慢性胃炎，特别是慢性萎缩性胃炎、胃下垂等。

3. 饭后上中腹痛，或有恶心、呕吐、积食感。病史可以多年，常在秋季发作，疼痛有节律性，受凉、生气、吃了刺激性食物可诱发，可能是胃溃疡。

4. 常在饭后 2 h 开始胃痛，或半夜痛醒，吃点东西可以缓解，常有反酸现象。在秋冬易发，疼痛在上腹偏右，常有节律性，可能是十二指肠溃疡或炎症、憩室。

5. 饭后腹部胀痛，常有恶心、呕吐，偶可呕血；过去有胃病史，近期加重，或过去无胃病史近期才出现，且伴有贫血、消瘦、不思饮食、在脐上或心口处摸到硬块，则考虑为胃癌。

6. 突然发作的上腹部剧烈疼痛，可能有饮食不洁或受凉史；坐立不安、面色苍白出冷汗、四肢发冷；上中腹有硬块但不能触及、可在 1～2 h 后自行缓解，可能是胃痉挛。腹部硬、不能碰者，可能是溃疡病急性穿孔。

7. 行走或跑步时一侧肚子痛，被迫停下，常在排气或揉腹后缓解，局部或有包块，不痛时包块消失，可能是结肠痉挛。

8. 饮食不当或受凉后发生腹痛、腹泻，可伴有呕吐、畏寒发热，可能是急性肠胃炎、急性痢疾。

9. 饭后立即腹泻，吃一顿泻一次，稍有受凉或饮食不当就发作，时而腹泻时而便秘，腹泻为水样，便秘时黏液较多，有时腹胀有便意但上厕所又无粪便，数年并未见消瘦，则为慢性过敏性肠炎可能性大。

小贴士　**胃镜检查**

如果遇到胃痛，2～3 d 不缓解，最好进行胃镜检查。胃镜检查是针对胃、十二指肠黏膜疾病最直接、最客观的检查手段，对于消化道疾病的诊治十分必要。建议 40～45 岁以上的人群，每年进行一次胃镜检查，可以有效发现胃的早期病变，争取早发现、早治疗。

第二节　常见消化系统功能紊乱

消化系统功能紊乱是我们生活中经常遇见的，如消化不良、拉肚子、便秘等，它们是怎么发生

的，如何治疗才好呢？

一、消化不良

消化不良可以发生在任何年龄和性别。

（一）消化不良的主要症状

1. 进餐时或餐后有腹部不适、腹胀、嗳气、上腹部或胸部钝痛或烧灼样痛、恶心，并常伴有舌苔厚腻及上腹深压痛。

2. 进食、运动或平卧后上腹正中有烧灼感或反酸，并可延伸直至咽喉部。

3. 食欲减退，对油腻的食品尤为反感。

4. 经常感觉饱胀或有胃肠胀气感，呃逆、排气增多，有时可出现轻度腹泻。

（二）消化不良的原因

很多原因会引起消化不良，我们需要根据病因来治疗，以促进食欲和帮助消化。包括：①偶尔的消化不良可能与进食太饱、摄入过多油腻食物、饮酒过量有关；可以通过调整饮食结构和饮食习惯来改进，也可以加强运动或服用一些帮助消化的药物，如胰酶、乳酶生等。②慢性持续性的消化不良，主要有慢性胃炎（萎缩性胃炎）、胃十二指肠溃疡、慢性十二指肠炎、慢性胆囊炎等，需去医院明确诊断，针对病因进行治疗。③精神因素（疼痛、抑郁、失眠、感冒时）也可影响消化功能，需要寻求医师帮助调整精神状态，给予增加食欲的维生素 B_1、维生素 B_6 等。④老年人胃肠动力不足时，食物在胃内停留时间过长，胃内容物排空的速度缓慢，也会发生功能性消化不良。这时可选用胃肠促动力药，以增加胃肠平滑肌张力及蠕动，增加胃排空速率，消化和推进食物，促进食物残渣及胃肠道气体的排出，可选用多潘立酮。⑤全身性疾病在胃肠方面的表现，如感染、月经期、儿童缺乏锌元素、发热、食物中毒、尿毒症、贫血、甲状腺功能减低、恶性肿瘤（尤其在进行化疗、放疗时）及慢性肝炎等消耗性疾病。此时以治疗全身疾病为主，同时辅以促进食欲和帮助消化的酶类。

小贴士

很多中药可以帮助我们缓解消化不良，如我们常见的健胃消食片。

健胃消食片由太子参、山药、陈皮、山楂、麦芽等组成，是帮助消化的药物，用于暴饮暴食所致食欲缺乏、食入难化等，也可用于脾胃虚弱、纳运失常所致的食纳不佳、腹胀、便稀等。

二、消化性溃疡

消化性溃疡包括胃溃疡和十二指肠溃疡，是一个慢性过程，具有反复发作、缓解期与发作期交替的特点。

（一）消化性溃疡的内因

目前认为，消化性溃疡主要与胃壁和十二指肠壁周围同时存在的致溃疡因素和防御因素失衡有关，即致溃疡因素强于防御因素。致溃疡因素主要包括胃酸、胃蛋白酶、幽门螺杆菌感染、外源性胃损伤化学物质，如非甾体抗炎药（阿司匹林等）和酒精等。防御因素主要包括胃黏膜、胃黏液-碳酸氢盐屏障、保护性前列腺素等（图 4-3-1）。

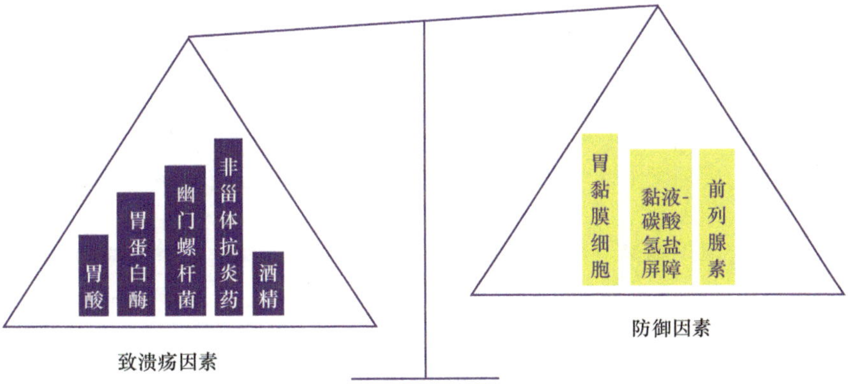

图 4-3-1 致溃疡因素和防御因素失衡

（二）消化性溃疡的外因

一些外部因素可促进溃疡的发生，包括：①遗传因素。在部分消化性溃疡患者（特别是 20 岁前起病的十二指肠溃疡患者）的发病中，遗传因素有重要意义。②地理区域与环境因素。③精神因素。强烈的精神刺激、恐吓、工作压力大、生活节奏紧张，常引起本病发生及加重。④饮食因素。饮食不当、过冷过热、暴饮暴食及不规则进食等。⑤药物刺激。很多药都可能破坏胃黏膜，使胃酸由胃腔进入黏膜层，加重胃黏膜层损伤，产生胃黏膜肿胀、出血等症状，如服用非甾体抗炎药。⑥吸烟。吸烟促进胃酸分泌，减少十二指肠碳酸氢盐分泌，影响胃及十二指肠协调运动，增加自由基生成，造成黏膜损害。

（三）消化性溃疡的症状

1. 有规律性的疼痛，发作时上腹痛可为隐痛、钝痛、饥饿样痛、胀痛、烧灼样痛，长期反复发作；疼痛多在精神紧张、饮食不当、秋冬季气候变化时出现。疼痛多有规律性，与饮食关系密切，如胃溃疡常表现为餐后痛，餐后 0.5～1 h 发作，持续 1～2 h 逐渐消失；十二指肠溃疡则表现为饥饿痛，在餐后 2～3 h 开始疼痛，持续至下次进餐才消失，或夜晚睡前疼痛；进食或服碱性药物可使疼痛缓解。
2. 可伴有恶心、呕吐、反酸、嗳气、上腹部饱胀感、消化不良、贫血、消瘦等表现。
3. 发作期间上腹部常有局限性压痛，但无肌紧张。

（四）消化性溃疡的并发症

1. 出血 因血管受损破裂出血，可表现为呕血或柏油样黑便；一般出血前疼痛加重，出血后腹部疼痛减轻。

2. 穿孔 原因是溃疡过深、吃饭过饱、粗糙食物摩擦或剧烈咳嗽等。

3. 幽门梗阻 十二指肠溃疡、幽门前及幽门管溃疡容易发生梗阻。

4. 癌变 一般认为十二指肠溃疡癌变的概率非常小，而胃溃疡则可能癌变（癌变率为 6%～18%）。

三、呕　　吐

呕吐是人体一种十分常见的反射和防御性动作，并非疾病。呕吐可由多种因素诱发，由大脑呕吐中枢和催吐化学感受区来调控。我们经常看到有人因胃肠道不适或者腹痛呕吐，有人晕车或者晕船呕吐，还有人使用抗肿瘤药物（化疗或放疗）后呕吐。呕吐常伴有发热、恶心、食欲减退、腹痛、腹泻、腹胀、全身性感染或代谢障碍等症状，频繁而剧烈的呕吐可引起脱水、电解质紊乱、酮症酸中毒等并发症。

那么如何来镇吐呢？

1. 对于晕车或晕船呕吐的人来说，在乘坐该类交通工具之前可服用组胺受体拮抗药，如苯海拉明、茶苯海明等有中枢镇静作用和镇吐作用的药物，用于预防和治疗晕动病、内耳性眩晕病等。

2. 对由用药所引起极轻微呕吐，采用餐中或餐后 1 h 服药，或以停药、换药处理，多数人的呕吐可以缓解。

3. 对轻度呕吐者可服用多潘立酮、甲氧氯普胺；如效果不佳，可合并应用地塞米松或劳拉西泮、维生素 B_6。

4. 对严重呕吐、化疗呕吐或上述措施处理效果不佳者，可给予 5-HT_3 受体拮抗药，包括昂丹司琼、格拉司琼、托烷司琼（任选其一）。

四、腹　　泻

腹泻俗称“拉肚子”，指每日排便超过 3 次，或粪便中脂肪成分增多，或带有未消化的食物、黏液、脓血者。

（一）腹泻的病因学分类

按照病因，腹泻可分为以下 6 类：①感染性腹泻，多由细菌（沙门菌属、副溶血弧菌、金黄色葡萄球菌、大肠埃希菌、痢疾杆菌）、真菌（肠念珠菌）、病毒（轮状病毒、柯萨奇病毒）、寄生虫（阿米巴、血吸虫、梨鞭毛虫）感染或集体食物中毒而造成；②炎症性肠病，由直肠或结肠溃疡、肿瘤或炎症引起；③消化性腹泻，由消化不良、吸收不良或暴饮暴食而引起；④激惹性或旅行者腹泻，常由外界的各种刺激所致，如受寒、水土不服，以及过食海鲜、油腻或辛辣刺激食物等；⑤功能性腹泻，由精神紧张、情绪激动、受惊害怕、结肠过敏等因素引起；⑥菌群失调性腹泻，由肠道正常细菌的生长和数量或比例失去平衡所致，一般多因长期口服广谱抗生素、糖皮质激素而诱发。

（二）腹泻的治疗

腹泻主要针对病因进行治疗，如细菌感染引起的腹泻应给予抗菌药物，非感染性腹泻患者可适当给予止泻药，防止发生脱水。严重腹泻伴有腹痛和呕吐请及时就医。

1. 感染性腹泻　对由细菌感染引起的急性腹泻，首选抗生素，如左氧氟沙星、环丙沙星等；病毒性腹泻可选用抗病毒药，如阿昔洛韦、泛昔洛韦。轻度急性腹泻者应首选盐酸小檗碱（黄连素），也可口服活性炭或鞣酸蛋白。前者可减轻炎症，保护肠道黏膜，后者可吸附肠道内气体、细菌和毒素。

2. 消化性腹泻　因胰腺功能不全引起的消化不良性腹泻，应服用胰酶；对摄食脂肪过多者，可服用胰酶和弱碱（碳酸氢钠）；对摄食蛋白而致消化不良者，宜服用胃蛋白酶。

3. 激惹性腹泻　因化学刺激引起的腹泻，可选用双八面体蒙脱石，其覆盖消化道，与黏膜蛋白结合后增强黏液屏障，防止酸、病毒、细菌、毒素对消化道黏膜的侵害。对由天气（寒冷）和各种刺激所致的激惹性腹泻，应注意腹部保暖，控制饮食（少食生冷、油腻、辛辣食物），口服乳酶生或微生态制剂。

4. 肠道菌群失调性腹泻　可补充微生态制剂，如复方嗜酸乳杆菌片、双歧三联活菌胶囊等，维持肠道正常菌群的平衡，达到止泻的目的。

五、便　　秘

便秘是一种症状，是由于粪便在肠内停留过久、水分太少引起，表现为粪便干结，并感到排便费力、排出困难和排不干净。有些患者可同时出现下腹部膨胀感、腹痛、恶心、食欲减退、口臭、口苦、全身无力、头晕、头痛等感觉，有时在小腹左侧可摸到包块（即粪便）。便秘不仅影响人的生活质量，同时也影响人的精神、血压、消化系统、心脑血管。在心脑血管疾病患者中，过度用力排便可能导致大出血甚至死亡。

便秘的分类

1. 意识性便秘　根据一般标准，粪便的次数和性状属于正常，但患者感觉不够舒服。

2. 功能性便秘　由于食物过于精细，缺乏残渣，形不成适量的粪便，或由于长期从事坐位工作、精神因素、生活规律改变或长途旅行等，未能及时排便，以及各种原因引起的饮水不足，造成粪便干结。此类便秘需改变饮食和生活习惯，多喝水、多运动、多食富含膳食纤维的食物，也可选服乳果糖，能显著降低老年人粪块嵌塞的发生率。

3. 痉挛性病变　主要为激惹综合征、肠功能紊乱或结肠痉挛。便秘常伴有腹痛、胀气及肠鸣音增加或亢进，以左腹部显著，进食后症状加重，排便或排气后缓解，便秘可与腹泻交替。可选聚乙二醇 4000 散（福松），服后易溶于水而形成黏性的胶浆，能润滑肠壁、软化粪便和调节稠度，使粪便易于排出。同类药物还有羧甲基纤维素钠，易分散于水中形成黏性的胶状液体，可润滑肠壁，并吸收大量水分膨胀后刺激肠壁，引起便意，导致排便。

4. 低张力性便秘　常见于老年人、产妇，或由身体衰弱、肠麻痹、甲状腺功能减退、糖尿病并发神经病变引起肠肌肉张力降低及腹壁和膈肌无力。通常排出的是软便，但排便时间较长。可使用甘油栓，能润滑并刺激肠壁，软化粪便，使粪便易于排出，作用较温和。

5. 药物性便秘　镇痛药（如吗啡）能降低排便反射刺激的敏感性、抗胆碱药能降低肠道平滑肌的张力、抗酸药（如氢氧化铝等）的收敛作用均可引起便秘。此外，含铁、铝、钙的制剂也可导致便秘。可选比沙可啶，通过与肠黏膜接触，刺激肠壁的感受神经末梢，引起肠反射性蠕动增强而导致排便，产生柔软而成形的粪便。

明明已经治好的消化性溃疡，为什么天一冷就特别容易发作，这是怎么回事呢？气温猛然下降，人体的抵抗力还没跟上，很容易诱发溃疡病。冬季天冷，一些人喜欢吃火锅、烧烤、饮酒等，这些饮食对胃黏膜刺激很大，很容易引发胃溃疡急性发作。尤其是有溃疡病史的人，稍有刺激就会出现溃疡的复发。那该如何合理使用抗溃疡药呢？让我们一起来学习吧！

第三节　抗溃疡药的合理使用

消化性溃疡治疗的目标是：①缓解或消除症状；②加速创面愈合；③防止严重并发症（如胃和十二指肠出血、穿孔或梗阻）的发生；④防止溃疡复发。

（一）抗酸药

抗酸药为弱碱性物质，口服后在胃内直接中和胃酸，升高胃液 pH，从而降低胃蛋白酶活性，从而减轻其对胃黏膜的侵袭作用，缓解溃疡病的疼痛症状。氢氧化铝、三硅酸镁等抗酸药除中和胃酸外，还能覆盖于溃疡面和胃黏膜，形成胶状保护层，防止胃酸、胃蛋白酶的再度侵袭，有利于溃疡面愈合。常用药物为铝碳酸镁、氢氧化镁、氢氧化铝、碳酸氢钠等。

（二）抑酸药

抑制胃酸分泌的药物：①H_2 受体拮抗药，如西咪替丁、法莫替丁、雷尼替丁等，此类药物具有明显缓解溃疡疼痛和促进溃疡愈合的功效；②H^+-K^+-ATP 酶抑制药，如奥美拉唑、兰索拉唑、雷贝拉唑等，此类药物抑酸完全、作用强、抑酸的时间久；③M 胆碱受体阻滞药，如阿托品、哌仑西平等，有高度的选择性，抑制胃酸分泌作用强。

（三）胃黏膜保护药

胃黏膜保护药包括：①前列腺素衍生物，如米索前列醇，具有增强黏膜抗损伤能力和加速溃疡愈合的作用。②硫糖铝、胶体次枸橼酸铋等。硫糖铝除中和胃酸外，还具有黏膜保护作用；铋剂能与溃疡基底膜坏死组织上的蛋白或氨基酸结合，形成蛋白质-铋复合物，覆盖于溃疡表面起到黏膜保护作用。

扩展阅读

幽门螺杆菌

幽门螺杆菌寄居在胃黏膜的上皮细胞上，是一种革兰氏阴性细菌，此菌感染全世界约50%的成年人，它与胃溃疡、十二指肠溃疡、胃炎等胃肠疾病均有极大关系。绝大多数的感染只造成无症状的慢性胃炎，只有少数毒性较强的菌株会产生胃溃疡或十二指肠溃疡。但几乎全部的十二指肠溃疡以及多数的胃溃疡都与幽门螺杆菌有关。

幽门螺杆菌通过口传播，如亲密接触、带菌飞沫、公共餐具，也会通过宠物犬、猫及猪等家禽进行传播。日常生活中我们要做到饭前便后洗手，在家庭用餐时，进食用具不能与他人交叉使用，并且定时对用具进行有效消毒。另外，还要注意口腔清洁，幽门螺杆菌可在牙菌斑和龋齿上生长繁殖，所以提倡餐后刷牙或漱口，定期更换牙具、消毒等。

目前，治疗上已不满足单一抗酸药治疗消化性溃疡，通常是多种抗酸药和黏膜保护药组成复方药物，以互相取长补短，同时与胃酸分泌抑制药如 H_2 受体拮抗药、质子泵抑制药合用，治疗效果更好。

（四）根除幽门螺杆菌药物

已知消化性溃疡与幽门螺杆菌感染密切相关，十二指肠溃疡患者的幽门螺杆菌阳性率为93%～97%，胃溃疡患者幽门螺杆菌阳性率约为70%，且幽门螺杆菌阳性与溃疡病的复发有关。根除幽门螺杆菌感染可使消化性溃疡的复发率从80%降至5%左右。

常用的抗幽门螺杆菌药分为3类。第一类为铋剂、第二类为 H^+-K^+-ATP 酶抑制药，这两类药抗幽门螺杆菌作用较弱，单用疗效较差；第三类为抗菌药，如阿莫西林、庆大霉素、甲硝唑、呋喃唑酮、克拉霉素、四环素等。单一的抗菌药亦很难根除幽门螺杆菌感染，临床上往往多种药物联合应用。常用的药物联用方案包括：①奥美拉唑+阿莫西林+甲硝唑或呋喃唑酮；②奥美拉唑+克拉霉素+阿莫西林或甲硝唑或呋喃唑酮；③枸橼酸铋钾+四环素或阿莫西林+甲硝唑；④枸橼酸铋钾+克拉霉素+甲硝唑或呋喃唑酮。

小贴士

消化性溃疡需要规范治疗，一旦病情加重或治疗不及时，可能导致胃出血、胃穿孔、幽门梗阻和癌变等严重后果。一般来说，治疗溃疡病，一个疗程要服药4～6周，疼痛缓解后还得巩固治疗1～3个月，甚至更长时间。因此，患者需要在医师指导下坚持服药，不可症状稍有好转就马上停药，或者频繁换药。

第四节　养胃有妙招

对于胃肠道疾病，俗话说“三分治，七分养”，胃是养出来的，尤其是胃肠溃疡的患者，保“胃”更关键。

一、生活习惯小妙招

1. 晨起一杯温开水　晨起漱洗完毕后喝一杯温开水，可以补充流失的水分，促进胃肠蠕动，帮助胃肠做好接受早餐的准备。

2. 早餐一定按时吃　早餐最好在起床后 1 h，与午餐间隔 4 h。长期不吃早餐易导致营养失衡，同时增加患胆结石的风险。吃饭时要细嚼慢咽，可以减轻胃肠道的负担，食物更容易消化吸收。

3. 午饭后别马上午睡　午饭时间要尽量充裕，不要飞快吃完饭马上投入工作。吃完饭最好能安静待一会儿，有条件可躺下休息一会，保证血液大量流向胃肠道，使其正常工作。另外，午餐吃完后不宜马上午睡，最好休息一会儿再睡。

4. 饭后一支烟，提早见“神仙”　吸烟会使血管收缩，胃的保护能力变差；同时，烟碱等毒物也会进入唾液，这些均可导致胃溃疡。

5. 加餐保胃很关键　如果下午感觉饿，可以适量补充一些点心、水果，长期空腹容易导致胃溃疡和胃肠功能紊乱。

6. 晚餐后别做“沙发土豆”　晚餐后不要做剧烈运动，否则容易消化不良。餐后 1 h 是脂肪最容易堆积的时候，尽量不要坐在电视、电脑、手机前当“沙发土豆”，可以散步或慢跑。

7. 睡前尽量别进食　睡前喝牛奶并不是所有人的“养生良方”，因其会刺激胃酸和胆汁的分泌，胃不好的人最好睡前不要进食。

二、食物搭配小妙招

1. 胃喜燥恶寒，除了冰的东西以外，其他寒凉的食物如绿豆等，都不宜多吃。

2. 食物过酸、过甜、过咸、过苦、过辛辣都可伤害我们的胃。因此，患有胃病，除了治疗，更不可使五味有所偏嗜。平素饮食宜清淡、少食肥甘、多食富含维生素的食物，利于保护胃黏膜和提高其防御能力，可促进局部病变的修复，完全无须大补。

3. 养胃食物以软、松为主，一些有韧性、爽口的东西不宜多吃，因为这些东西最难消化。汤最好在饭前喝，饭后喝会增加消化道负担。入睡前两三个小时最好不要吃东西，否则容易影响入睡，如果觉得肚子“空”的话可以适量喝水。

4. 蔬菜水果类食物是人体不能缺乏的，所以应该足量。但粗纤维蔬菜最好煮得软一点再吃，这样对胃影响小。蔬菜和果皮的纤维比较多，可以适度食用，但不宜太多，否则不容易消化。

5. 胃及十二指肠溃疡患者，饮食上应避免摄取富含肌酸、嘌呤碱等物质的猪肉汤、鸡汤、鱼汤、牛肉汤及菠菜、豆类、动物内脏和刺激性调味品。因上述食物有较强的刺激胃液分泌的作用，也会形成气体产生腹胀，增加胃肠负担。

6. 有胃病的人应该戒烟，少喝或不喝酒、咖啡、浓茶、碳酸类饮料。

三、运动是养胃良药

适当的运动能加强胃肠道的蠕动，促进消化液分泌，改善腹腔血液循环，加强胃肠的消化和吸收功能，抑制炎症进程，从而达到增强脾胃功能、促进其康复的效果，所以运动无疑是养胃良药。

在众多养胃运动中，推荐慢跑和走路。在运动锻炼的过程中，应循序渐进地增加运动量，坚持是关键。除此以外，适合肠胃不好人群的运动疗法及辅助方法还有很多种，如年轻人可以做仰卧起坐、骑自行车，老年人打太极拳、扭腰锻炼等。但是应注意不宜太过激烈，并且要全身运动与局部运动相结合，以达到更好的胃部保健效果。

小　　结

随着我国社会经济的快速发展，人们的生活方式和饮食习惯发生了改变，熬夜加班、三餐不定时、饮食不规律，长此以往，肠胃疾病会悄悄来临。胃肠道疾病的科普宣传，有利于加深大众对胃肠疾病的认识和理解，增强其体检意识，并教授其预防措施，培养健康、科学的生活方式，有助于提高整个社会的健康水平。

（陈　琳）

第四章　甜 蜜 杀 手

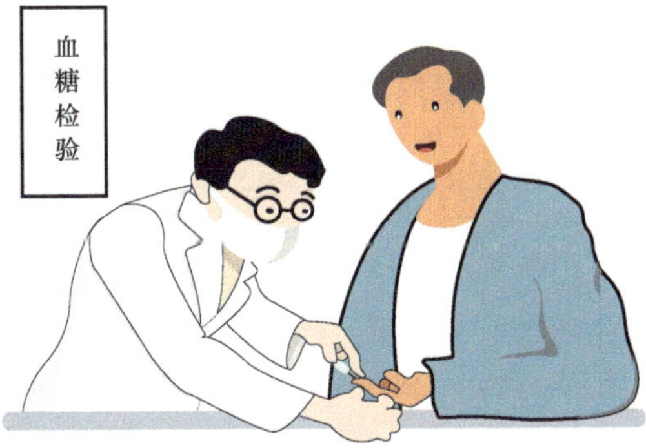

糖尿病被称为“生活不良方式病”，顾名思义它和我们的生活方式密切相关。糖尿病不痛不痒，但危害极大，血糖高并不直接引起死亡，但糖尿病的病程长，长期的血糖控制不好，不但产生多饮、多食、多尿和体重减轻的“三多一少”症状，且可殃及心脑血管、神经、肝、肾、眼、足等器官和易发感染，给患者带来无限的麻烦。别小看糖尿病患者血液和尿液里“糖度”偏高，实际上却是甜蜜的“杀手”。

自己怎么得的糖尿病只有我自己清楚，胡吃海塞和不爱运动是我以前的生活常态。那么糖尿病能不能自己早发现、早诊断呢？

第一节　糖尿病的自我诊断及临床诊断

糖尿病是由于胰岛素分泌相对或绝对不足，或人体组织对胰岛素的敏感性降低（胰岛素抵抗）而表现出的糖、蛋白质、脂肪、水和电解质代谢紊乱，以持续的血糖增高、糖尿为主要症状的疾病。

一、糖尿病的主要分型

（一）1 型糖尿病（胰岛素依赖型）

大多 1 型糖尿病为先天性，青少年起病，自身免疫反应引起胰岛 β 细胞损伤，引起绝对的胰岛素缺乏或分泌不足。

（二）2 型糖尿病（非胰岛素依赖型）

约占糖尿病患者总数的 90%，分为肥胖和非肥胖两种类型。主要由以下方面异常而致高血糖：胰岛素分泌不足、胰岛素释放延迟；周围组织对胰岛素的作用耐受，胰岛素抵抗；肝糖产生增加；肥胖引起某种程度的胰岛素抵抗；高热量饮食、精神紧张、缺少运动。

二、糖尿病的早期预兆

很多糖尿病患者是在体检时偶然发现的或因出现糖尿病并发症（如视物模糊、心肌缺血等）才被确诊的。其实糖尿病在发病早期可出现一些预兆，如果细心观察自己身体的变化可发现和有所感觉：①口腔变化，表现为口干、口渴、饮水量多；口腔黏膜出现瘀点、瘀斑、水肿；牙龈肿痛、牙齿叩痛，或口腔内有灼热感。②体重变化，即无明显诱因出现体重缓慢减轻。③体力，表现为易疲劳、慵懒，常有饥饿感、出汗、乏力、心悸、颤抖、低血糖。④排尿习惯改变。出现尿频或夜尿次数增多。⑤眼睑，在眼睑下长有黄色扁平新生物（黄斑瘤）。⑥皮肤，表现为下肢、足部溃疡经久不愈，或有反复的皮肤、外阴感染；皮肤擦伤或抓破后不易愈合，或有反复发作的龟头炎、外阴炎、阴道炎。⑦血管，出现动脉粥样硬化、高血压、冠心病、血脂异常等。

三、糖尿病的典型症状

糖尿病的典型症状为多饮、多食、多尿和体重减轻（三多一少）。

（一）多饮、多尿

糖尿病者血糖升高时尿糖也随之升高，因此尿量增多。由于大量排尿而导致水分丢失，患者会感觉口干、口渴、饮水量随之增加。此外，尿液性状也会发生变化，如泡沫多、尿渍呈白色、发黏，衣服上残留的尿渍会发硬。

（二）多食

糖尿病患者葡萄糖的利用率减低，给大脑的信号是能量不足，故而刺激饥饿中枢产生饥饿感，促使进食量增加。常表现为善饥多食，且进食后也难有满足感，但饥饿时可有恐惧感。

（三）消瘦与体重减轻

糖尿病未得到控制时，多出现食欲亢进、多食，但由于胰岛素相对或绝对不足，严重影响糖、脂肪、蛋白质代谢；同时因多尿出现失水，可引起快速消瘦，体重下降可达几公斤甚至几十公斤。但需要指出的是，并非所有患者都会出现消瘦。早期轻症的 2 型糖尿病患者，不仅无消瘦，还可能表现为肥胖，直到胰岛功能逐渐减退、“三多”症状出现，才会出现体重减轻，而此时患者血糖已呈中、重度升高。

（四）其他症状

部分糖尿病患者还会出现疲乏无力、性欲减退、月经失调。中老年患者常有骨质疏松，表现为腰腿痛。有神经系统并发症者可出现肢体麻木、针刺样及烧灼样疼痛、皮肤蚁走感、瘙痒等。女性患者可有外阴部瘙痒，中老年患者常有视力下降；部分人免疫力减退，易发感染。

四、糖尿病的诊断标准

根据我国国家卫生健康委员会发布的糖尿病诊断标准，满足以下任何一条即可诊断为糖尿病：①糖尿病症状（高血糖所导致的多饮、多食、多尿、体重下降、皮肤瘙痒），加随机静脉血浆葡萄糖水平≥11.1 mmol/L。②空腹静脉血浆葡萄糖水平≥7.0 mmol/L。③在口服糖耐量试验中，口服 75 g 葡萄糖 2 h 后，静脉血浆葡萄糖水平≥11.1 mmol/L。

五、糖尿病高危人群

已有大量的临床病例表明，下述情形之一为糖尿病高危人群，应定期进行指血筛查，指血异常者需到医院进行糖耐量试验。包括：①年龄≥45 岁；②有糖调节受损病史；③超重、肥胖（BMI≥24.0 kg/m^2），男性腰围≥90 cm，女性腰围≥85 cm；④2 型糖尿病患者的一级亲属；⑤有巨大儿（出生体重≥4 kg）生产史、妊娠糖尿病史；⑥高血压（血压≥140/90 mmHg），或正在接受降压治疗；⑦血脂异常（高密度脂蛋白胆固醇≤0.91 mmol/L，甘油三酯≥2.22 mmol/L），或正在接受调脂治疗；⑧心脑血管疾病患者；⑨有一过性糖皮质激素诱发糖尿病病史者；⑩BMI≥24.0 kg/m^{2}的多囊卵巢综合征患者，还包括严重精神病和长期接受抗抑郁药治疗的患者。

糖尿病并不可怕，可怕的是你没有认识它，这个病绝不是你吃药就能好的，需要对生活的各个方面都做出改变才行。那么如何改变自己的生活方式才能更好地控制血糖呢？

第二节　糖尿病患者的生活管理与教育

全球 2 型糖尿病患者人数的急剧增加是以饮食结构不正确及低运动量为主的不合理生活方式的结果，因此，生活方式干预应作为 2 型糖尿病的首选治疗方式。同时，糖尿病患者应知晓糖尿病是终身疾病，随着病程延长和病情的不断变化，基于患者个体差异大、血糖水平变化快且不稳定等特点，目前尚无有效应对所有患者的治疗方式。因此，“三分靠药物，七分靠管理”已经成为糖尿病患者血糖管理过程中的常规模式。

糖尿病患者缺乏对疾病的认知及针对性管理是 2 型糖尿病普遍存在的核心问题。认知是认识疾病、对抗疾病、预防疾病的根本思想源泉，患者只有认识到疾病对自身真正的危害，才会激发内心对抗疾病的欲望。通过不断地认知，可持续性地引发自己内在对于疾病不同阶段的看法与思考，从而改变自己的思想与行为，产生永久对抗糖尿病的信念（图 4-4-1）。

对糖尿病患者的生活管理不是千篇一律的，要因人而异，多与医师沟通。其目的是纠正代谢异常，防止和控制并发症的发生或进展，主要包括以下几个方面。

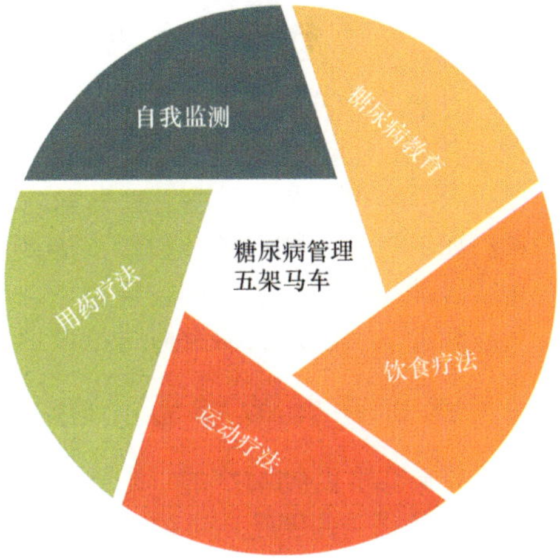

图 4-4-1　糖尿病管理五架马车

（一）一般生活管理

1. 注意休息，避免劳累。当感觉疲劳时最好马上休息或睡眠，或者是变换活动或工作的方式方法，使活动部位的局部得到休息。

2. 讲究卫生，保持皮肤的清洁。

3. 保持乐观、积极的心态。由于糖尿病的发病原因不明，目前也没有彻底的根治方法。因此，通过糖尿病的科普和教育，使患者逐渐建立信心，通过药物的治疗和好的生活管理，糖尿病是可以得到很好控制的。

4. 随身携带糖尿病卡，卡上注明姓名、年龄、糖尿病类型、有无并发症、联系方法，以防发生意外时医务人员能够采取相应的急救措施和联系家人。

（二）饮食管理

糖尿病患者要保持营养的平衡，必须养成良好的膳食习惯，每日定时定量，控制饮食，力求清、淡、鲜。“清”是指少食动物油及油腻的食物。糖尿病患者体内胰岛素缺乏，可引起脂肪代谢紊乱，脂肪分解增强，血脂升高，引发血管病变和心肌梗死，低脂饮食可以有效减少这种危害。“淡”是指饮食不要太咸。过咸的食物对肾脏有害，对血压的稳定也不利。“鲜”是指各种食物要保持新鲜。

饮食中应注意的问题包括：①消瘦者也要控制饮食。糖尿病不分胖瘦，不控制饮食都会导致血糖失控。对于消瘦的患者，可以适当放宽热量的摄入，但具体饮食仍应按照营养治疗黄金法则安排。②合理选择含糖食物，如馒头和米饭、各种水果的选择。③不宜饮酒。无论任何种类的酒，对糖尿病患者血糖的调节系统都是有害的，都不宜饮用。

（三）运动管理

运动锻炼是糖尿病控制血糖水平一个基本的、常常也是被忽略的治疗。长期的体育锻炼使肌肉更多利用脂肪酸，降低甘油三酯、极低密度脂蛋白和低密度脂蛋白水平，增加高密度脂蛋白水平，增加脂蛋白酶的活性，并促进新陈代谢，从而有助于降低血脂，预防和减少心血管疾病的发生和发展。此外，运动锻炼可以促进肌肉对葡萄糖的利用，使机体内胰岛素受体数目增加，胰岛素和受体的结合能力提高，从而增强口服降血糖药或胰岛素的作用，从而使减少口服降血糖药或胰岛素的剂量成为可能。运动锻炼有多种方式，具体到每一位糖尿病患者适宜哪种形式的锻炼、锻炼的时间多长、什么时候进行、强度控制在多大等问题，均应听从专业糖尿病医师的指导，不要自作主张。

（四）进行自我监测

每位患者都应有自己的血糖自我监测日记，并养成每日记录的良好习惯。血糖自我监测的日记内容包括：①测血糖、尿糖或糖化血红蛋白的日期、时间；②与吃饭的关系，即饭前还是饭后；③血糖或尿糖的结果；④注射胰岛素或服用口服降血糖药的时间、种类和剂量；⑤任何影响血糖的因素，如进食的食物种类及数量、运动量、生病情况等；⑥低血糖症状出现的时间，以及与药物、进食或运动的关系、症状的表现等。

注意每次去医院看病时应带好自己的血糖监测日记，与医师讨论如何调整治疗。

（五）药物治疗的管理

糖尿病患者药物治疗的管理包括：①按照医嘱服用口服降血糖药或注射胰岛素，不可随意增减药物的用量或随便停药，同时注意最好不要漏服；②根据药物的性质决定服药或注射的时间；③定期到医院复查，若出现血糖突然增高或降低，应及时到医院就诊，以便调整血糖。

（六）常见并发症的处理

糖尿病是全身代谢性疾病，它可引起全身多个系统的并发症，如心、脑、肾、神经、眼、皮肤等。

1. 低血糖是最常见的并发症。若出现心悸、眩晕、出冷汗、双手颤抖、双腿无力、饥饿感、眼冒金花等症状，可能是发生了低血糖。每个人的低血糖症状不尽相同，要密切注意自己的低血糖症状并与他人交流，以便及时发现低血糖。自觉低血糖症状时，应立即口服糖水或吃少量的食物。

2. 皮肤感染。一旦出现皮肤感染，应到医院由医师处理，不可擅自处理，以免引起感染的扩散。

3. 眼部并发症。出现视力下降、视物变形、视物发暗、视物不清等症状，应到医院进行视力及眼底的检查。

4. 定期到医院复诊，及时发现心、脑、肾并发症。

胰岛素的发现是人类战胜重大疾病最伟大的发现之一，它彻底改变了糖尿病的治疗方式和患者的生活质量。

第三节 胰岛素的历史与发展

一、胰岛素的发现

人类对糖尿病的认识，最早可追溯至公元前 1500 年的古埃及，但是在胰岛素发现之前，患上糖尿病无异于慢性死亡，糖尿病患者只能通过“饥饿疗法”（禁食和热量限制饮食）尽可能改善症状，延缓死亡。

自 20 世纪初以来，糖尿病病理机制的研究受到世界各国科学家的关注和重视。越来越多的证据表明，胰腺的某种病变导致糖尿病，胰腺合成分泌的某种物质可能治疗糖尿病，英国生理学家爱德华·斯卡佛尔首次使用“insuline”一词来描述这种尚未被发现的物质。世界各国科学家尝试各种办法试图从犬的胰腺中提取胰岛素，但均未成功。证明胰岛素的存在是当时医学领域的紧迫课题。

加拿大多伦多大学医学院毕业的年轻学者班廷一直密切关注这些进展。他坚信胰岛素的存在，并且很可能就存在于胰腺或者胰岛里面，一直未能找到是因为提取的方法不对。根据自己的外科学知识，班廷提出以下假说：胰岛素是一种存在于胰岛细胞中的蛋白质，能够控制血糖，但会被由胰腺分泌并经胰导管流出的消化液破坏，因此难以直接从完整的胰脏中分离得到。班廷于 1921 年初夏来到他的母校多伦多大学，请求生理学教授约翰·麦克罗德给予帮助。麦克罗德同意他使用自己的实验室，并给他配备 2 名大学生作为助手，同时提供了 10 条犬做实验之用。这 2 名学生一个是查尔斯·贝斯特，另一个是克拉克·诺贝尔。诺贝尔觉得实验不可能成功很快就离开了，而贝斯特从头至尾一直协助班廷，直至全部工作完成。从 5 月初开始，他们先将健康犬的胰导管结扎，8 周后摘取仅保留胰岛组织（其他部位均已萎缩）的胰腺，从中提取了他们期待的蛋白质。1921 年 7 月 27 日，他们将提取物注射给糖尿病犬，注射 2 h 后发现小犬的血糖水平显著下降，科学史上一项伟大发现的序幕由此拉开。

1921 年秋天，在麦克罗德的主持下，又进行了几轮重复实验，均获得相似结果。麦克罗德又带领班廷和贝斯特用不同的提取方法从犬的胰脏中提取这种物质，并提高了产率。为了对提取物进行纯化，麦克罗德邀请了加拿大埃德蒙顿大学的生物化学教授詹姆斯·克里普参加此项工作。在此后的几个月中，克里普全面系统地改进了提取方法，使犬或牛的胰腺使用量大幅减少，胰岛素的产率大幅度提高，更重要的是胰岛素的纯度获得显著提高。至此，将胰岛素应用于临床的准备工作已经就绪。这期间，麦克罗德第一次用“insulin”命名胰岛素，取代之前一直使用的“insuline”。1922 年 1 月 11 日，一名叫作罗纳德·汤姆森的 14 岁加拿大糖尿病男孩在多伦多总医院首次接受牛胰岛素注射，他的血糖很快降低，尿糖也很快消失。人类同重大疾病斗争史上的最重大发明之一从此诞生。

由于发现胰岛素，班廷和麦克罗德共同荣获 1923 年度诺贝尔生理学或医学奖。胰岛素的发现从成果完成到获奖只有不到 2 年的时间，这足以证明该项成果的重要性和被科学界接受的普遍性、无异议性。

二、胰岛素的发展

（一）动物源性胰岛素

1923 年，胰岛素开始被大规模生产；至 1925 年，已有 12 家制药公司进行胰岛素的生产。但是，此时引入临床的胰岛素均为短效制剂，需要每日多次注射，患者依从性差。科学家们便开始探索如何延长胰岛素的作用时间。1946 年，中性鱼精蛋白胰岛素问世，与当时可用的常规胰岛素制剂相比，它起效较慢，作用时间较长，可持续 12～18 h。同时，胰岛素的纯化技术也在不断进展。

高纯度动物胰岛素的问世，减少了胰岛素的给药剂量，也在一定程度上减少了动物源性胰岛素免疫原性引起的不良反应。总体而言，动物源性胰岛素生物活性低，具有免疫原性，易出现过敏反应和注射部位脂肪萎缩，而且产量低，不能满足临床需求。

1955 年，英国科学家弗雷德里克·桑格完成了牛胰岛素的一级结构测定，并由此获得了 1958 年的诺贝尔化学奖；1965 年，我国科学家首次实现了结晶牛胰岛素的人工全合成，这也是世界上首个体外合成的蛋白质。此外，英国科学家大卫·尼克尔等在 1960 年明确了人胰岛素的氨基酸序列，为人胰岛素的人工合成奠定了基础。

（二）人胰岛素

1978 年，科学家们利用基因工程技术，生产出首个与人胰岛素序列完全相同的胰岛素产品。重组的人胰岛素纯度更高，大大减少了胰岛素注射引起的过敏和脂肪萎缩，并具有更好的产业化生产潜能。1982 年，第一种重组人胰岛素产品获得批准。自此人胰岛素逐渐取代动物胰岛素被应用于临床。

人胰岛素类产品的发展进一步改善了糖尿病患者的治疗。但是，人胰岛素仍具有诸多局限性。例如，常规人胰岛素作用较缓，需餐前 30～45min 注射，不能模拟正常餐时胰岛素分泌模式；人胰岛素中性鱼精蛋白胰岛素在不同注射部位的吸收速率存在差异，不同放置方式以及是否混匀均会影响其效力，浓度-时间曲线有明显峰值，低血糖发生率较高等。科学家们萌发了研发理想基础胰岛素的设想，希望能获得真正模拟基础胰岛素生理性分泌、平稳无峰的胰岛素。

（三）胰岛素类似物

20 世纪 90 年代，学者们进一步对胰岛素的结构和成分进行了深入研究，发现对肽链进行修饰可改变胰岛素的理化性质和生物学特征。通过基因工程和重组 DNA 技术，改变人胰岛素分子的氨基酸结构，使药动学和药效学特性（作用时间、峰值和持续时间）改变，同时保持胰岛素分子的生物学特性和稳定性，由此获得胰岛素类似物。1996 年，首个胰岛素类似物获批。胰岛素类似物的问世是胰岛素研发史上的又一个里程碑，为糖尿病患者提供了更接近生理性胰岛素作用模式的治疗手段。

三、胰岛素的临床应用

胰岛素对各型糖尿病均有效，包括：①1 型糖尿病，胰岛素为唯一治疗药物；②2 型糖尿病经饮食控制或用口服降血糖药未能控制者；③糖尿病发生急性或严重并发症者，如酮症酸中毒、高渗性高血糖状态；④糖尿病合并重度感染、消耗性疾病、高热、妊娠、创伤及手术者；⑤细胞内缺钾者，胰岛素与葡萄糖同用可促使钾内流。

通常情况下，胰岛素应注射在腹部、大腿外侧、上臂三角肌、臀大肌等肌肉疏松部位，可以降低注射到肌肉层的风险。腹部吸收胰岛素最快，其次分别是上臂、大腿和臀部。在注射胰岛素时，应经常轮换注射部位，可使患者的胰岛素吸收能力增强，不良反应发生率明显降低。经常在同一部位注射可能导致局部皮下脂肪萎缩或增生、局部硬结等症状。

小贴士　　**糖尿病的严重急性并发症**

1. **糖尿病酮症酸中毒（DKA）**　为糖尿病急性并发症，也是一种高血糖危象，由于胰岛素不足或作用明显减弱和升糖激素不适当升高引起的糖、脂肪和蛋白质严重代谢紊乱综合征，临床以高血糖、高血酮和代谢性酸中毒为主要表现。治疗原则是立即给予足够的胰岛素，纠正失水、电解质紊乱等异常，同时注意去除诱因。

2. 高渗性高血糖状态 是糖尿病严重急性并发症之一，也是一种高血糖危象，临床以严重高血糖伴或不伴酮症酸中毒、血浆渗透压明显升高、失水和意识障碍为特征表现。发病率低于 DKA，但死亡率可达 DKA 的 10 倍以上。治疗原则是纠正高血糖、高渗状态及酸中毒，适当补钾。注意不宜贸然使用大剂量胰岛素，以免血糖下降过快，细胞外液中水分向高渗的细胞内转移，导致或加重脑水肿。

第四节 口服降血糖药的过去、现在与未来

1918 年，科学家观察到胍具有降血糖作用；1926 年，胍类降血糖药被正式用于临床，后虽因肝毒性一度被终止，但在其基础上诞生了双胍类口服降血糖药。20 世纪 30 年代，发现磺胺可引起低血糖，直至 1954 年，第一个磺酰脲类口服降血糖药甲苯磺丁脲问世。随后，促胰岛素分泌药、胰岛素增敏药及醛糖还原酶抑制药等口服降血糖药相继出现，为 2 型糖尿病的治疗提供了更多的用药选择。

一、常用口服降血糖药

常用口服降血糖药包括促胰岛素分泌药、双胍类、胰岛素增敏药、α-葡萄糖苷酶抑制药及其他新型降血糖药。

（一）促胰岛素分泌药

通过促进胰岛 β 细胞分泌胰岛素而发挥作用，包括磺酰脲类和非磺酰脲类药物。

1. 磺酰脲类 在磺胺类药物基础上发展而来，代表药物有格列美脲、格列齐特等。主要刺激胰岛 β 细胞释放胰岛素增多而降低血糖水平。胰岛 β 细胞膜含有磺酰脲受体 1（sulfonylurea receptor 1，SUR1）和耦联的 ATP 敏感钾通道及电压依赖性钙通道。磺酰脲类药物与受体结合后，通过阻滞 ATP 敏感钾通道阻止钾外流，细胞膜去极化，进而引起电压依赖性钙通道开放，促进钙内流，胞内钙浓度增加，触发胰岛素释放。

2. 非磺酰脲类 格列奈类，常用药物为瑞格列奈。格列奈类是一类快速作用的促胰岛素分泌药，作用机制与磺酰脲类药物相似，但在胰岛 β 细胞上的结合位点不同，作用快于磺酰脲类，主要通过刺激胰岛素的早时相分泌而降低餐后血糖。其最大的优点是可以模仿胰岛素的生理性分泌，有效地控制餐后高血糖，故又称“餐时血糖调节剂”。

（二）双胍类

常用的双胍类药物为二甲双胍。二甲双胍能明显降低糖尿病患者的空腹血糖，对正常人血糖无明显影响，并有使体重下降的趋势。其机制目前仍未完全明确，可能与增加周围组织对胰岛素的敏感性、促进葡萄糖的摄取、降低葡萄糖在肠道的吸收、抑制肝糖原异生、减少肝脏葡萄糖的输出及胰高血糖素释放等途径有关。现在对二甲双胍药理的研究是一大热点，其功能也在不断地拓展挖掘中。有研究表明，在禁食状态下使用二甲双胍可以显著抑制肿瘤生长，并提出 PP2A-GSK3β-MCL-1 通路可能是肿瘤治疗的新靶点。

（三）α-葡萄糖苷酶抑制药

常用药物有阿卡波糖、伏格列波糖等。淀粉是食物中主要的碳水化合物成分，其在唾液和胰淀粉酶作用下生成寡糖，后者在 α-葡萄糖苷酶作用下分解成单糖后被小肠吸收。α-葡萄糖苷酶抑制药结构与寡糖相似，通过在小肠上皮刷状缘与寡糖竞争 α-葡萄糖苷酶，抑制寡糖分解，从而减慢碳

水化合物的吸收，控制餐后血糖的升高。

（四）其他新型降血糖药

1. 胰高血糖素样肽-1 激动药 常用药物有利拉鲁肽、依克那肽等。胰高血糖素样肽-1（glucagon-like peptide-1，GLP-1）是肠道 L 细胞分泌的一种肠促胰素，与胰岛 α 细胞分泌的胰高血糖素源自同一基因——胰高血糖素原基因。GLP-1 激动后会产生多种作用，包括：①促进胰岛素基因转录，增加胰岛素的合成和分泌；②刺激 β 细胞的增殖和分化，抑制其凋亡，增加 β 细胞数量；③强烈抑制胰岛 α 细胞分泌胰高血糖素；④促进胰岛 δ 细胞分泌生长抑素，后者以旁分泌的形式抑制胰高血糖素分泌；⑤抑制食欲与摄食；⑥延缓胃内容物排空等。

2. 二肽基肽酶（DPP-4）抑制药 常用药物有西格列汀、维格列汀等。GLP-1 在体内可迅速被二肽基肽酶 4（DPP-4）降解而失去生物活性，故 DPP-4 抑制药可减少 GLP-1 在体内的降解，进而促进胰岛素的合成和分泌，降低血糖。

3. 钠-葡萄糖共转运蛋白 2（SGLT2）抑制药 常用药物有达格列净、恩格列净、卡格列净等。人体内超过 99%的葡萄糖进入肾脏，经肾小球滤过后又经近端小管重吸收入血，而葡萄糖重吸收的机制主要依靠近端小管的转运蛋白 SGLT2 完成。SGLT2 抑制药可抑制 SGLT2 活性，抑制近端肾小管钠-葡萄糖重吸收，促进尿糖排泄，从而降低血糖浓度。它兼具降糖、减重、降压等多重作用。

二、降血糖药的选择

1 型糖尿病患者需依赖胰岛素来维持生命，也需使用胰岛素控制血糖而减少糖尿病并发症发生的风险。同时，1 型糖尿病患者可遵医嘱与 α-葡萄糖苷酶抑制药（如阿卡波糖）和二甲双胍联合使用。

2 型糖尿病患者虽不需胰岛素来维持生命，但由于口服降血糖药的失效或存在口服降血糖药的禁忌证时，仍需使用胰岛素控制高血糖，以消除糖尿病的高血糖症状和减少糖尿病并发症发生的危险。

2 型糖尿病患者的药物治疗方案可采用 4 级阶梯，二甲双胍是 2 型糖尿病患者的首选药，如无禁忌证，应一直保留在药物治疗方案中。如单独使用二甲双胍血糖仍未达标，可加用促胰岛素分泌药或 α-葡萄糖苷酶抑制药；如两种口服药联合治疗血糖仍不达标，则可加用基础胰岛素或每日 1～2 次预混胰岛素治疗，或采用 3 种口服药联合治疗（三线治疗）。如果用上述方法血糖仍未达标，则应采用基础胰岛素＋餐时胰岛素或每日 3 次预混胰岛素类似物治疗（四线治疗）。

同时，饮食控制和生活方式的改善应一直贯穿于糖尿病患者的治疗过程中。

小　结

糖尿病的患病人数正随着人口老龄化、生活方式的改变和生活水平的提高，以及诊疗技术的提高而迅速增加。目前，糖尿病的诊断和治疗已达到一个崭新的水平，口服降血糖药及高纯度的胰岛素和自我血糖监测仪也日趋完善，能够帮助患者控制好血糖，减少或延迟并发症的发生和发展，提高糖尿病患者的生活质量。但糖尿病的病程长，往往需要终身治疗，因此，普及糖尿病的基本知识、增强患者的治疗信心、改善患者的饮食和生活方式，对疾病的治疗会起到事半功倍的效果。

（陈　琳）

第五章　摸摸自己的脖子变粗了吗

近些年来，随着现代人生活节奏的加快、生活工作压力增大，以及碘的摄入不当，甲状腺疾病的发生越来越引起公众的关注，在体检过程中也会听到越来越多的甲状腺疾病的“呼喊”，甲状腺功能亢进、甲状腺功能减退、甲状腺结节，甚至甲状腺癌不绝于耳，大众对于甲状腺疾病的争论也达到一个新的高度，我们的甲状腺怎么了？摸摸脖子怎么感觉变粗了不少？诊断了甲状腺疾病应该怎么治疗？让我们一起来了解一下这个形似蝴蝶的重要器官。

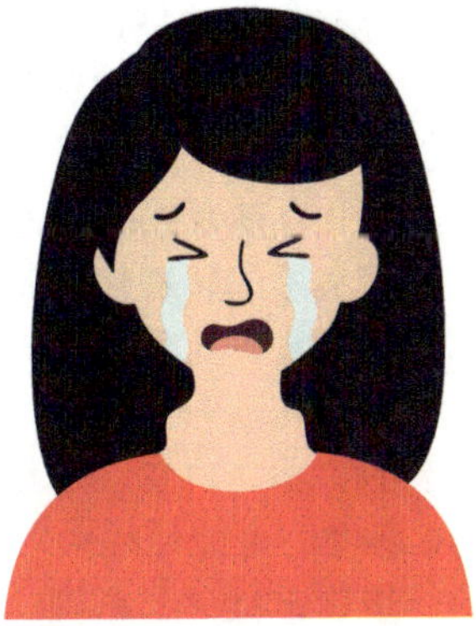

第一节　甲状腺与甲状腺疾病的现状

甲状腺位于颈前部，呈“H”形，分左右两侧叶和一个峡部，是人体最大的内分泌腺；正常成年人的甲状腺重 15～30 g，由分泌和控制体内激素的腺体组成，受“下丘脑-垂体-甲状腺轴”的调控，合成并分泌甲状腺激素。甲状腺激素作用于人体相应器官发挥生理效应，其靶器官几乎遍布全身，主要作用是促进生长发育、调节机体新陈代谢及各器官系统的功能活动等，主要对代谢、发育与生长、神经系统、心血管系统、消化系统等方面有影响。

甲状腺疾病主要包括以下 4 种。

（一）甲状腺功能异常

一类甲状腺功能异常是甲状腺功能减退，简称甲减，分为临床和亚临床甲减。临床甲减是由于甲状腺激素合成和分泌减少或组织作用减弱导致的全身代谢减低综合征，其 10 种典型临床表现为畏寒、乏力、嗜睡、记忆力减退、体重增加、便秘、关节肌肉疼痛、表情呆滞、皮肤干燥及声音嘶哑；亚临床甲减是指血清游离甲状腺素（free T_4，FT_4）和游离三碘甲状腺原氨酸（free T_3，FT_3）在正常范围，而促甲状腺激素（thyroid stimulating hormone，TSH）水平轻度升高的情况，是介于正常和甲减之间的一种中间过渡状态，患者通常没有症状或只有一些轻微的甲减症状，大多是在体检时偶然发现。另一类甲状腺功能异常是甲状腺功能亢进，简称甲亢，是指甲状腺腺体本身产生甲状腺激素过多而引起的甲状腺毒症。临床甲亢是指血清 TSH 降低或检测不到，FT_3 和（或）FT_4 水平高于正常，主要表现为甲状腺肿大、高代谢症候群、神经和心血管功能失常等；亚临床甲亢患者通常无明显临床症状，需通过实验室检查结果判断，血清 TSH 水平低或检测不到，FT_4、FT_3 水平正常。

（二）自身免疫性甲状腺疾病

自身免疫性甲状腺疾病（autoimmune thyroid disease，AITD）是指由于自身免疫紊乱导致的甲状腺疾病。患者血液中可检出针对甲状腺抗原的自身抗体，包括甲状腺球蛋白抗体（thyroglobulin antibody，TgAb）和甲状腺过氧化物酶抗体（thyroid peroxidase antibody，TPO-Ab）或促甲状腺素激素受体抗体（thyrotropin receptor antibody，TRAb）等；AITD 包括格雷夫斯病（Graves disease，GD）和桥本甲状腺炎（Hashimoto thyroiditis，HT）等，是典型的器官特异性的自身免疫病，可由遗传和环境诱因等多因素共同作用，引起免疫功能障碍而发病。

（三）单纯性甲状腺肿

单纯性甲状腺肿是甲状腺功能正常的甲状腺肿，是由缺碘、致甲状腺肿物质或相关酶缺陷等原因所致的代偿性甲状腺肿大，一般不伴有明显的甲状腺功能亢进或减退，故又称非毒性甲状腺肿。多见于女性，其特点是散发于非地方性甲状腺肿流行区，且不伴有肿瘤和炎症，病程初期甲状腺多为弥漫性肿大，以后可发展为多结节性肿大。

（四）甲状腺结节

甲状腺结节是指甲状腺细胞在局部异常生长所引起的散在病变，分为良性和恶性两种。良性结节包括结节性甲状腺肿、甲状腺囊肿、滤泡腺瘤、嗜酸细胞腺瘤。甲状腺滤泡来源的恶性结节可分为以下几种病理类型：乳头状癌、滤泡状癌、Hürthle 细胞癌、低分化型甲状腺癌和甲状腺未分化癌，其中前三者被统称为分化型甲状腺癌。其他还有滤泡旁细胞起源的甲状腺髓样癌、淋巴瘤和其他肿瘤来源的转移癌。大多数甲状腺结节患者无临床症状，部分患者由于结节压迫周围组织，会出现声音嘶哑、压气感、呼吸或吞咽困难等症状。

由于高清彩超的逐渐普及，甲状腺结节的检出率逐年攀升。甲状腺彩超报告中，会根据甲状腺结节的大小、位置、边缘光滑与否、囊/实性、有无钙化、回声及纵横比等情况进行分级，级别越高，恶性的可能性越大。对于部分分级较高的恶性可疑结节，需要进行甲状腺细针穿刺细胞学检查进一步确定良性和恶性。总体来说，恶性甲状腺结节只占很小部分，尽早发现，及时治疗后，大多数预后良好，可长期存活。

近些年来，甲状腺相关疾病发病率均呈增长趋势，且甲状腺癌已经跃居女性所有癌症发病率排序的第 4 位。碘摄入量、肥胖、吸烟、饮酒、硒、维生素 D、应激等因素都会影响甲状腺疾病的发生。

我们平时应养成定期体检的习惯，日常生活中也要通过合理宣泄情绪、减少压力及控制血压、血糖、血脂，以及减轻体重、调整饮食、改善居住环境等方法，来预防甲状腺疾病的发生。

第二节　甲状腺激素分泌的调节

甲状腺激素是在甲状腺合成、储存和释放的，合成的原料是碘和酪氨酸，有三碘甲状腺原氨酸（T_3）和甲状腺素（T_4）两种活性形式。我国规定，居民食用盐中的碘含量应当维持在 21～39 mg/kg，成人的碘推荐摄入量为每日 150 μg，可耐受的最高摄入量为每日不超过 1000 μg。饮食中的碘在肠黏膜上转化为碘化物后被吸收。甲状腺有浓集碘的能力。甲亢患者浓集能力可增加 100～200 倍。

正常情况下，甲状腺激素的分泌受中枢神经系统的调控，下丘脑释放促甲状腺激素释放激素（thyrotropin-releasing hormone，TRH）调节腺垂体 TSH 的分泌，TSH 则刺激甲状腺细胞分泌 T_4 和 T_3。下丘脑-腺垂体-甲状腺调节环路可以维持甲状腺激素分泌的相对恒定。当血液中 T_4 和 T_3 浓度增高时，T_3、T_4 通过该环路中的负反馈作用，抑制腺垂体 TSH 的合成和释放，从而使甲状腺激素分泌不至于过高。而当我们遭遇危险而情绪紧张时，会刺激下丘脑释放 TRH，从而启动下丘脑-腺垂体-甲状腺调节环路，使甲状腺分泌大量的 T_3、T_4。

甲状腺激素是一种氨基酸衍生物，为人体正常生长发育所必需，主要促进骨骼、脑和生殖器官的生长发育。其促进生长发育作用最明显的时期是婴儿时期，尤其是出生后的前 5 个月。所以，先天性或幼年时缺乏甲状腺激素，会引起地方性克汀病（呆小病）。除促进生长发育外，甲状腺激素还能促进物质氧化，提高基础代谢率，使产热增加、心率增快；促进激素的分解和代谢，维持正常性欲、性功能和性腺功能。成人甲状腺激素的缺乏会引起甲状腺功能减退，主要表现为新陈代谢低下的症状，如精神不振、乏力、嗜睡、对外界周围兴趣减少；怕冷、面色苍白、皮肤粗糙、心跳减慢，以及便秘等，并有贫血、血脂增高，部分患者可发生心包积液、身体虚胖似有水肿而无指压痕。

老年人易并发心脑动脉硬化征象。治疗主要为长期口服甲状腺素替代疗法。

第三节 甲状腺素的合理使用

左甲状腺素（Levothyroxine，L-T_4）用于替代补充人体缺乏的甲状腺激素，多用于替代治疗甲状腺功能减退，在临床中使用非常普遍，总体十分安全。为了提高 L-T_4 的使用效率，达到治疗效果，以下注意事项有必要进行介绍。

1. 同一患者最好使用同一品牌的 L-T_4。L-T_4 是治疗指数较窄的药物，剂量加减 12%就能引起甲状腺功能波动，而不同厂家生产的 L-T_4 制剂间生物利用度相差可高达 12%，因此，建议同一患者使用同一品牌的 L-T_4。

2. 以下情况下 L-T_4 的剂量需增加。①胃肠道疾病：胃酸缺乏（如萎缩性胃炎）、幽门螺杆菌感染、空肠回肠分流术后、小肠黏膜病（如斯泼卢腹泻）、糖尿病性腹泻；②饮食：同时进食高纤维食物、黄豆酱油、婴儿黄豆配方等；③合用减少 L-T_4 吸收的药物：钙盐（碳酸钙、枸橼酸钙、醋酸钙）、硫酸亚铁、口服二磷酸盐、雷尼替丁等 H_2 受体拮抗药、奥美拉唑等质子泵抑制药、胆汁酸螯合剂（考来烯胺、考来替泊）、硫糖铝、阳离子交换树脂、磷酸盐结合剂（司维拉姆、氢氧化铝）、含硫酸亚铁或碳酸钙的多种维生素、吡啶甲酸铬、活性炭、奥利司他、环丙沙星；④合用增加细胞色素 P450 酶（CYP3A4）活性的药物：利福平、卡马西平、苯妥英钠、舍曲林；⑤使用阻断 T_4 向 T_3 转化的药物：胺碘酮；⑥可能阻断脱碘酶合成的因素：硒缺乏、胆汁性肝硬化；⑦增加血清甲状腺素结合球蛋白浓度的因素：妊娠、雌激素、他莫昔芬、雷洛昔芬、肝炎、卟啉症、鸦片类药、氟尿嘧啶、奋乃静；⑧重度肥胖。

3. 以下情况 L-T_4 剂量需减少。老年人（≥65 岁）、雄激素、蛋白同化类固醇、大剂量糖皮质激素、L-天冬酰胺酶、烟酸（尼克酸）、肢端肥大症活动期、肾病综合征、系统性严重疾病、肝衰竭。

可见，有很多因素影响 L-T_4 治疗的剂量，在确定给患者用 L-T_4 治疗剂量前，需要仔细了解患者的既往史、体重、服药情况和饮食习惯等。

4. 应特别留意 L-T_4 治疗原发性甲减的开始剂量和剂量调整。L-T_4 治疗原发性甲减的开始剂量与甲减的程度、年龄、性别、体重和合并症等有关。①青年和中年患者没有心血管疾病或其他异常，轻至中度甲减（TSH 5.0～50 μU/ml），开始可用足量 L-T_4 替代治疗，平均需 1.6～1.7 μg/（kg·d）。②不管甲减的程度如何，50～60 岁及以上、无冠心病证据者，用 50 μg/d 开始治疗；有冠心病者，用 12.5 μg/d 开始治疗。③一般前 3 个月为调整药量阶段，需要患者每 6 周复查一次甲状腺功能。④医师在了解患者的既往史、体重、服药情况和饮食习惯等的基础上，再根据血清 TSH 水平确定是否需要给患者增加或减少 L-T_4 用量，增减幅度一般不超过 25～50 μg/d。L-T_4 替代治疗剂量合适的主要标准是 TSH 在正常范围。

5. 服药时间有讲究。服药时间为早餐前 30 min 以上或晚饭后 3 h 以上、睡前服用。近年研究证明，晚饭后服用 L-T_4 效果更好。特别是睡前服用 L-T_4 可以避免许多因素的影响，效果尤佳。

6. 定期检查心功能及骨密度。甲状腺癌患者服用 L-T_4 的剂量较大，需要防止对心脏和骨骼的不良反应，应定期检查心功能和骨密度。

另外需要注意，虽然甲状腺激素的作用很多，但体内甲状腺激素并不是越多越好。甲状腺激素缺乏会引起甲减，而长期过量可引起甲状腺功能亢进的临床表现，如心悸、手震颤、多汗、体重减轻、神经兴奋性升高和失眠。

第四节 合理使用甲亢的内科治疗药物

甲亢内科药物治疗目的在于控制甲亢症状，使血清中甲状腺激素水平降到正常，促进免疫功能的正常化。抗甲状腺药物（antithyroid drug，ATD）以硫脲类药物为主，β 受体阻断药辅助对症治疗，起到迅速控制症状的作用。

ATD 自 20 世纪 40 年代引入临床应用，一直是治疗甲亢的主要方法之一。ATD 适用于各种类型的甲亢。尤其适用于：①病情较轻，甲状腺轻至中度肿大的患者；②青少年及儿童、老年患者；③甲状腺手术后复发，又不适用于 ^{131}I 治疗者；④术前准备；⑤作为 ^{131}I 治疗的辅助药物治疗。常用硫脲类药物，主要为咪唑类和硫氧嘧啶类，前者的代表药物是他巴唑，后者的代表药物是丙硫氧嘧啶（Propylthiouracil，PTU）。PTU 通过抑制 5'-脱碘酶活性而减少外周组织 T_4 转化为 T_3，但肝毒性大于他巴唑，故除严重病例、甲状腺危象、妊娠早期或对他巴唑过敏者首选 PTU 治疗外，其他情况应将他巴唑列为首选药物。

β 受体阻断药通过阻断靶器官的交感神经肾上腺能受体，达到抑制儿茶酚胺升高的作用，改善烦躁、怕热、多汗、心动过速、肌肉震颤等症状。另外，还能抑制外周组织 T_4 转换为 T_3，阻断甲状腺激素对心肌的直接作用。对不能耐受或存在 β 受体阻断药禁忌证的患者，可应用非二氢吡啶类钙离子通道阻滞药，如维拉帕米和地尔硫䓬控制心率，或口服伊伐布雷定。

甲亢的药物治疗通常分为控制期、减量期和维持期 3 个不同阶段。①控制期：患者所需药物剂量较大，用药目的是在较短的时间内将患者过高的甲状腺激素水平降至正常，需要 4～6 周；②减量期：此时应逐步减少抗甲状腺药物的剂量，这个过程需要 2～3 个月；③维持期：当药物减至每日 1～2 片时，而甲状腺功能依旧正常，此时不能停药，需继续用小剂量长期维持，维持期需要 1.5～2 年，甚至更长。若一成不变地按照最初控制阶段的剂量长期服用，未将药物适当减量，会导致“药物性甲减”。

需要提醒的是，抗甲状腺药物（他巴唑或丙硫氧嘧啶）只可抑制甲状腺激素的合成，而对已合成的甲状腺激素不起作用，也不能阻止甲状腺激素的释放。故服药后不能很快地起效，需待 1～2 周后，甲状腺滤泡内储存的激素消耗至一定程度才能临床见效。因此，切不可只服用 2～3 d 症状改善不明显就轻率地认为药效不好，随意更换药物。

小　结

甲亢带给患者的不只是多食、消瘦、心悸、多汗、急躁易怒、突眼、甲状腺肿大等改变，更令人担心的是可以导致全身各个系统靶器官的损害。例如，损害心脏，导致甲亢性心脏病（心动过速、心房颤动、心肌肥厚、心力衰竭等）；损害肝脏，导致肝功异常；累及胃肠道，引起顽固性腹泻；累及造血系统，导致白细胞减少；累及神经系统，引起周期性瘫痪、肌无力；影响生殖系统，导致女性月经不调及不孕。此外，如果病情控制不好，还可导致失明、症状性精神病、甲亢危象等严重并发症，甚至危及生命。

由于甲亢的发病率近些年出现逐渐增长的趋势，我们应该坚持预防为主，及时做好甲亢疾病的预防工作。可从以下几个方面着手：第一，对于未患病的人群来说，饮食方面，沿海地区应该注意膳食中的含碘量，尽量不食用含碘量高的食物，从根本上防止碘甲亢。第二，坚持每年定期做甲状腺 B 超检查，实现甲亢的早发现、早治疗。在生活方面，人们应该坚持以积极、乐观的心态面对生活，养成良好的作息习惯，实现劳逸结合，进行必要的体育锻炼，从根本上提高自身的免疫力，及时预防甲亢的发生。

甲状腺功能亢进的自然病程为 1～2 年。药物治疗方法只能控制其发展，使其能顺利通过自然病期，因此治疗过程漫长，需要 2～3 年。尽管如此，轻度患者仍有 25%复发，严重者复发率为 50%。患者复发后，再复发率高达 75%。因此，如何选择甲亢的治疗方法，降低复发率，提高治愈率，是需要考虑的问题。我们只有充分了解甲亢的治疗和预防知识，才能更好地保护自己的生命健康，及时预防疾病的发生。

（金　肆）

第六章　警惕无声杀手——高血压

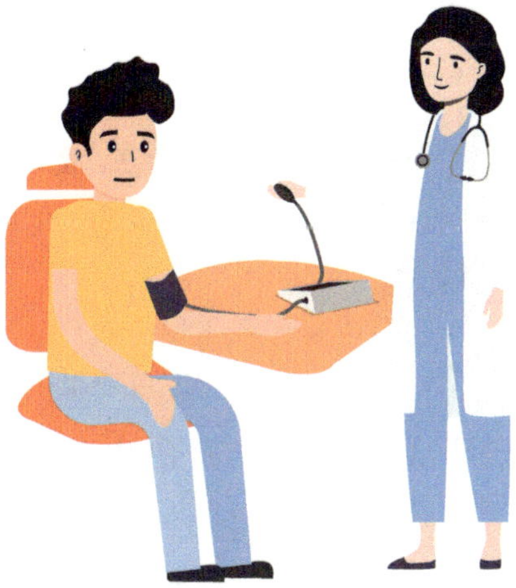

在社会经济高度发展的今天，人民的生活水平以及生活方式都发生了巨大改变。以前逢年过节才能吃上的鸡鸭鱼肉，如今已是普通老百姓的家常菜；以前“日出而作，日入而息”的生活节奏也正逐渐地向“996”和“007”靠拢。殊不知，在这样的饮食及工作习惯下，人们已经被一个无声却又不失凶猛的“杀手”——高血压紧紧盯住。相信大家从传播媒介或者亲身经历都见识过高血压带来的危害，如脑卒中、心肌梗死、主动脉夹层、高血压肾病等这些并发症都可能源于高血压，已然成为我们幸福生活路上的“绊脚石”。当然，高血压的危险因素也不仅仅是不规律的饮食及作息，吸烟、酗酒、长期精神紧张、大气污染等也是诱发高血压的常见因素。近年来，人们对高血压的重视与日俱增，不断普及的高血压相关知识对高血压患者的正确治疗起到了很好的引导作用。《2018 年中国高血压防治指南》指出，截至指南发布之日，我国高血压患者的知晓率为 51.6%，治疗率为 45.8%，总体高血压控制率（粗率）为 16.8%。这一数据虽逐年上涨，但与发达国家相比仍有不小的差距，高血压防治仍任重而道远。

第一节　你的血压报警了吗

一、什么是高血压

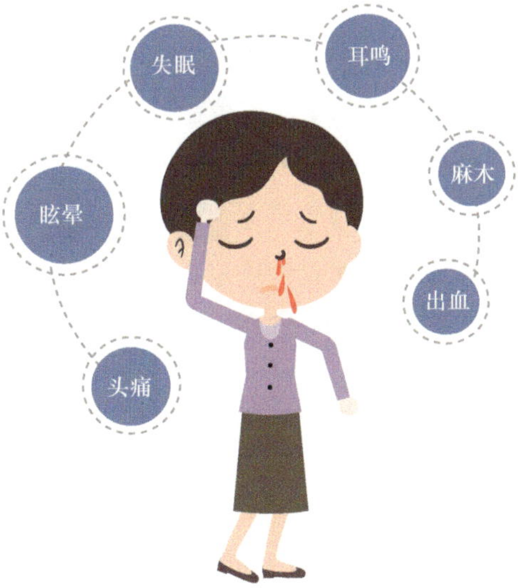

大家对血压这个名词并不感到陌生，但你知道血压是如何形成的吗？我们的血管就如同日常生活中的水管，水管里的水受到泵的压力向前流动，对管壁产生压力称为水压，而血液在血管内流动对血管壁产生的压力则称为血压，血液流动的压力来源则是我们身体的“泵”——心脏。心脏由 4 个“小房间”组成，分别为左右心室和左右心房，左右心室和左右心房间互不相通。当左心室收缩时，压力急剧上升，带动血液射入血管，对血管壁产生的最大的压力称为收缩压（即“高压”）；当心脏舒张时，血液回流入右心房，血管壁压力下降至最低值称为舒张压（即“低压”）。简单理解，高血压可以认为是血管里面的血液快把血管给“撑爆”了。因此，可引起血流量增多、血管壁弹性变差、血管腔狭窄的因素都将诱发高血压。

二、什么时间应该关注血压

高血压的症状不一，早期大部分患者的症状并不明显，而一旦出现以下表现时，我们需警惕起来，及时监测血压。①头痛：高血压引起的头痛多为搏动性胀痛或持续性钝痛，严重者甚至有炸裂性的剧痛，常于早晨睡醒时发生，部位为后脑和太阳穴附近；②眩晕：常在突然站起或蹲下出现；③烦躁、失眠：性情急躁，入睡困难，易惊醒；④耳鸣：响声如蝉鸣，感觉脑中嗡嗡作响；⑤麻木：手指及足趾皮肤如有虫子爬行；⑥出血：鼻出血、眼底出血。

三、如何测量血压

（一）血压测量三准备

1. 个人准备 安静休息至少 5 min，测量前 30 min 内禁止吸烟、饮咖啡或茶等；排空膀胱，测时不说话。

2. 位置准备 取坐位，双足放平，肘部置于心脏同一水平线。

3. 仪器准备 使用经过校准的上臂式医用血压计。

（二）高血压自查快人一步

1. 在诊室及家里测量血压时，可以在第一时间做高血压的快速自查，如果诊室血压≥140/90 mmHg、家庭血压≥135/85 mmHg（非同日测量 3 次均达标）即可做出初步的诊断，这时需要就医进一步确诊。

2. 在临床上普遍采用的标准则更加精准，以便于医师及时制订更加详细且个体化的治疗措施，见表 4-6-1。

表 4-6-1 高血压的诊断标准

分类	收缩压（mmHg）	舒张压（mmHg）
正常血压	＜120 和	＜80
正常高值	120～139 和（或）	80～89
高血压	≥140 和（或）	≥90
1 级高血压（轻度）	140～159 和（或）	90～99
2 级高血压（中度）	160～179 和（或）	100～109
3 级高血压（重度）	≥180 和（或）	≥110
单纯收缩期高血压	≥140 和	＜90

尽管高血压的诊断并不困难，我们仍应注意一些特殊情况，如白大衣高血压现象（在诊所测量血压偏高，而在其他地方正常）和由肾脏疾病、原发性醛固酮增多症、嗜铬细胞瘤、皮质醇增多症及主动脉缩窄等引起的继发性高血压，以上信息提示我们发现血压升高时需规范就医，以期获得更加科学的诊断和治疗。

第二节　抗高血压第一步，做自己的医师

截至目前，高血压的病因仍不十分清楚，当前掌握的证据认为高血压主要与遗传因素和多种环境因素相关。遗传是高血压发生的基石，而不良的生活方式则是高血压的强效催化剂。因此，我们须及时改掉不良生活习惯，尽可能在早期就将高血压的“火苗”扼杀在摇篮里。

一、少 吃 盐

据统计，国人每日摄入食盐量约 20 g，远超世界卫生组织规定的 6 g。当摄入过多食盐时，大脑会释放口渴信号，导致饮水增多，同时肾脏也被动员起来，通过减少排尿来维持电解质平衡，使得血管里的水分增多，血压攀升。因此，在我们的日常生活中要严格注意摄入的盐量，平时我们可以采取身边容易取得的容器或者限盐勺来较精确地控制食盐的入量。需要注意的是，日常生活中的酱油、味精、腌制品、加工肉类、零食中也添加了大量的食盐，我们在摄入相关食品时应注意酌情减少当日的食盐量。

二、管住嘴，迈开腿

高血压、高血脂、糖尿病等慢性疾病被老百姓俗称为“富贵病”，主要是由于饮食过于油腻，脂肪大量堆积而引起的机体代谢紊乱。因此，在日常饮食中我们需要减少膳食中饱和脂肪酸的摄入，如猪肉、奶油、蛋黄等，这些食物能明显升高血液胆固醇水平；取而代之的是补充优质蛋白质，如鱼类、鸡肉、低脂牛奶等；主食应以谷物为主，如燕麦、荞麦、藜麦等。增加摄入含钾量丰富的蔬菜和水果，类似羽衣甘蓝、菠菜、空心菜、韭菜、红苋菜、香蕉、桃子、橙子等。有条件的情况下可以计算每日必需的热量，严格限制热量的摄入。除了调整饮食，还需进行适当的运动，每日进行 30 min 中等强度的有氧运动（如快走、慢跑、骑车、游泳、太极拳），每周 5～7 d。高血压患者需注意避免晨练及高强度的剧烈运动。长期坚持，能直观地看到血压平稳下降。

三、戒 烟 限 酒

吸烟除直接损害呼吸系统外，对循环系统的危害也十分严重，烟草中的尼古丁、烟焦油等混合物会直接刺激交感神经系统，释放儿茶酚胺，导致心率加快、血压升高。长期吸烟引起小动脉持续收缩，血管内皮细胞受损，动脉粥样硬化、冠心病及心源性猝死的危险性急剧升高。此外，烟草还能降低机体对抗高血压药的敏感性，导致药物降压效果不理想。因此，戒烟的益处显而易见，高血压患者为了自己及家人的健康需要立即戒烟。

过量饮酒也能显著提升高血压的发病风险。研究显示，每日饮酒 30 mL，收缩压升高 4 mmHg，舒张压则能升高 2 mmHg，继续增加饮酒量可进一步使血压恶化，因此建议高血压患者不饮酒或少量饮用低度酒。

四、合 理 作 息

坚持按时作息，合理安排工作起居，保持良好的生活习惯，对血压的控制也能起到很大的作用。当前社会形势下，人们本来就要面对相当大的工作压力，如果下班后还继续放纵自己的身体，不顾节制地熬夜打游戏、刷剧，将对身体造成进一步的损害，也将为高血压的发生发展奠定坚实的“基础”。

五、减轻心理压力

社会的快节奏使得许多人不自觉地积累了较大的精神压力。长期的精神紧张持续刺激交感神经，增加了肾上腺素的分泌，从而使血压升高。如果大家平时有忧郁、恐惧、悲伤等不良情绪，需要正视自己的情绪，增加运动量，并多与人倾诉、交流，解除绑在自己身上的“炸弹”。

简而言之，随时牢记“控盐控油多运动，戒烟限酒心情好”的口号，能帮助我们赢得血压保卫战的初步胜利！

第三节 抗高血压药之“五大金刚”

一旦被诊断为高血压，建议立即进行药物治疗。目前抗高血压药“琳琅满目”，很多是具有相同成分的药物，名称却“五花八门”，实际上传统的抗高血压药可以分为 5 类，分别为血管紧张素转化酶抑制药（ACEI）、血管紧张素Ⅱ受体拮抗药（angiotensin receptor blockers，ARB）、β 受体拮抗药（β-receptor antagonists）、钙通道阻滞药（calcium channel blockers，CCB）和利尿药（diuretics），根据英文首字母，我们简便地称为“A/A、B、C、D”。

一、A/A——ACEI/ARB

（一）作用及机制

“血管紧张素转化酶抑制药”和“血管紧张素Ⅱ受体拮抗药”虽然名字拗口又晦涩难懂，其实他们可以简单理解为一种升压物质的拮抗药。通俗来说，就是一剂“解药”，专门解高血压这种疾病的“毒”。这类“解药”针对的“毒”称为血管紧张素Ⅱ。肾素-血管紧张素系统（renin-angiotensin system，RAS）是由肾素、血管紧张素及其受体构成的重要体液系统，对心血管活动和水电解质平衡调节发挥着十分重要的作用。血管紧张素原在肾素（一种蛋白水解酶）的作用下转变为血管紧张素Ⅰ，在血管紧张素转化酶（ACE）的作用下转变为血管紧张素Ⅱ，后者是一种强效的升压“毒药”，主要通过以下 3 方面的机制引起血压的升高：①收缩全身微动脉，增加外周阻力，直接升高血压，同时促进外周交感神经末梢释放去甲肾上腺素和中枢交感神经放电，从而导致外周交感神经张力增高；②影响肾脏正常工作，直接收缩肾血管以及通过增加肾交感神经张力，降低肾血流量，引起水和钠的排出减少，血管里水分增多，升高血压；③刺激口渴中枢，导致饮水增多，增加了血管负担，从而升高血压。

ACEI 和 ARB 类药物都是通过阻断血管紧张素Ⅱ这种“毒药”的“毒性作用”，从而发挥降血压的效果。

（二）临床应用

ACEI 和 ARB 的药名也很有规律性可言。药店里面常见的“普利”类，如卡托普利、依那普利、贝那普利、福辛普利、雷米普利等是 ACEI 类药物的代表；而常见的“沙坦”类，如氯沙坦、厄贝沙坦、替米沙坦、阿利沙坦等则是 ARB 类药物的代表。ACEI 和 ARB 除了有很好的降压效果，还是心血管医师喜欢的一线用药，因为它有能够延缓甚至逆转高血压靶器官损害的神奇功效，适用于伴有心力衰竭、心肌梗死、糖尿病、慢性肾脏病的患者。然而尽管好处很多，在服用之前，我们还需要排除一些情况，如妊娠、双侧肾动脉狭窄、肌酐大于等于 265μmol/L 的严重肾功能不全及高钾血症，在这些情况下不能随便服用 ACEI 和 ARB 抗高血压药，因此，用药之前一定要咨询相关的专业医师。

二、B——β 受体拮抗药

（一）作用机制

ACEI/ARB 针对的主要是血管，β 受体拮抗药的靶点则是心脏。β 受体拮抗药最初用于治疗心绞痛和心力衰竭，偶然发现该类药物能够使心绞痛患者血压降低，随后的大量临床应用证实了其稳定的降压效果。β 受体拮抗药的降压机制包括：①阻断心脏 $β_1$ 受体，降低心输出量；②阻断肾小球旁器的 $β_1$ 受体，抑制肾素分泌及肾素-血管紧张素系统的活性；③β 受体拮抗药能够通过血脑屏障进入中枢，阻断中枢 β 受体，降低外周交感神经活性；④阻断外周去甲肾上腺素神经末梢突触前膜

β_2受体，抑制正反馈调节作用，阻止去甲肾上腺素释放；⑤促进前列腺素生成。

总之，心脏就像是血流的泵，一旦这个泵的功率加大，泵出的血就会变多，血管里的血流就会增多，必将引起血压的增高。因此，“B”类药物的主要作用就是限制心脏这个泵的功率，抑制心肌收缩，减慢心率，泵出的血减少，使血压下降。

（二）临床应用

β 受体拮抗药在药店为常见的“洛尔”类，如普萘洛尔、阿替洛尔、美托洛尔、比索洛尔等。由于其对心脏有直接作用，尤其适用于心率偏快的青壮年及合并冠心病、心肌梗死或慢性心力衰竭的患者。当然这类药物也不是万能的，对于心脏泵血功能本来就较差（如严重心动过缓、病态窦房结综合征、二度或三度房室传导阻滞）的患者，这类药物不能使用，否则会让原本就“风雨飘摇”的心脏“雪上加霜”。

三、C——CCB

（一）药理机制

钙通道阻滞药（CCB）主要是抑制钙离子通道，削弱钙离子的功能；不仅针对心脏，还影响血管。这类药物主要分为二氢吡啶类和非二氢吡啶类。CCB 主要作用于外周血管，影响组成血管的细胞上的钙离子通道，选择性地阻断电压门控性 Ca^{2+}通道，抑制细胞外 Ca^{2+}内流，使血管平滑肌收缩力下降，起到松弛血管的功能，从而使血压下降。

（二）临床应用

二氢吡啶类 CCB 是最常用的一线抗高血压药之一，就是我们常见的“地平”类，包括硝苯地平、尼莫地平、氨氯地平、非洛地平。而非二氢吡啶类 CCB 特异作用于组成心脏的细胞上的钙离子通道，通过降低心肌收缩力，减慢心率，同样起到降压效果，如维拉帕米、地尔硫䓬等药物。CCB 类降压作用强、耐受性好，适用范围广，尤其适用于老年单纯收缩期高血压及低肾素型高血压，可单用或与利尿药、β 受体拮抗药、ACEI 合用。但俗话说得好，是药三分毒，由于本类药物的强效扩血管效果，在使用期间会出现头痛、面部潮红、踝部水肿等现象。

四、D——利尿药

（一）药理机制

利尿药的降压作用是通过排钠利尿，减少水分及电解质的重吸收，减少细胞外液和血容量，相当于给水管放水，水分和钠从泌尿道排出，血管里的水少了，血压就下来了。噻嗪类利尿药的长期降压效果可能是因为排钠而降低血管平滑肌的钠离子浓度，通过 Na^{+}-Ca^{2+}交换使得胞内 Ca^{2+}减少，降低了血管平滑肌细胞表面受体对血管收缩物质的亲和力与反应性，增强对舒张血管物质的敏感性；降低动脉血管壁钠、水含量，减轻细胞内液集聚引起的管腔狭窄，诱导血管壁产生激肽和前列腺素等扩血管物质，从而稳定地降低血压。

（二）临床应用

利尿药分为 3 类，主要包括：①以呋塞米、布美他尼、托拉塞米为主的袢利尿药，这类药物利尿效果强大，属于强效利尿药；②以氢氯噻嗪、苄氟噻嗪、吲达帕胺、美托拉宗为主的中效利尿药；③以螺内酯为主的具有保钾排钠功能的弱利尿药。

噻嗪类利尿药是治疗高血压的基础药物，由于其安全、有效、价廉，常作为基础药物联合其他抗高血压药使用，尤其适用于轻中度高血压、老年高血压进行基础治疗。螺内酯适用于低钾血症、高尿酸血症或原发性醛固酮增多症，与噻嗪类或袢利尿药合用能增强利尿效果，抵消这些利尿药的排钾作用。强效利尿药不作为轻、中度高血压的一线药，禁用于高血压危象及伴有慢性肾功能不全的高血压患者。需要注意的是，由于利尿药对电解质的直接影响，我们需要在用药时密切关注电解质尤其是血钾的水平，及时调整药量。

五、使用抗高血压药需要遵循的原则

（一）初始小剂量

在初次进行降压治疗时选择较小的有效剂量，根据需要可逐步加量。

（二）首选长效制剂

首选有持续 24h 降压效果的药物，使血压在长时间内维持较平稳的状态，减少心血管并发症的发生，还能减少服药次数，患者长期使用的依从性更高。

（三）联合治疗

在服用单一抗高血压药时，常面临降压效果不佳的问题，这时盲目增加药量会加大药物的不良反应，因此，采取两种及以上的抗高血压药联合治疗是较为明智的选择。经过循证医学证实，不少药物的组合是安全有效的，大致可分为：①利尿药+ACEI/ARB（D+A）；②利尿药+钙通道阻滞药（D+C）；③钙通道阻滞药+ ACEI/ARB（C+A）；④二氢吡啶类钙通道阻滞药+β 受体拮抗药（C+B）。

（四）治疗个体化

基于个人情况及疾病的差异，考虑到药物之间不同的作用靶点，需要在综合评估下选择最适合个人的药物。

小 结

高血压是一种发病率很高的慢性疾病，发展到后期会影响全身多个系统的功能，但目前我国人群对高血压的认识以及对高血压的防治仍然不甚理想，因此，减轻高血压带给人们的危害这一工作任重而道远。这就要求我们扩大对高血压的认知，让更多的人群明白高血压的发病机制。与此同时，大力倡导健康的饮食习惯，远离高盐高脂的餐饮行为，保持身心愉悦的生活节奏和戒除不良的生活行为。同时，面对高血压及其带来的并发症也不要恐慌，应该积极主动就医。只要做到合理控制高血压的每个环节，那么我们就不再“谈高色变”。

（魏宇淼）

第七章　痒痒痒，敏感皮肤的烦恼

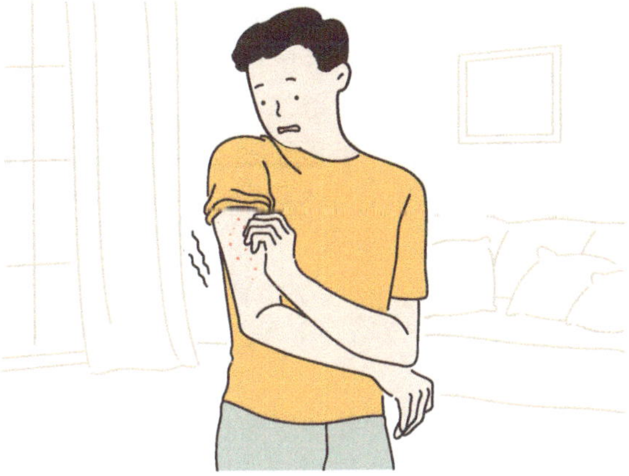

瘙痒是皮肤病最常见的症状之一，每当出现瘙痒，人们的第一反应往往就是“我过敏了”。有的人瘙痒时可以没有皮疹，如瘙痒症；更多人瘙痒时伴有皮肤各个部位的红斑、丘疹、斑块，甚至破溃、水疱等不同的临床表现。荨麻疹、特应性皮炎、湿疹、银屑病等都是常见的瘙痒性皮肤病。瘙痒不仅是皮肤病的表现，也可以是系统性疾病，如糖尿病、甲状腺疾病、慢性肝肾功能不全、内分泌疾病，甚至癌症等的并发症。

第一节　痒是咋回事——瘙痒的发生机制

早在公元前460～前377年就有古代医学家描述过“外阴瘙痒”、“老年性瘙痒”和“痒疹”，并认为痒疹是一种形态学损害而非一种疾病。直到1660年，德国的生理学家 Samuel Hafenreffer 才提出瘙痒的定义是“一种可以引起搔抓欲望的不愉快感觉”。发作持续时间超过6周的瘙痒认为是慢性瘙痒。

瘙痒是如何产生的呢？事实上，直到20世纪中期，人们才逐渐接受瘙痒是一种完全独立于痛觉的概念。瘙痒和疼痛有许多相似性，两者都是不愉快的感觉经历，但二者在感知上完全不同，疼痛会使人触发退避反应，而瘙痒则忍不住前往搔抓。紫外线、某些食物、尘螨、花粉、动物皮毛、化学物质等各种变应原，甚至一些寄生虫、体内产生的炎症介质等都可成为引起瘙痒的原因。

瘙痒形成的机制非常复杂，我们可以简单地理解为“痒是来自于皮肤”。外界诱因和变应原刺激皮肤发生炎症和创伤，通过分布在皮肤上的大量感觉神经末梢，并通过感觉神经纤维尤其是特异性C类神经纤维传导到脊髓，然后进一步传导到大脑的中枢神经系统，产生痒的感觉。

当然，即使不通过皮肤，脊髓和大脑病变也会产生“瘙痒”的感觉。神经性瘙痒起源于中枢，是指没有神经损伤而在神经系统中产生的痒感，如在胆汁淤积性瘙痒中，由于阿片样肽作用于阿片肽受体而引起的瘙痒。神经病理性瘙痒一般局限于某个部位，是由于感觉神经从外周到中枢传入通路发生病理改变，局部神经纤维受压、炎症，导致局部或系统神经纤维变性而引起的瘙痒。糖尿病神经病变引起的瘙痒、带状疱疹后神经痛、三叉神经营养综合征、感觉异常性背痛等都属于神经病理性瘙痒。

当身体出现瘙痒时，搔抓会加重瘙痒感，因为搔抓不仅仅是个机械动作，还能刺激皮肤内的肥大细胞和其他炎症细胞，释放出更多的瘙痒相关炎症介质。这些炎症介质不仅加重瘙痒，而且会继续影响到身体很多炎症细胞，释放更多炎症因子，更重要的是可以引起神经纤维的敏化，不断刺激中枢，引发大脑的持续搔抓行为，形成“瘙痒—搔抓”恶性循环，导致顽固性瘙痒。

目前来看，在瘙痒的机制中，来自于肥大细胞、嗜碱性细胞和角质形成细胞的组胺，是导致急性瘙痒的主要原因。而非组胺致痒因子成分复杂，来自于更多的细胞和神经元，主要有阿片样物质、蛋白酶、P 物质、神经生长因子、神经营养因子等，是导致慢性瘙痒的重要因素。

扩展阅读　　**组胺引起瘙痒**

组胺是引起急性瘙痒的最主要介质。许多组织，特别是皮肤、肺、肠黏膜的肥大细胞中含有大量的组胺。当组织受到损伤时，肥大细胞就会释放组胺，促进血管舒张、增加毛细血管的通透性、加重局部组织水肿，并引起瘙痒。

第二节　面部皮炎等于敏感皮肤吗

每到春秋换季的时候，总能看到很多脸颊红彤彤的患者前来就诊，尤其以年轻的女孩为主。她们最常问到的一个问题就是“大夫，我这属于敏感皮肤吗？”。

想要回答这个问题，首先要清楚敏感皮肤的定义。根据国际瘙痒协会的定义，敏感皮肤是指皮肤在生理或病理条件下针对外界刺激（如冷、热、情绪刺激等）发生的一种高反应状态，包括刺痛、灼热、瘙痒等一系列令人不愉快的感觉。通俗一点的解释就是皮肤经常出现红、热、痒、刺痛、干燥，对温度和情绪非常敏感，很多护肤品不能使用。

敏感皮肤是怎么形成的呢？

正常皮肤的表面有一层保护层——脂膜，由油脂、汗液和脱落的角质细胞组成，呈弱酸性。脂膜是我们皮肤的第一道屏障，可以防止皮肤水分蒸发及外界刺激损伤皮肤，起到保护作用。紫外线、清洁剂、乙醇，以及一些外用药都可以破坏脂膜，引起角质层变薄，从而损害皮肤的屏障功能，致使皮肤水分大量丢失，外界刺激和变应原易透过皮肤，从而导致皮肤的敏感性增高。

小贴士　　**测测你是不是敏感皮肤**

1. 皮肤看起来较薄，容易发红，有红血丝。
2. 皮肤经常出现干燥、紧绷感、脱屑等。
3. 物理、化学、精神因素等刺激引起的灼热、刺痛、烧灼感等。
4. 不能耐受普通护肤品。
5. 严重时会出现红斑、丘疹等皮肤表现。

在现实生活中，并不是所有的面部瘙痒都等于敏感皮肤。玫瑰痤疮、特应性皮炎、接触性皮炎、脂溢性皮炎、激素依赖性皮炎等都可以导致面部红斑、瘙痒、刺痛等症状，还需要专业皮肤科医师进行鉴别诊断。

一、玫瑰痤疮

玫瑰痤疮，又称酒渣鼻，多见于 30～50 岁的中年女性，是一种累及面部皮肤、血管和毛囊皮脂腺单位的慢性炎症性皮肤病。

在环境温度变化、热饮、酒精、辛辣食物、运动等刺激下，面部皮肤出现阵发性潮红、灼热和刺痛，反复发作后，出现持续性红斑和表浅毛细血管扩张。病情继续发展时在红斑基础上出现针尖到绿豆大小的丘疹、脓疱，毛细血管扩张更明显，纵横交错，毛囊口明显扩张。皮损时重时轻，持续数年或更久。鼻赘型玫瑰痤疮是在红斑和毛细血管扩张的基础上皮脂腺增生肥大并纤维化，也称为“鼻瘤”，多数患者常伴有青春期痤疮史。

二、特应性皮炎

特应性皮炎是湿疹的一个特殊类型。湿疹是对一组炎症性皮肤病的描述，发病原因多样，是一个范围比较大的症状性诊断。特应性皮炎是一种与遗传过敏体质有关的炎症性皮肤病，在被诊断为湿疹的患者中，有很大部分是特应性皮炎。很多患者从年幼时，甚至婴幼儿时期起病，有的可以持续到成年。

特应性皮炎除了表现为湿疹样皮损外，还常伴皮肤干燥、剧烈瘙痒和特殊部位皮损（肘窝、腘窝、掌纹）等。本病往往具有个人或家族过敏史及特应性倾向，可同时合并其他过敏相关疾病，如变应性结膜炎、变应性鼻炎、变应性哮喘等。特应性皮炎患者查变应原常对异种蛋白（牛奶、鸡蛋等）过敏，血清中 IgE 或外周血嗜酸性粒细胞增多。

所以，特应性皮炎是一种过敏体质导致的包括皮肤、眼睛及呼吸道等多系统过敏性疾病，与一般湿疹有区别，病程为慢性，常反复不愈，需要医患双方共同配合和长期管理。

三、接触性皮炎

接触性皮炎是指皮肤接触到某些外源性物质后，在皮肤黏膜接触部位，甚至接触部位以外皮肤发生的急性或慢性炎症反应。生活中能够引起接触性皮炎的外源性物质很多，包括动物性的毒素或者昆虫的毒毛及植物性的叶、茎、花、果，以及化学性的金属制品、洗涤剂、化妆品等。发生在面部的接触性皮炎，最常见的原因是更换化妆品。

接触性皮炎可分为刺激性和变应性两种。刺激性接触性皮炎的接触物本身具有强烈刺激性（如强酸、强碱等化学物质）或毒性，任何人接触该物质均可发病，无潜伏期，停止接触后皮损可消退。变应性接触性皮炎，是典型的Ⅳ型变态反应，接触物本身无刺激性或毒性，多数人接触后不发病，仅有少数人接触后经过一定时间的潜伏期，在接触部位发生皮疹。

急性接触性皮炎的临床表现为接触部位边界比较清楚的红斑，皮损形态与接触物范围有关，红斑上可出现丘疹和丘疱疹，严重时红肿明显并出现水疱甚至大疱，破溃后可形成糜烂面。如果接触物刺激性较弱，皮损可呈轻度红斑、丘疹，境界不是很清楚，长期反复接触可导致皮损慢性化。

四、激素依赖性皮炎

激素依赖性皮炎是因长期外用糖皮质激素或含糖皮质激素的化妆品所致的皮炎，表现为外用糖皮质激素后原发皮损消失，但停用后又出现原有皮肤病复发、加重，需反复使用糖皮质激素以控制症状并逐渐加重的一种皮炎。本病顽固、难治愈，是很棘手的问题，治疗需要3～6个月甚至更长时间。

激素尤其是外用激素类药膏是皮肤科很常见的治疗方法，合理正确使用激素可以解决很多人的皮肤困扰。那么外用激素一般多长时间会导致“激素脸”（激素依赖性皮炎）呢？强效激素大于 20 d、弱效激素大于 2 个月就有可能导致激素依赖性皮炎，有些患者甚至可能半年或者更长时间才会出现。一般在停用激素类药膏和化妆品后 3 天左右出现皮肤敏感、红斑、丘疹或脓疱，往往伴有激素的不良反应表现，如血管扩张、皮肤变薄、色素沉着、多毛等，伴有明显的灼热、干燥、瘙痒等，要注意与玫瑰痤疮相鉴别。

扩展阅读　　哪些人容易发生激素依赖性皮炎

1. 长期不规范使用含激素药膏。

2. 长期使用“消”“妆”准字号所谓中草药、苗药药膏。
3. 长期使用不正规的护肤品和化妆品，使用所谓“特效嫩肤、美白”化妆品或保湿面膜。
4. 经常做“美容”的患者。

第三节 重视“面子工程”，规范合理用药

近年来，由于环境污染、气候变化、化妆品和各种光电治疗的不恰当或过度应用等因素，面部皮炎的发生率大幅度增加，并逐年上升。面部皮肤出现各种问题，如红斑、丘疹、毛细血管扩张、脱屑，并伴有灼热、刺痛、瘙痒、紧绷等不适感觉，会给日常生活、工作和社交带来极大的困扰。面部皮炎的类型多样，表现也各有不同，因此，如何合理用药就显得尤为重要。

以下为面部皮炎常用的药物。

一、抗组胺药

抗组胺药是最常用的口服抗过敏药，主要作用是减少皮肤感觉神经和毛细血管后静脉内皮细胞上的 H_1 受体，可拮抗组胺引起的血管扩张、血管通透性增加等效应，从而减少皮肤红斑水肿，具有系统性抗过敏、抗炎、止痒等作用。面部皮炎患者常伴皮肤瘙痒，可口服抗组胺药作为基础治疗，也可联合局部外用药物辅助治疗，以缓解瘙痒症状。

第一代 H_1 抗组胺药常用的是氯苯那敏、多塞平、酮替芬等，主要副作用是嗜睡、乏力、困倦、头晕、注意力不集中等。高空作业、精细工作者和驾驶员需禁用或慎用。第二代 H_1 抗组胺药有氯雷他定、西替利嗪、依巴斯汀、奥洛他定等，无明显或只有轻度嗜睡作用，副作用比较小，而且吸收快、作用时间长，每日只用 1～2 次即可，因此，目前临床应用以第二代 H_1 抗组胺药为主。

二、羟氯喹

羟氯喹可通过抑制白细胞介素-37（interleukin-37，IL-37）诱导激活的肥大细胞，减少炎症因子的释放。能降低皮肤对紫外线的敏感性，稳定溶酶体膜，抑制中性粒细胞趋化、吞噬功能及免疫活性，具有抗炎、抗免疫、抗紫外线损伤等多种作用。可用于玫瑰痤疮、激素依赖性皮炎、多形性日光疹、红斑狼疮、扁平苔藓等多种面部疾病。

在玫瑰痤疮患者中，羟氯喹对于阵发性潮红或红斑的改善优于丘疹和脓疱。一般每次用量 0.1～0.2 g，每日 2 次，疗程一般 8～16 周，可视病情酌情延长疗程。如果连续使用 3～6 个月，建议行眼底检查，以排除视网膜病变。

三、抗菌药

口服抗菌药可用于玫瑰痤疮、痤疮、激素依赖性皮炎等面部疾病的治疗，是丘疹脓疱型玫瑰痤疮的一线治疗。治疗这些面部皮疹时利用的是药物的抗炎作用而不是抗菌作用，所以一般用量比说明书的常规抗菌剂量要小一些。常用的有米诺环素、多西环素等。国内推荐多西环素 50 mg 或 100 mg 每晚 1 次，米诺环素 50 mg 或 100 mg 每晚 1 次，疗程 8～12 周。

四、钙调磷酸酶抑制剂

钙调磷酸酶抑制剂具有抗炎和免疫调节作用，可以有效治疗炎症性皮肤病，而没有激素的类似副作用，尤其适用于面部等皮肤薄嫩部位。0.1%和 0.03%的他克莫司软膏可以分别用于治疗成人和

大于 2 岁儿童面部的炎症性皮肤病。吡美莫司也有类似作用。

对于特应性皮炎、脂溢性皮炎和激素依赖性皮炎患者，外用钙调磷酸酶抑制剂联合功效性护肤品是一项非常重要的治疗手段。这类药物最常见的副作用是涂抹部位的烧灼感和刺痛感，但随着用药次数的增加，一般 3 d 左右即可缓解，不影响继续用药。

五、外用糖皮质激素

糖皮质激素仍然是很多面部皮炎的一线疗法。面部皮肤较薄，对激素吸收力较强，一般推荐选择中效、弱效的糖皮质激素药膏，如 0.1%糠酸莫米松乳膏、0.1%丁酸氢化可的松乳膏、0.05%地奈德软膏等。炎症控制后，尤其是中、重度或易复发患者，应过渡到长期“主动维持治疗”，即在易复发的原有皮损区每周 2 次外用糖皮质激素药膏或钙调磷酸酶抑制剂，配合外用保湿润肤剂，能有效减少复发，减少外用糖皮质激素用量。

外用糖皮质激素可引起局部皮肤萎缩、毛细血管扩张、紫癜、多毛、毛囊炎、色素异常，还可增加一些致病微生物感染的机会，如单纯疱疹、脓疱疮等，尤其是长期大面积外用糖皮质激素应重视激素的不良反应。用药需根据患者年龄、性别、既往用药史等因人而异，注意药物的使用方法、使用时间和次数。

六、物理治疗

黄光、红光、调 Q 激光、臭氧外洗等物理治疗也可以改善面部皮炎和敏感皮肤，可以根据情况酌情选用，一般和其他药物联合应用。

面部皮炎发生率高，复发率也高，而且临床表现也不尽相同。建议患者面部出现问题时，及时到医院就诊，具体问题具体分析，从而达到规范化、个体化、安全有效的治疗目的。

第四节　面部皮炎日常注意事项和敏感皮肤的生活小贴士

面部皮炎的诱因和发病机制复杂，容易反复发作，做好日常护理及避免诱发或加重因素，往往是治疗的基础。

一、去除诱因

尽可能避免各种触发因素，如日晒、进食辛辣食物、饮酒、情绪压力、冷热刺激、环境温度过高或过低、熬夜等。

二、修复皮肤屏障

修复受损的皮肤屏障是治疗面部皮炎的重要措施。宜选用经过试验和临床验证、安全性高的医学护肤品。条件允许的患者尽量咨询皮肤科医师，选择刺激性小、适合自己的护肤品；同时，禁用去角质产品，以免加重损伤皮肤屏障。

三、合理护肤

很多患者平时对皮肤是清洁过度、保湿不足。要遵循温和清洁、科学保湿、严格防晒的护肤原则。

（一）温和清洁

尽量不用过热或过冷的水洗脸；采用手指而非洗脸巾等清洁面部，尽量减少面部按摩及摩擦动作；每日洁面次数不宜过多，避免过度清洁，不要用去角质的洗面奶和磨砂膏。

（二）科学保湿

先补水，后保湿，“入大于出”才是真正的补水之道。当然补水也不是越多越好，角质层吸收过多水分会降低结构致密性，导致通透性增加，损伤皮肤屏障功能。所以，平时用补水面膜每周1～2次，补水喷雾每日<4次即可。对于中、重度患者建议护肤简单化，如面部干燥者，仅外用保湿护肤品。

（三）365天防晒

选择防晒产品时，最好选择既能防UVA又能防UVB的产品，常用的SPF15可以阻挡93%的UVB，PA+可防护UVA 2～3 h，在室外和阳光下活动时要选择防晒系数更高的产品。在阴天下雨时也要注意防晒，因为阴天有60%～80%的紫外线穿透云层，雨天也有20%～40%的紫外线穿透云层。一般要在出门前15 min左右涂抹，3 h左右补涂一次。

有面部皮炎的患者，阳光强烈时尽量减少外出时间，以打遮阳伞、戴墨镜、戴帽子等物理防晒措施为主。皮损基本控制后可考虑试用配方精减、以无机性遮光剂为主的防晒霜。对于敏感皮肤，首次使用防晒产品时，应先在颈部小面积使用，如无不适，再涂抹面部等其他部位。

过度的阳光照射有害面部皮肤，但不接触阳光也不可以，因为紫外线（主要是UVB）照射后皮肤才能合成维生素D，促进钙的吸收，使儿童和青少年生长，预防骨质疏松。因此，每日至少要接触10 min阳光才能不缺钙，如阳光照射胳膊、手足也是可以的。

（四）要不要去“死皮”

“死皮”的大名就是角质层，是皮肤的第一道防线。角质层内含有丰富的角蛋白，对酸、碱、摩擦等因素有较强的抵抗力，是防止外界有害物质进入人体的第一道屏障；角质层细胞内的角蛋白可与相应的水分水合，使皮肤保持湿润，是防止体内水分丢失的第一道屏障，85%的保湿功能依赖角质层。面部敏感或者有皮炎的人，尽量不要用去角质的产品，角质去除过多，皮肤会异常干燥，增加敏感性，甚至出现红血丝，进一步破坏皮肤屏障，加重面部的炎症。

四、对疾病要有理性认识

面部皮炎很多都是慢性复发性皮肤病，需要长期管理自己的皮肤，定期治疗与随访，保持耐心，树立信心，使皮肤能维持在一个良好的状态。

小贴士

敏感皮肤生活中应注意什么

1. 减少刺激性饮食，如饮酒、咖啡、浓茶、辣椒等。
2. 尽量避免接触诱发因素，如冷热温度、羊毛和化纤衣物，以及生活用品的刺激。
3. 尽量用刺激性小的医学护肤品，少用隔离霜和彩妆，防晒霜一定要结合太阳伞、太阳帽等。
4. 保持良好心态，注意劳逸结合，充足的睡眠是最好的美容灵药。
5. 避免使用“三无”护肤品。护肤品带有“本草”“中医”类的不一定是医学护肤品。不要自行长期使用“消”“妆”准字号所谓纯中草药药膏和含有激素的外用药。

（张春红）

第八章　得了肿瘤怕不怕

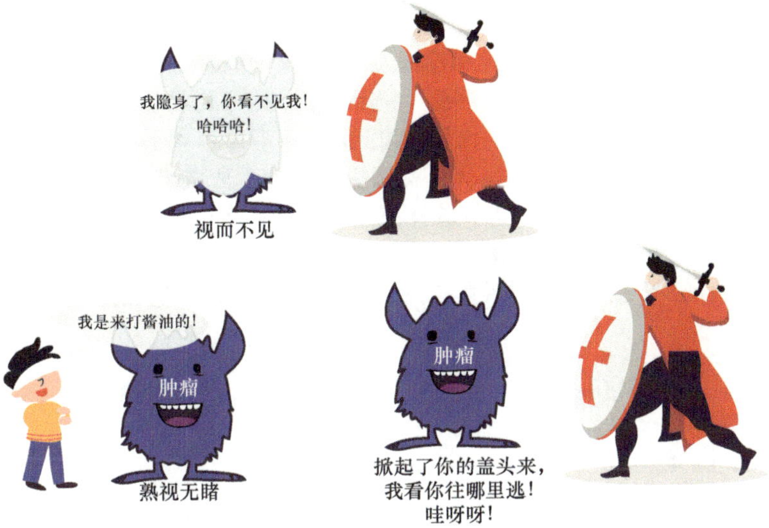
我隐身了，你看不见我！
哈哈哈！
视而不见
我是来打酱油的！
肿瘤
熟视无睹
肿瘤
掀起了你的盖头来，
我看你往哪里逃！
哇呀呀！

第一节　话 聊 化 疗

化学治疗（chemotherapy）简称化疗，是通过化学合成的小分子药物杀伤肿瘤细胞、抑制肿瘤细胞生长的治疗方法。

一、化疗的起源

第一次世界大战期间，德军打开了化学武器战的魔盒——1917 年 6 月 12 日，德军在比利时战场首次对英法联军使用了芥子气，造成 2000 多人伤亡。战中，交战双方共使用了 12000 吨芥子气用于实战。化学战专家亚历山大（Alexander）等在调查和救治受伤士兵时发现，中毒者体内的白细胞数量出现了显著的下降。他们发现芥子气似乎对细胞分裂有着极强的抑制作用。

这给科学家们带来了一个灵感：与白细胞相比，癌细胞的增殖速度有过之而无不及，同样是在人体内快速不断分裂的细胞，癌细胞会不会被芥子气抑制呢？很快，实验证实了芥子气可以对癌细胞产生抑制作用。

1935 年，耶鲁大学医学院的两位顶尖药学专家阿尔弗雷德·吉尔曼（Alfred Gilman）和路易斯·古德曼（Louis Goodman）成功地对芥子气进行了改造，他们用氮代替芥子气中的硫，合成了与芥子气相似的化合物——氮芥（$C_5H_{11}Cl_2N$）。氮芥的毒性比芥子气小很多，它可以阻止细胞的正常分裂，而作为分裂最快的癌细胞自然是首当其冲。

经过 7 年的反复试验，1942 年，吉尔曼进行了世界第一例采用氮芥治疗淋巴瘤的试验，被试验的患者是一位 48 岁罹患淋巴瘤的银匠。这次试验取得了阶段性的成功，在治疗后的几周内，患者的肿瘤显著减小。

1949 年，美国 FDA 正式批准氮芥用于癌症治疗，人类从此迎来了“化疗时代”。

1957 年，环磷酰胺和氟尿嘧啶被成功合成；20 世纪 70 年代，蒽环类和铂类药物进入临床试验，1971 年顺铂问世；90 年代，紫杉烷类和喜树碱类药物应用于临床。后来，科学家们一直沿着高效低毒的目标研制出更多的化疗药物，多西他赛、吉西他滨、伊利替康、艾日布林等化疗药物相继进入临床。

二、时至今日，化疗仍然是基石

化疗和手术、放疗一起并称恶性肿瘤三大治疗手段，在恶性肿瘤治疗中发挥重要的作用。目前，已获批在临床中使用的不同机制的化疗药物达数十种。手术和放疗属于局部治疗，对局限于治疗部位的肿瘤效果好，对于潜在的转移性病灶和已经发生临床广泛转移的病灶难以发挥有效治疗作用；而化疗是一种全身治疗手段，经口服、静脉或体腔用药后，化疗药物会随着血液循环遍布全身的绝大部分器官和组织，发挥杀伤肿瘤细胞的作用。因此，对于有全身播撒倾向的肿瘤与已经发生淋巴结转移或远处器官转移的中、晚期肿瘤，化疗都是主要治疗手段之一。近 30 年来，伴随肿瘤分子生物学技术的进步，大量新型靶向药物进入临床应用，化学治疗与靶向药物的联合已经成为多种恶性肿瘤的重要治疗策略，显著提高了肿瘤治疗的有效率。此外，随着免疫检查点抑制剂的蓬勃发展，化疗与免疫治疗的联合应用已经成为恶性肿瘤治疗的新方向，成为晚期肺癌、胃癌等恶性肿瘤的标准治疗策略。

三、肿瘤化疗药物的作用机制及分类

（一）作用机制

那么化疗到底是怎样杀伤肿瘤细胞的呢？这要从肿瘤细胞的特点说起。

恶性肿瘤细胞是失去了凋亡能力的一种细胞。通俗来讲，正常人体细胞就像人类一样，从出生，到长大、生育下一代，然后老去死亡。但癌细胞呢，它不死亡，而是“一个劲儿地吃饭”（摄取能量），不停地生育（分裂增殖），然后抢占正常细胞的位置和养分，造成人体器官和组织的功能损害。

也就是说肿瘤细胞是无限增殖的。因此，消灭肿瘤细胞的一个思路，就是阻止细胞分裂。化疗的原理就是千方百计地阻止细胞分裂（有害的、无害的细胞分裂均被阻止，所以说化疗会出现脱发等不良反应）。那么如何阻止细胞分裂呢？分裂的细胞会不停地进行 DNA 复制，而不具有分裂能力的正常细胞，则不会进行 DNA 复制。所以，要想控制肿瘤细胞，可以从干扰它的 DNA 复制入手。

（二）化疗药物分类

根据化疗药物抗肿瘤的药理作用机制不同，传统上可以将化疗药物分为以下 6 类。

1. 阻碍脱氧核苷酸合成，干扰 DNA 的生物合成，包括甲氨蝶呤、氟尿嘧啶、巯嘌呤、羟基脲、阿糖胞苷等。

2. 直接破坏 DNA 结构与功能，包括氮芥、环磷酰胺、白消安、顺铂、卡铂、多柔比星、柔红霉素、吡柔比星、米托蒽醌、博来霉素、丝裂霉素等。

3. 干扰转录过程和阻止 RNA 的合成，包括放线菌素 D、阿柔比星等。

4. 抑制拓扑异构酶，影响 DNA 合成，引起 DNA 断裂，如伊立替康、羟喜树碱、依托泊苷、替尼泊苷等。

5. 干扰蛋白质合成与功能，使有丝分裂停滞，如长春碱、长春新碱、紫杉醇、高三尖杉酯碱、门冬酰胺酶等。

6. 影响体内激素平衡，如他莫昔芬、来曲唑、己烯雌酚、黄体酮、丙酸睾酮、泼尼松及地塞米松等。

四、化疗药物的毒性

化学治疗癌症的原理是利用不同的细胞对于化疗药物敏感性的不同进行的。增殖旺盛的细胞对于化疗的敏感性高于增殖缓慢的细胞，幼稚细胞对化疗的敏感性高于成熟细胞。癌细胞是身体增殖旺盛的细胞，且含有很多幼稚细胞，而身体的其他细胞则多数是成熟细胞。但是，人体正常组织也有增殖旺盛的细胞，一般存在于不停被消耗的器官组织，如血细胞胃肠道黏膜细胞、头发等。化疗药物在杀伤恶性肿瘤细胞的同时，对这些正常人体细胞的杀伤力也很强，因而表现为毒性。肿瘤化疗是用可耐受的毒性作为代价获取最大的肿瘤治疗疗效，所以必然伴有一定的化疗毒性反应。化疗引起的不同毒性反应的发生时间不同，多数可预测，且在停用化疗药物后逐渐自行恢复。常见化疗药物的毒性包括：①急性毒副作用，如药物过敏、恶心、呕吐等；②近期毒性，如骨髓抑制、腹泻、口腔黏膜炎、脱发、手足综合征、肝毒性等；③远期毒性，如心脏毒性、肺毒性、神经毒性、生殖与内分泌毒性、第二肿瘤等。

对于发生化疗毒性的患者，须根据毒性分级积极治疗，争取在下次化疗前恢复；根据毒性分级和化疗药物调整原则，及时调整药物剂量、更换药物或停用药物；并在后续化疗过程中预防性用药，避免再次出现严重毒性。

五、化疗的局限性

化疗药物有自身的局限性，主要表现在疗效有限、化疗耐药和毒性较大 3 个方面。

化疗药物可治愈的血液系统、淋巴系统、生殖系统肿瘤中，化疗的根治性治疗地位在数十年前就已经确立，但在常见的实体肿瘤如肺癌、乳腺癌、消化道肿瘤中，化疗虽然取得了一定进展，但整体有效率并不高。在化疗耐药方面，有些肿瘤细胞一开始对化疗药物就不敏感，即天然耐药；同时，肿瘤细胞对于原来敏感的化疗药物也可以通过多种耐药机制产生获得性耐药甚至多药耐药现象。克服耐药和逆转耐药是包括化疗药物在内的肿瘤内科治疗领域亟须解决的问题。在毒性方面，由于化疗药物缺乏靶向性，在杀伤肿瘤细胞的同时对正常人体细胞也有杀伤作用。因此带来较多的不良反应，包括急性及近期毒性，也包括远期的不良后果，如生殖系统毒性等。

随着肿瘤分子生物学研究及免疫学研究的进步，针对肿瘤驱动基因的靶向药物和肿瘤免疫微环境的免疫治疗药物取得了重大突破，其发展势头显著超越了化学治疗。尽管如此，依然有相当多的肿瘤患者不适合应用靶向治疗及免疫治疗，而且即使靶向治疗和免疫治疗敏感的患者最终也会耐药，化学治疗依然是绝大多数肿瘤患者治疗的基石。因此，通过研发新型的化学治疗药物和新型的给药方式来克服化疗药物的上述局限性，对于提高肿瘤治疗的整体效果具有重要的促进意义。

六、化疗的展望

化疗是肿瘤治疗的基石，但也存在疗效有限、化疗耐药和毒性较大等自身局限性。医学与工程技术的结合尤其是纳米医学技术的发展正在努力突破化疗的局限性，其中纳米化疗药物递送系统的快速发展已经带来了脂质体阿霉素、白蛋白结合型紫杉醇等药物的临床广泛应用和卓越疗效。与纳米载体递送方式不同，抗体偶联化疗药物递送系统是利用接头（linker）将化疗药物和具备靶向递送功能的分子（抗体）相连接，从而形成的具有靶向递送功能的偶联药物，被比喻为抗肿瘤“生物导弹”。此类药物已经在包括乳腺癌、胃癌在内的多种肿瘤中展现出强大的疗效，并被获批应用于临床治疗。细胞外囊泡（外泌体、微囊泡、凋亡小体等）作为天然的生物大分子载体，具有免疫原性低、不良反应小、可携带成分丰富、全身循环、靶向递送等优势，是具有巨大潜力的药物递送载体。目前，载药囊泡递送系统正在进行积极的临床研究。这些新型化疗药物给药方式也正在改变着恶性肿瘤的临床治疗格局。

第二节　肿瘤靶向治疗

一、肿瘤靶向治疗的定义及相关药物

肿瘤靶向治疗顾名思义，好比射击“打靶”，靶向治疗就是在细胞分子层面上，利用肿瘤的靶点，将药物当作“炮弹”准确输送的治疗方式。

内科靶向治疗是近几年肿瘤研究的热点领域。在许许多多靶向治疗的药物中，抗体药物偶联物（antibody-drug conjugate，ADC）如“雨后春笋”般，不断出现。

ADC 药物是一类通过特定的接头，将“火箭”（单克隆抗体）与“炸药”（高杀伤性的细胞毒性药物）结合起来的一类药剂，它能将小分子细胞毒性药物以靶向运送的方式高效地运输至目标肿瘤细胞中。

ADC 药物的概念最初源自 20 世纪初由诺贝尔生理学或医学奖得主、化疗之父 Pual Ehrilich 教授提出的“魔术子弹”的理论。但是，一直到 20 世纪 80 年代，才出现进一步的快速进展。ADC 药物结合了靶向性、选择性强的单克隆抗体以及细胞毒性药物的双重优势，有效提高了药物杀死肿瘤的效率。因此，近年来 ADC 药物一直是全球范围内肿瘤精准治疗领域的热门研究方向之一。

二、ADC 药物的组成及毒性

（一）ADC 药物的组成及发展

ADC 药物由 3 个部分组成，即单克隆抗体、连接子、细胞毒性药物。ADC 药物借助“拴得住，放得出”的连接子，一头连着选择性单克隆抗体，另一头连着细胞毒性药物。细胞毒性药物往往具有微量而高毒的特点，由于其毒性过大，通常情况下并不能独自用于治疗。

自从 ADC 药物的概念被首次提出以后，很长时间内，都停留在基础研究阶段。经历了较为漫长的前期发展之后，直到 2000 年，才有第一个 ADC 药物吉妥珠单抗奥唑米星被批准用于治疗白血病。但是，这个药物并没有表现出明显的临床效果，同时又有着较为严重的不良反应，后期该药物被撤市。随后 ADC 药物经历了近 11 年的发展平台期，一直到 2011 年才有第二款 ADC 药物上市。此后，全世界针对 ADC 药物的各项研究以爆发性的速度发展起来，随之而来的是 ADC 药物陆续被获批上市。至今全世界已有数十种 ADC 药物上市，此外，还有百余种 ADC 药物的各阶段临床研究正在进行中。

（二）ADC 药物及毒性

1. 典型药物　德曲妥珠单抗（DS-8201）是一种新一代 ADC 药物，可靶向递送细胞毒性药物至肿瘤细胞内，具有高穿透性、高携带性的优势。与其他的 ADC 药物相比，在晚期乳腺癌中的效果显著；同时，也有良好的安全性。其中，重点关注的间质性肺炎，多数为轻度发生，未观察到重度的 DS-8201 相关的间质性肺炎不良反应的发生。基于 DS-8201 的确切疗效证据和可控的安全性，已经成为晚期乳腺癌的重要治疗药物。

2. ADC 药物的毒性　ADC 药物以单克隆抗体为载体，将小分子细胞毒性药物以靶向方式高效地运输至目标肿瘤细胞中。与传统化疗药物相比，ADC 药物显著降低了细胞毒性药物的全身毒性，使它们蜕变为“魔术子弹”的核心部件，扩大了药物在患者中的应用范围。

在实际用药中，仍然不可忽视药物安全性。ADC 药物将单克隆抗体、连接子及细胞毒性药物

3 种成分共同偶联在一起，这 3 种组分产生显著不同的毒性谱。

（1）药物误伤无辜细胞：由于“靶心”并非完全表达在肿瘤细胞上，如抗人表皮生长因子受体 2（human epidermal growth factor receptor-2，HER2）药物的“靶心”在心脏上也有不同程度的表达，因此，药物也可能与心脏细胞结合，从而攻击心脏。心脏毒性是抗 HER2 药物常见的毒性，通常表现为心脏泵血能力的下降，也偶尔有心力衰竭的表现。有趣的是，相比较于曲妥珠单抗，恩美曲妥珠单抗（T-DM1）和 DS-8201 这两种包含了曲妥珠单抗的 ADC 药物报告的心脏毒性发生率较低，而相关的机制至今尚未完全明确。

此外，HER2 靶向 ADC 药物均有可能导致间质性肺炎，这种肺毒性的产生，也可能与药物的“靶心”在人体肺脏组织内的表达有关。

（2）“炸药”提前卸载导致的不良反应：连接子是维持 ADC 药物在体循环中的稳定性和释放载药的重要组成部分。理想的连接子应在 ADC 药物达到靶标肿瘤细胞前保持稳定，并且在进入肿瘤细胞后高效释放细胞毒性药物。不稳定的连接子会导致 ADC 药物在血液循环中提前释放细胞毒性药物，并可能引起全身毒性。

ADC 药物的不稳定性导致“炸药”载药在血液系统中提前释放，药物被正常细胞摄取或者与正常细胞产生结合，从而导致正常细胞被杀死。因此，这一类毒性主要受连接子的性质、细胞毒性药物的数量和类型等因素影响。“炸药”的提前释放导致的副作用也是既往药物不良反应的主要来源。

连接子的不稳定性是第一代 ADC 药物失败的主要原因。近年来，随着 ADC 药物研发水平的提高，人们创造出了更加稳定的 ADC 药物。DS-8201 仅杀伤旁邻肿瘤细胞而对远处的正常细胞无影响，这也保证了高抗肿瘤活性下的药物安全性。

（3）“炸药”本身的药物毒性：载药本身的药物毒性除了与脱靶毒性相关之外，具有相同靶点的 ADC 药物载药不同时，其毒性谱也会有所不同。例如，常用的载药微管蛋白抑制剂，主要不良反应为血液毒性的血小板减少症；而且该不良反应在我国人群中发生率似乎更高。而 DS-8201 载药为 I 型拓扑异构酶抑制剂，主要不良反应表现为血液毒性及恶心、呕吐等胃肠道不适。

同样，具有相同载药的不同 ADC 药物，因为相同的细胞毒性药物而可能有相似的毒性。对现有 ADC 数据表明，载药单甲基金盏花素 E（monomethyl auristatin E，MMAE）与贫血和（或）中性粒细胞减少症及周围神经病变相关，美登享微管蛋白抑制剂 DM1 与血小板减少症和肝毒性相关，单甲基金盏花素 F（monomethyl auristatin F，MMAF）和 DM4 与眼部毒性相关。例如，无论 ADC 的靶向标志物为何种蛋白质，载药为 MMAF 的 ADC 药物都会出现眼部毒性，但载药为 MMAE 的 ADC 类药物却不会；而载药为 DM4 的 ADC 药物都观察到眼部毒性。

（4）ADC 药物的毒性管理：不同抗体、连接子、载药的 ADC 药物的不良反应不同，因此，针对不同 ADC 药物应密切关注其特异性的不良反应，给予个体化的安全性管理，以降低不良反应对患者预后和生活质量的影响。

三、前景与展望

由靶向的抗体、“炸弹”药物（细胞毒性药物）通过连接子三部分偶联而成的 ADC 药物是医学和生物化学与有机化学结合的新一代抗肿瘤综合治疗的药物。其可提高肿瘤治疗的选择性，并且可以更好地应对靶向单抗的耐药性问题。被认为是未来 10 年单克隆抗体药物发展的重要方向之一。随着科学的不断发展，未来药物的设计定将更加合理，体内稳定性将持续改善，从而发挥更大的效果，为患者带来新的希望。

第三节　免疫治疗药物

得了肿瘤怕不怕？过去人们谈癌色变，因为那个时候肿瘤的治疗手段有限，疗效不佳。随着对肿瘤发病机制的逐步研究、基因检测手段的进步、新药的不断研发，肿瘤患者的生存期越来越长，恶性肿瘤已经被归入慢性疾病的管理中，有些晚期癌种已逐渐走向治愈；这归功于靶向和免疫药物的应用，尤其是免疫药物治疗，它能激发机体的免疫细胞杀伤肿瘤细胞，并且还能做到实时监控、随时消杀，起到类似接种疫苗那样长久的免疫保护作用，而达到治愈肿瘤的目的，因此，成为追求肿瘤治愈过程中越来越主要的治疗药物和手段。听到这里，是不是觉得这种药物很神奇呢，有百利而无一害，然则非也，任何事物都有其两面性。让我们来看看免疫治疗药物的两面性。

抗癌神药是把双刃剑——细说免疫药物的优缺点

首先来了解一下免疫药物是如何发挥抗肿瘤作用的。正常情况下，人体的免疫系统可以随时发现和清除外来入侵的病毒、细菌等微生物，以及体内出现的衰老、死亡细胞和由基因突变而产生的肿瘤细胞，发挥免疫防御和免疫监视功能，维护机体的健康。在肿瘤发展的初期，肿瘤细胞会被人体的免疫细胞发现并清除，在人体免疫细胞和肿瘤细胞相互较量的过程中，狡猾的肿瘤细胞会千方百计地逃避免疫细胞的杀伤，通过细胞表面的蛋白质“蒙住免疫细胞的眼睛”，使免疫细胞对肿瘤细胞“熟视无睹”或“视而不见”，从而逃避免疫细胞的攻击。通过免疫检查点抑制剂，帮助免疫细胞取下“眼罩”，使免疫细胞能够看到并攻击癌细胞，发挥抗肿瘤作用。

PD-1，即程序性死亡受体 1（programmed death-1），是免疫抑制分子，主要表达于激活的 T 细胞、B 细胞表面。PD-1 有两个配体，PD-L1、PD-L2。PD-1 与配体结合后发挥抑制免疫细胞功能的作用，防止过度激活的免疫细胞对健康组织的损伤，引起自身免疫病，从而维持自身免疫的平衡。肿瘤细胞通过表达 PD-L1，与免疫细胞表面的 PD-1 结合，抑制免疫细胞的功能，从而逃避机体的免疫监控和杀伤。PD-1/PD-L1 抑制剂可以阻止肿瘤细胞与免疫细胞的结合，保证 T 细胞处于持续的活化状态，从而发挥杀伤作用。这也是免疫治疗有效及引起副作用的机制。

临床常用的免疫检查点抑制剂见表 4-8-1。

表 4-8-1　临床常用的免疫检查点抑制剂

作用靶点	药品名称	商品名
PD-1 抑制剂	纳武利尤单抗	欧狄沃
	帕博利珠单抗	可瑞达
	卡瑞利珠单抗	艾瑞卡
	替雷利珠单抗	百泽安
	信迪利单抗	达伯舒
	特瑞普利单抗	拓益
	斯鲁利单抗	汉斯状
PD-L1 抑制剂	阿替利珠单抗	泰圣奇
	度伐利尤单抗	英飞凡
	恩沃利单抗	恩维达
	舒格利单抗	择捷美
CTLA-4 抑制剂	伊匹木单抗	逸沃

闲言碎语不要讲，让我来表一表抗癌神药免疫药：那免疫药物神不知、鬼不觉，悄无声息地把肿瘤杀，咦，咋没啥感觉来，不恶心、不呕吐，不掉头发，牙口倍好，吃嘛嘛香。嗯，还真是呢，做个检查吧，肿瘤小了呢，不是做梦吧，掐一掐大腿，疼！是真的！还真是个神药呢！老天爷咋给送了这么好的礼物呢哩！

（一）免疫治疗药物的优点

1. 不良反应轻 与恶性肿瘤传统治疗方法（放疗和化疗）相比，免疫治疗主要是使用药物激活人体的免疫系统，没有明显的恶心、呕吐等消化道症状。用药过程中患者整体的不良反应轻，耐受性好。

2. 适用范围广 免疫治疗主要是激活人体内的免疫系统，通过一些免疫细胞对癌细胞进行攻击，因此，这种治疗方式局限性更小，理论上可以对所有癌症产生治疗效果，癌细胞不同于正常健康细胞，人体的免疫细胞会自动发现这些异常细胞并进行消灭，所以免疫治疗的治疗范围更广泛。目前多个肿瘤免疫治疗药物获得我国药品监督管理局和美国食品药品监督管理局的批准，应用于各种癌症，如黑色素瘤、非小细胞肺癌、泌尿生殖系统肿瘤、消化道肿瘤、淋巴瘤等。

3. 疗效持久 人体的免疫系统不但起到免疫防御功能，还能发挥免疫监视作用。抗肿瘤免疫药物激活人体免疫细胞，识别癌细胞并发动攻击后，这种抗肿瘤免疫应答可持续识别并能够记忆肿瘤抗原，随时间不断增强和免疫应答的扩大，一些细胞毒性 T 细胞分化为成熟记忆 T 细胞。即使在原始抗原刺激不存在时，这些细胞依然能够提供长期免疫记忆保护，如同我们接种某些疫苗，可以长期保持对其免疫力，从而达到治愈肿瘤的目的。最有效的例子是美国总统卡特确诊黑色素瘤，是一种恶性度非常高的肿瘤，并出现肝、脑转移，经过免疫药物 PD-1 抑制剂 Keytruda 治疗仅 4 个月后，卡特的脑部磁共振既没有原发病灶的迹象，也未发现任何新的病灶，出现了肿瘤的“治愈”，类似的例子举不胜举。

扩展阅读 **免疫治疗案例**

柳某某，68 岁，因咳嗽、痰中带血就诊，CT 检查发现右肺下叶有约 8 cm×5 cm 的肿块，右肺门及纵隔多发肿大淋巴结影。经皮肺穿刺活检病理诊断为肺鳞状细胞癌。因为肿块比较大，又存在淋巴结转移，不适合手术治疗，需要先药物治疗缩小肿瘤，经过两个疗程免疫联合化疗，肺部肿瘤明显缩小。

这药太好了，“肿瘤君”我看你往哪里逃！呵呵！先别高兴得太早，凡事有好的一面也有坏的一面，天底下没有十全十美的东西，免疫药物也有它的不足之处，我们来聊聊它的缺点吧！

（二）免疫治疗药物的缺点

1. 总体有效率不高，仅对部分人群有效 虽然肿瘤免疫治疗具有不良反应小、特异性强、杀瘤谱广、低复发率等优点，给癌症患者带来生存获益，但狡猾的癌细胞不暴露自己的面目，并且改造自己“居住”的环境，导致肿瘤细胞固有免疫原性低，免疫抑制的肿瘤微环境及显著的肿瘤间和肿瘤内异质性，使免疫治疗获益患者比例低，只有 20%～30%，并有相当一部分患者存在治疗无响应、治疗效果不佳，以及耐药的问题。在这个问题上，科学家及医学家已经考虑到了，开展联合化疗或放疗及靶向治疗、双免疫治疗模式以增加有效率。

2. 有免疫相关不良反应 应用免疫药物可能会导致出现过度激活的人体免疫系统，这种被打了“鸡血的抗癌斗士”在杀伤肿瘤细胞的同时，也会攻击体内的健康细胞，引起免疫相关的副作用，他们类似于自身免疫病。首先，免疫相关的不良反应可以发生在体内的任何一个部位。非常常见的是皮肤反应（皮疹和瘙痒）和疲劳；许多人会出现腹泻和其他肠道问题；免疫细胞攻击肺、肝可以引发免疫相关性肺炎、肝炎，表现为咳嗽、憋气、肝功能异常、黄疸等；另外，内分泌系统的不良反应如甲状腺功能减退、肾上腺功能减退也比较常见；对肌肉和关节的影响并不常见。对神经系统、肾脏、心脏和眼睛可能有少见但严重的影响。其次，免疫相关不良反应发生的时间不确定，从几日到数月不等，甚至在停止免疫治疗后 2～3 年也可发生。最后，免疫治疗发生不良反应的程度不同，从轻微到危及生命不等。如果及早发现和治疗，大多数都是可以管理的。

小　　结

免疫治疗药物开启了肿瘤治疗的新模式，如何利用好这个有力的“武器”，选择合适的患者、合适的时机、合适的治疗方式，进一步提高疗效，降低不良反应，仍然需要进一步的研究探索。

（管尚慧　扈　煜　王向玲　李际盛）

第九章　家庭常备急救药物
——药到用时不能少

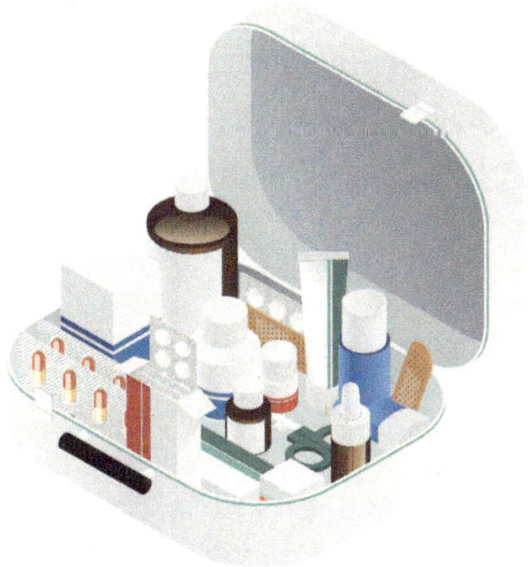

在家里，有时候我们不可避免地会面临以下场景，当亲人磕碰皮肤破损需要尽快消毒时；当家人腹泻不止，暂时无法前往医院时；当有心脏病史的家人胸口疼痛、痛苦不堪时，一个小药片往往就能挽救生命，解决很大的问题。近年来，国家发布的《家庭应急物资储备建议清单》指出了家庭常备急救药物的必要性，那么一个比较完备的家庭小药箱究竟应该包含哪些药物呢？

第一节　家庭小药箱

一、解热镇痛消炎药

（一）药理机制

解热镇痛药的共同作用机制是抑制花生四烯酸，花生四烯酸有两种同工酶，即环氧合酶-1（COX-1）和环氧合酶-2（COX-2）。COX-1 具有生理保护作用，维持胃肠道黏膜完整性并且调节肾血流量和血小板功能；在炎症发生时，细胞因子和其他炎症介质激活炎症发生部位的 COX-2，由此产生前列腺素。解热镇痛药的解热功能是通过阻止中枢内前列腺素的合成，增强散热过程，将体温调节点调回正常水平而起到解热作用，而对体温调定点正常时发生的体温变化（如剧烈运动以及炎热环境造成的体温升高）无影响。镇痛药通过抑制外周或抑制外周加中枢的前列腺素合成，降低感受器的兴奋性，从而产生镇痛效果。这类药物也能抑制缓激肽的合成，缓激肽是目前已知最强的致痛物质。

（二）注意事项

常用的解热镇痛抗炎药包括布洛芬、阿司匹林、吲哚美辛等，有的时候老百姓调侃这类药物是“万金油”，感觉哪哪不舒服都可以用点，以缓解关节和肌肉疼痛、降体温等。虽说这是一种误解，但确实反映出这类药物的适应证广泛。使用前应仔细阅读药物说明书，排除使用禁忌，如布洛芬对胃肠道刺激大，既往有消化性溃疡、出血、穿孔者禁用。当然，如果我们能够掌握更多的医学小常识，明确自己所患疾病的病因，这类药物就更能够做到物尽其用，否则仍存在用药后导致掩盖病情，耽误救治等问题。

二、感冒药

感冒药如复方氨酚烷胺片、感冒灵颗粒等算得上是我们老百姓最熟悉的药物了。很多人在感冒后会选择自行服药，由于缺乏基础的医疗知识，有不少老百姓感冒后还会盲目使用抗菌药。这不仅对治病无益，还会产生耐药性，极大地影响身体抵抗力。感冒大多为病毒感染，抗生素是无法覆盖的，一般的轻型感冒通常无须治疗，多饮水、多休息、提高免疫力则能恢复。如果鼻塞、流鼻涕、打喷嚏等症状明显，可适当服用一些感冒药缓解症状。在使用市面发售的感冒药前，需遵循医师的建议，详读说明书，尽量不选择含有“金刚烷胺”成分的药物，无须叠加服用多种感冒药，以免加重肝肾负担；尽量选择在饭后15～30 min服用，以减少对胃肠道刺激。

三、镇咳化痰药

常用的镇咳化痰药包括川贝枇杷膏、盐酸氨溴索等。

（一）药理机制

咳嗽是机体对呼吸道各种刺激的防御性反射，有时候咳嗽可促进呼吸道内的痰液和异物排出，保持呼吸道通畅。气管、支气管以及细支气管上皮等处的感受器受到刺激后，感觉神经通过迷走神经向中枢（延髓孤束核）传递冲动，经过脑干的咳嗽和呼吸整合区调节吸气和呼气运动神经元，再经传出神经调节呼吸肌运动，产生咳嗽反射。中枢性镇咳药作用位点为皮层和咳嗽中枢，可抑制中枢的咳嗽调节反应；外周性镇咳药作用于感受器、传入或传出神经任一环节而抑制咳嗽反射。

（二）注意事项

镇咳药片适用于无痰或者少痰的呼吸道炎症引起的咳嗽，而痰多且浓稠的患者不适宜应用，以免抑制咳嗽，导致痰液难以咳出，加重呼吸道阻塞。在镇咳药中，含有“可待因”成分的药物是中枢性镇咳药，不建议在家庭使用，需在医师指导下应用。有痰者可以应用盐酸氨溴索等化痰药。

四、助消化药

现在社会节奏快，生活、饮食、作息不规律，人们经常会出现消化方面的问题。家庭常备的助消化药根据药效可以分为：①胃肠促动药（如多潘立酮）。多潘立酮属于苯并咪衍生物，是外周多巴胺受体阻断药，该药能阻断胃肠D_2受体，加强胃肠蠕动，促进胃的排空，防止食物反流。②消化酶（如复方消化酶胶囊），可用于消化道分泌不足时，发挥替代作用，帮助食物消化；在应用时要仔细阅读说明书，按需服用。

五、止泻药

（一）药理机制

蒙脱石散是具有层纹状结构的矿物质，与表面带负电荷的黏液糖蛋白通过静电结合，使黏液层的内聚力、黏弹性及存在时间明显增加，对消化道黏膜有很强的覆盖能力，对消化道内的病毒、病菌及其产生的毒素有固定、抑制作用，并通过与黏液糖蛋白相互结合，从质和量这两方面进行修复、提高黏膜屏障对攻击因子的防御功能，促进胃黏膜上皮修复，增加胃黏膜血流量。

（二）注意事项

出现腹泻时，首先应判断粪便的性状及腹泻次数，如果腹泻不止需及时就医。在就诊前，可以冲服口服补液盐，避免出现脱水和电解质紊乱；蒙脱石散对消化道内病原菌产生的毒素有固定作用，减少毒物在肠内的吸收和对肠黏膜的刺激，提高防御能力，当腹泻改善时及时减停药；还可以服用益生菌制剂，起到调节肠道菌群、改善腹泻的作用。

六、通　便　药

乳果糖主要成分为不易被肠道分解消化吸收的多糖，这些多糖进入结肠后会被细菌分解生成乳酸以及气体，因此，会使肠道蠕动加快，使粪便及时地排出。有便秘困扰的人还应常备通便药，如开塞露，但需注意开塞露不宜长期使用。

七、抗过敏药

（一）药理机制

常用的抗过敏药为组胺受体拮抗药，如氯雷他定、氯苯那敏、西替利嗪等。组胺是一种广泛分布于体内具有多种生理活性的自体活性物质。许多组织，特别是皮肤、肺和肠黏膜的肥大细胞中含有大量的组胺。当组织受到损伤或发生炎症和过敏反应时，都可释放组胺。组胺有强烈的舒血管作用，并能使毛细血管和微静脉的管壁通透性增加，血浆漏入组织，导致局部组织水肿。

（二）注意事项

抗过敏药可用于过敏性鼻炎、急慢性荨麻疹、花粉过敏等过敏性疾病。在应用抗过敏药时需严格注意使用时间及次数，根据过敏发生的时间节点，应在过敏前服用，如白天出现过敏，应在早晨口服。

八、心脏病急救药物

（一）药理机制

心绞痛的基础是冠状动脉粥样硬化，导致心肌对氧的供需平衡破坏，氧供不应求。冠状动脉血流量不能满足心肌的代谢需要，引起心绞痛发作。心肌氧的供应受心肌摄氧、动脉血氧含量及冠状动脉血流量的影响。正常情况下，心肌摄氧和动脉血氧含量已处于较高水平，机体很难提高心肌摄氧率和增加动脉血氧含量来增加对心肌的供氧。因此，改善心肌供氧的主要途径是增加冠状动脉血流量。抗心绞痛药物可通过降低心肌耗氧量，从而产生抗心肌缺血作用，硝酸酯类药物可扩张阻力血管和容量血管，减轻了心脏的前后负荷，心肌氧耗明显降低，改善心肌缺血，有利于消除心绞痛；还可以使冠状动脉血流量重新分配，硝酸酯类及亚硝酸酯药物能增加心内膜下供血。

（二）注意事项

家中有老年人或是冠心病病史等家属的家庭，应常备速效救心丸、硝酸甘油、阿司匹林等药物。心绞痛的典型表现为胸骨后压榨性疼痛，有时体现为心前区、上肢、下颌咽喉部的疼痛。当心绞痛突然发作时，首先应安慰患者的情绪，让其坐位休息，给予舌下含服硝酸甘油 1 片或者速效救心丸 4～6 粒，3～5 min 不见好转可重复应用；同时，可以嚼服 300 mg 阿司匹林，若用药超 10 min 仍无缓解，应立即送医治疗。

九、外用伤口杀菌消毒及医用物品

家庭药箱里还应配备外用伤口杀菌消毒及医用物品，如乙醇、碘伏、消毒棉球、医用纱布、创可贴等。生活中的擦伤、碰伤等皮肤伤口需及时使用碘伏、乙醇进行消毒。

第二节 药物保存知多少

1. 适当存放 药物很容易受到环境变化的影响而变质失效，因此，需要选取一个质量好的塑料箱或合金材质的密封箱来储存药物，有条件时可购买专业药箱，并将药箱放置于干燥、阴凉处，有温度需求的药物（如益生菌）需放于冰箱内保存。

2. 定期检查 选择一定的期限检查药物，检查药物是否过期，以及有无外观破损、颜色变化、异味等，如有问题应及时更换药物。

3. 保留说明书 建议保留完整的药物包装盒、说明书，在使用前仔细阅读说明书并正确使用药物；必要时可以将重要内容标注出来，经常查看。

4. 多查多对 服药前仔细核对药名、用药量、有效期。尤其注意妊娠期、哺乳期、儿童等特殊人群的用药，需严格阅读使用说明，以免危害健康。

小　结

谚云：“天有不测风云，人有旦夕祸福”，在家庭生活中很难保证不发生意外的急重疾病和伤痛。因此，家庭中既应该准备一些常见的急救药品，也应该使成年的家庭成员对这些一般的、应备的急救药品有一个基本的了解。虽说家庭急救药物的使用不是完备可靠的，也不是万能的，但在危急情况能够赢得时间，延长救治有效期，为送医院进一步救治提供条件，以免我们手足无措，面对危重伤家人，失去抢救机会。总而言之，掌握一些有关急救用药知识，科学地为患病的亲人提供高质量的院前处理，无疑有助于为家人的健康保驾护航。

（魏宇淼）